BODYPAINTING

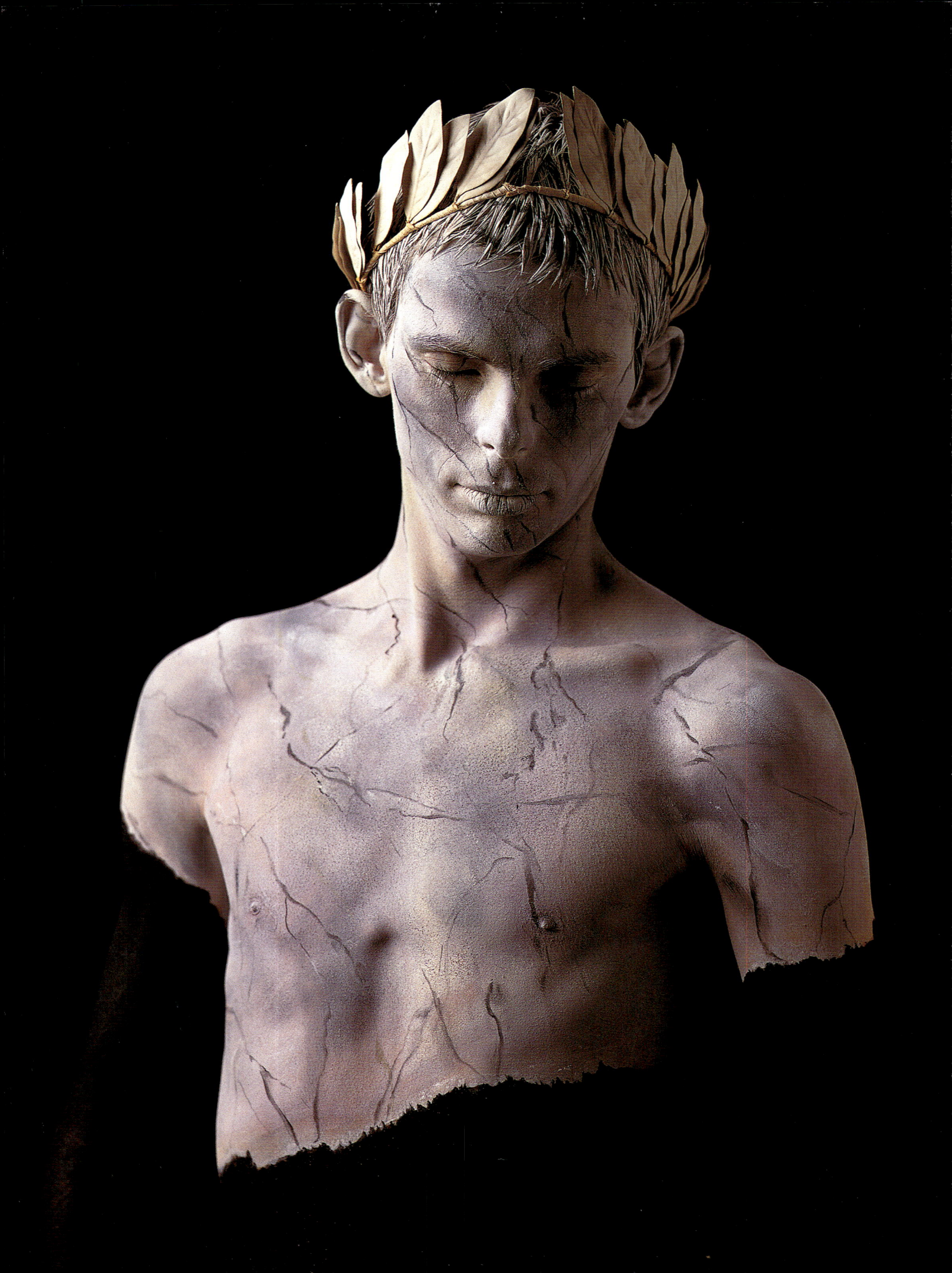

MATTHIAS VON MATUSCHKA

BODY PAINTING

FANTASTISCHE GESICHTER – VERZAUBERTE HAUT

Urania-Ravensburger

Die Deutsche Bibliothek – CIP-Einheitsaufnahme
Matuschka, Matthias von:
Bodypainting : fantastische Gesichter – verzauberte Haut / Matthias von Matuschka. – Berlin : Urania-Ravensburger, 1999
ISBN 3-332-01044-1

Die Ratschläge in diesem Buch sind von Autor und Verlag sorgfältig erwogen und geprüft, dennoch kann eine Garantie nicht übernommen werden. Eine Haftung des Autors bzw. des Verlags und seiner Beauftragten für Personen-, Sach- und Vermögensschäden ist ausgeschlossen.

Lektorat: Vera Olbricht, Berliner Buchwerkstatt
Fotos: Uli Staiger & Christian Ruhm, die licht gestalten
Umschlaggestaltung: Maja Thorn
Gestaltung und Typografie: Maja Thorn
Druck: Tlačiarne BB
Printed in Slovakia
Gesamtherstellung: Urania-Ravensburger, Berlin
Gedruckt auf alterungsbeständigem Papier mit chlorfrei gebleichtem Zellstoff.
Die Schreibweise entspricht den Regeln der neuen Rechtschreibung.

4 3 2 1 02 01 00 99

ISBN 3-332-01044-1

BODYPAINTING

FANTASTISCHE GESICHTER – VERZAUBERTE HAUT

Die Lust an der Verwandlung und der Spaß an der Verkleidung sind Tausende von Jahren alt. Von den Höhlenmenschen der Steinzeit, den frühen Naturvölkern, den ersten Hochkulturen über die Ägypter, Griechen und Römer bis in unsere Zeit reicht die Kulturgeschichte der Maskierung, der Kostümierung und der Kosmetik.

Insbesondere Schmuck und Farbe auf der Haut übten auf die Menschen aller Kontinente eine faszinierende Wirkung aus und hatten meist auch eine magische Funktion. Begleitet von kultischen, rituellen und religiösen Handlungen wurden und werden immer noch Körper maskiert, bemalt, eingefärbt, tätowiert oder geschminkt. In der Steinzeit war es üblich, zum Zeichen der Trauer oder Buße die Haut zu bemalen. Der Körper wurde bei Initiationsriten als Zeichen der Stammeszugehörigkeit und für die Jagd symbolisch eingefärbt. Noch heute gibt es beispielsweise in Afrika, Australien und Lateinamerika ähnliche Rituale.

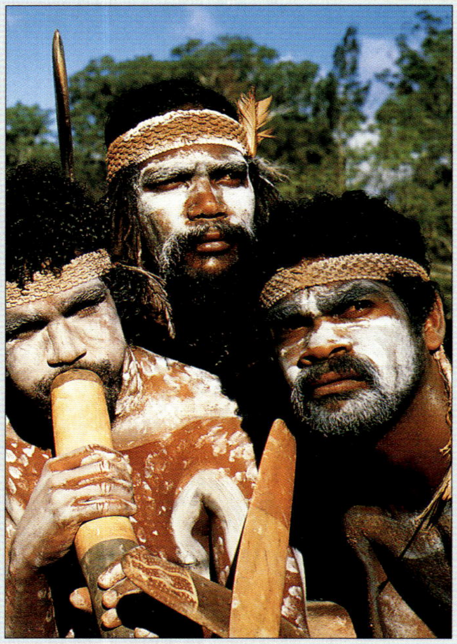

Australien, Aborigines

Von altersher hat der Mensch den Wunsch, sich in jemand anderes zu verwandeln, mehr aus sich zu machen, sich in allen Fassetten seines Seins zum Ausdruck zu bringen und etwas darzustellen, das er für sich erträumt oder wünscht.

Nicht nur zu Karneval, zu Maskenfesten oder feierlichen Anlässen möchte man sich anders anziehen, verkleiden, maskieren oder besonders zur Schau stellen. Sich zu verwandeln ist Teil des menschlichen Strebens anders, schöner, interessanter oder attraktiver zu wirken.

In der Beschäftigung mit dem Körper haben alle Gesellschaftsformen eigene Vorstellungen und Ideale von Schönheit entwickelt. Die Verwendung von Farben, Zeichen und Symbolen hat den Menschen zu allen Zeiten die Mittel in die Hand gegeben, mit deren Hilfe sie sich einem Idol oder Ideal annähern konnten. Schon immer versuchte man Stärken und Vorteile zu betonen oder vermeintliche Schwächen zu kaschieren, um dem jeweiligen Schönheitsideal zu entsprechen oder der aktuellen Mode zu folgen.

- Die Menschen versuchten oft, durch Bemalungen Einfluss auf Naturphänomene oder bevorstehende Ereignisse zu nehmen. Die Ureinwohner aller Kontinente schminken sich seit altersher mit allem, was die Natur zu bieten hat. Die Farben auf der Haut dienen der Verwandlung des Menschen. In dieser neuen Verkörperung sollen Dämonen abgeschreckt und auch Krankheiten geheilt werden.
  In Papua-Neuguinea haben Farben und Muster im Gesicht auch eine talismanartige Funktion. Rot, beispielsweise, soll einem Mann zu Wohlstand verhelfen.

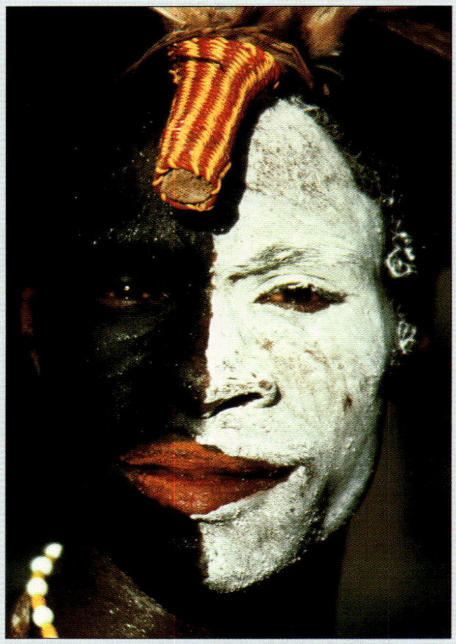

Papua, Neuguinea

- Die Ägypter schminkten das Gesicht und auch den Körper in hellen Farben, um sich zu verschönern, den Göttern zu gleichen und ihren gesellschaftlichen Rang zum Ausdruck zu bringen. Sie verfügten bereits über eine Vielzahl von Schminkutensilien.

- In Afrika gab es Stämme, deren Männer ihre Körper fast täglich mit Motiven schmückten, die denen der modernen Malerei in Ausgewogenheit von Farben und Formen in nichts nachstehen.

- In Indien entstand aus einer Symbiose von Schwerttanz und klassisch indischem Tanz eine Form von pantomimischem Tanztheater, das Kathakali, bei dem durch die Farben der Schminkmasken Leidenschaften und Gefühle symbolisiert werden.
  Hennamalerei ist in indischen Dörfern eine alte Tradition, bei der Bräute mit Mehndi geschmückt werden. Mehndi sind feine Muster, die mit Hennafarbe auf den Körper aufgebracht werden.

- In Neuseeland tätowieren die männlichen Maoris den Körper und vor allem das Gesicht geradezu kunstvoll. Es kann viele Jahre dauern, bis die typischen, individuellen Spiralformen vollständig in ein Gesicht eingeschnitten sind.

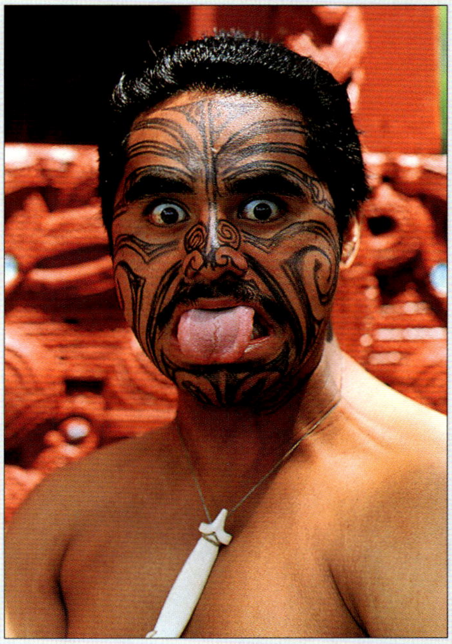

Maori, Neuseeland

- Aus der ursprünglich religiösen Kultform der Pekingoper ist im Laufe der Zeit ein farbenprächtiges Bühnendrama geworden, in dem alle Formen der darstellenden Kunst verschmelzen. Die kunstvoll geschminkten Masken symbolisieren Charaktere wie Helden, Götter, Schurken und Geister.

- Bis heute leben im Karneval die Bräuche von Winter- und Frühlingsfesten der spätantiken-römischen und byzantinischen Zeit, bestimmte Brauchformen des Mittelalters und späterer höfischer Feste weiter. Verkleidungen, Masken und geschminkte Gesichter befreien von den alltäglichen Zwängen und halten der Gesellschaft den Spiegel vor.

In allen Kulturen werden den Farben jeweils besondere Bedeutungen zugeschrieben. Sie symbolisieren Stimmungen und Gefühle, drücken Einstellungen und Sichtweisen aus. In China werden zum Beispiel den Himmelsrichtungen und Jahreszeiten bestimmte Farben zugeordnet.

Wir alle wissen um die Macht der Farben. In der Verwandlung und farblichen Gestaltung entdecken Menschen die Möglichkeit, Träume, Ängste und Fantasien sowie Stimmungen und Gefühle zum Ausdruck zu bringen. Wir assoziieren ganz individuell Stimmungen mit Farben. Sie können uns besänftigen, beruhigen, aggressiv machen oder anstacheln. Fast jeder hat seine Lieblingsfarbe und wir kennen die Farben, die zu uns passen. Kostüme und Masken können uns anziehen und verführen, abstoßen und erschrecken.

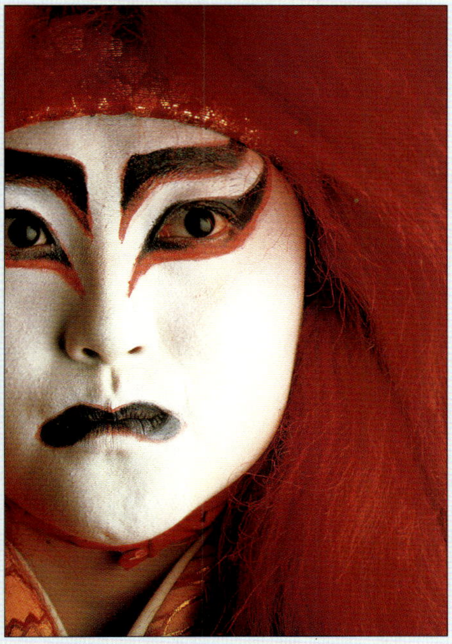

Kabuki-Maske, Japan

Benutzen Sie die Farben, wie Sie Ihnen gefallen, und genießen Sie die bunte Vielfalt, die uns heute zur Verfügung steht. Das Leben ist Ihre Bühne. Werden Sie zum Künstler oder seien Sie Modell. Schlüpfen Sie mit Hilfe der Maske in eine andere Haut. Fühlen Sie sich darin wohl. Seien ein Star für einen Tag, eine Königin für eine Nacht. Kommen Sie einfach ganz groß raus!

In 10 Kapiteln zeigt Ihnen dieses Buch in einfachen und leicht nach zu vollziehenden Schritten die vielfältigen Möglichkeiten des künstlerischen Make-ups, der aufgemalten Maske und verschiedene Beispiele für Bodypainting, die Körpermalerei. Wenn Sie erst einmal spüren, wie entspannend es ist, sich schminken zu lassen, spätestens dann sind Sie der Schminkkunst verfallen.

Matthias von Matuschka

MATERIALIEN & SCHMINKEN

DIE WELT DER FARBEN

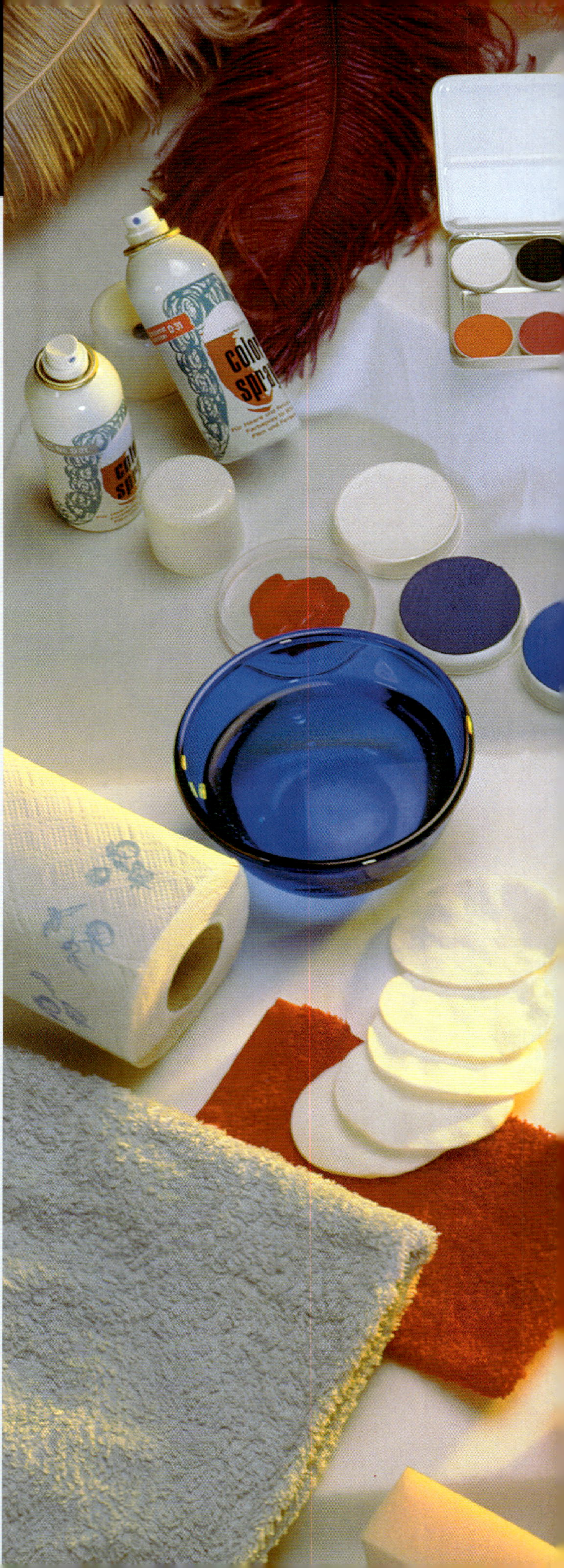

Während sich unsere Vorfahren zum Bemalen überwiegend auf angekohlte Holzstöcke oder zerriebene Erde beschränken mussten, können wir heute aus dem Vollen schöpfen: Schminke steht Ihnen in allen erdenklichen Farbnuancen zur Verfügung. Insbesondere weil man diese Schminkfarben untereinander mischen kann, sind Ihrer Fantasie keine Grenzen gesetzt. Ob Meerblau, Fliederfarben, Knallrot oder gar Silber und Gold - es bleibt Ihrer Kreativität überlassen, welche Farbtöne Sie auf die lebende Leinwand bringen.

Die hier verwendeten Farben sind nicht nur ideal für schnelle Bemalungen und künstlerische Verwandlungen des Gesichts, sondern eignen sich auch hervorragend für Bodypainting. Sie werden erstaunt sein, wie leicht Sie ein Gesicht verzaubern können. Für einen gesamten Körper müssen Sie sich natürlich etwas Zeit nehmen. Freuen Sie sich jetzt schon auf den sensationellen Effekt!

Alles, was Sie benötigen, wird Ihnen hier gezeigt. Aber nicht alles, was Sie hier sehen, müssen Sie unbedingt neu erwerben. Einiges davon haben Sie sicherlich in Ihrem Haushalt. Die wichtigsten Utensilien sind Schwamm, Pinsel, Schminke und ein wenig Wasser. Das Auftragen der Farben ist kinderleicht. Sie werden sich wundern, wie schnell Sie die Technik beherrschen. Die nächsten Seiten verraten Ihnen die wichtigsten Tricks.

Viel Vergnügen im Reich der Farben !

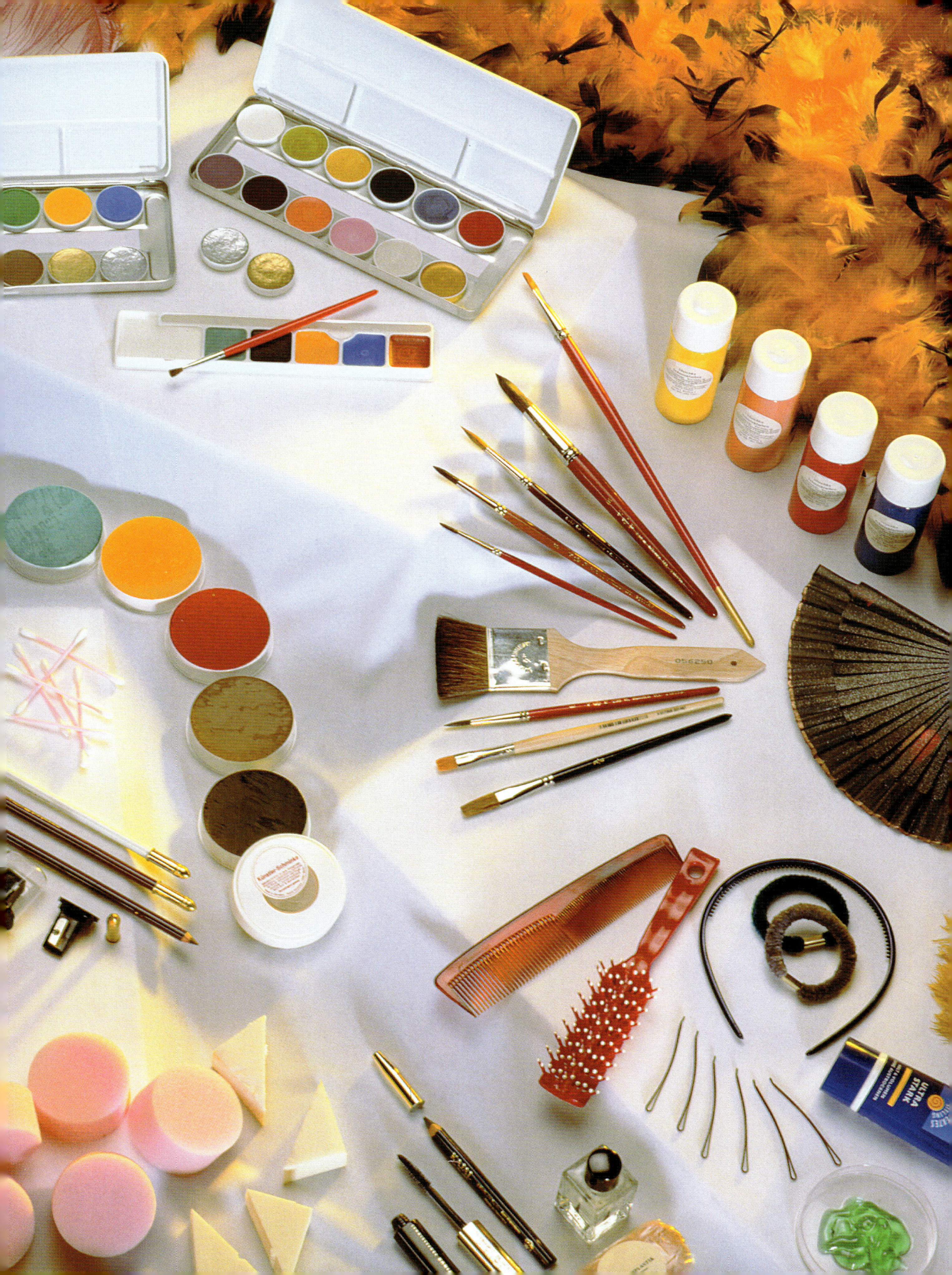
056250
ULTRA
STARK

SCHMINKUTENSILIEN

FARBE UND WAS MAN SO BRAUCHT

Zu Beginn
Alle Materialien, die Sie für das Schminken benötigen, sind hier zusammengestellt. Nicht alles müssen Sie neu anschaffen, manches befindet sich bereits in Ihrem Haushalt und das Wichtigste haben Sie immer bei sich: Ihre Hände.

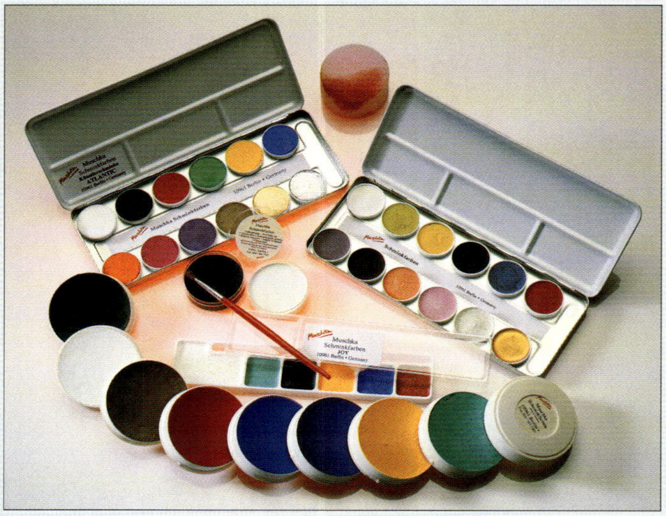

Die Schminkfarben
Das Schminken beginnt mit der Auswahl der Farben. In diesem Buch wird Nassschminke verwendet, die nicht etwa feucht ist, sondern mit Wasser vermischt aufgetragen wird. Die Wasserschminke ist eine wasserlösliche Variante der meist fetthaltigen Theaterschminke. Sie trocknet nach dem Auftragen schnell und unterscheidet sich kaum von der Fettschminke. Darüber hinaus ist sie gut hautverträglich. Die Farben enthalten nur einen geringen, gut löslichen Fettanteil und liegen wie ein zarter Film auf der Haut. Dies lässt die Haut unter der Schminke »atmen«. Einmal aufgetragen und getrocknet, spürt man sie kaum noch.

Nassschminken werden wie Deckfarben verwendet, die jedoch nicht auf die Haut aufgetragen werden sollten. Nassschminke ist in unterschiedlicher Konsistenz erhältlich. Für anspruchsvolle Zwecke nimmt man Künstlerschminke, die stärker pigmentiert ist und schneller trocknet. Mit ihr erzielt man einen satteren Farbton. Sie ist daher sehr ergiebig und sparsam im Verbrauch. Einfache Nassschminke ist weniger pigmentiert. Sie können den Unterschied beim Auftragen leicht erkennen: Muss ein Strich mehrmals aufgetragen werden, bis er richtig deckt, handelt es sich um einfachere Nassschminke.

Der Vorteil der wasserlöslichen Schminkfarben ist: Sie sind leicht miteinander mischbar und trocknen durch die Wärme der Haut schnell. Darüber hinaus sind sie nahezu wischfest und können mit Wasser und Seife entfernt werden. Bedingt eignen sie sich auch zum Anfärben der Haare. Die Farben sind meist in Kunststoff- oder Blechkästen oder auch einzeln in Dosen erhältlich.

Pinsel und Fächer

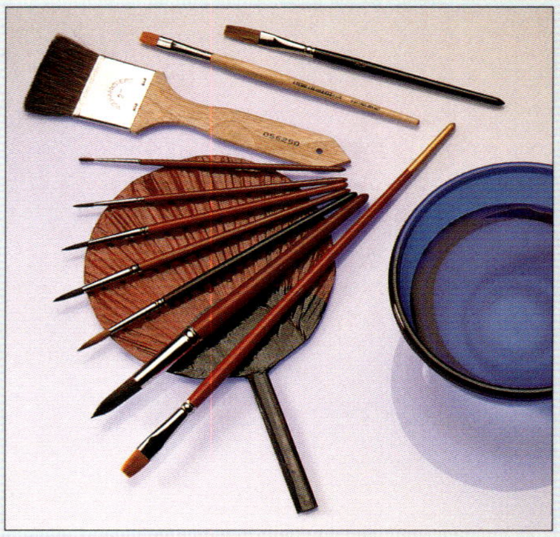

Zum Schminken, um Konturen aufzutragen und um die unterschiedlichsten Effekte zu erzielen, benötigen Sie einen kleinen Satz Rund- und Flachpinsel. Die Profis verwenden den meist Pinsel aus Marderhaar. Für unsere Zwecke kommen Sie zunächst auch mit einfachen Pinseln aus, wie man sie für Deckfarben benutzt. Sie sollten allerdings eine gute Spitze haben. In Fachgeschäften sind auch Pinsel erhältlich, die aus Natur- und Kunstfasern zusammengestellt sind. Ob sie sich für Ihre Zwecke eignen, müssen Sie selbst feststellen. Sie sollten folgende Pinselgrößen zur Hand haben: Nr. 2 für Lidstrich und Details, Nr. 6 für mittelfeinen Strich und Nr. 8 für größeren und längeren Strich. Für größere Flächen – wie etwa beim Bodypainting – sind breite, flache Pinsel mit feinen Haaren am besten geeignet.

Ein Fächer ist von großem Nutzen, um die Farbe schneller zu trocknen. Stellen Sie einen Behälter mit Wasser zum Auswaschen der Schwämme und Pinsel bereit.

Wattestäbchen und Dermatographen

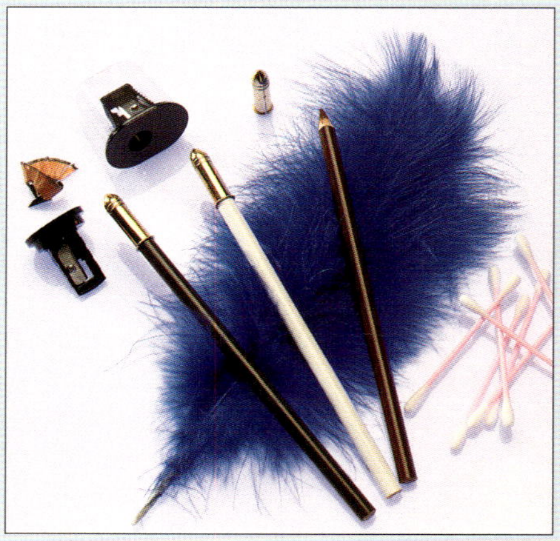

für Tipps und Tricks: Wattestäbchen eignen sich zum Korrigieren und zum Anbringen kleiner Farbtupfer. Fetthaltige Dermatographen können Sie zum Vorzeichnen oder Umranden der Lippen verwenden. Spitzen Sie die Stifte immer gut an, um exakte Linien zu erhalten.

Statt des Dermatographen können Sie auch einen Pinsel benutzen. Beachten Sie, dass mit Dermatographen gezogene Striche nur mit Vaseline zu entfernen sind.

Tipp Verwenden Sie nur Farben, die als wasserlösliche Schminke oder Make-up gekennzeichnet und dermatologisch getestet sind.

SCHMINKUTENSILIEN

SCHWÄMME UND WAS MAN SO BRAUCHT

Schwämme und Glimmer

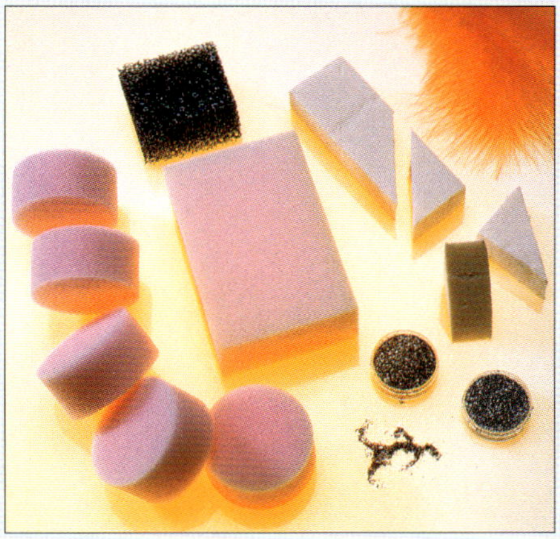

Schwämme sind zum Schminken unentbehrlich. Am besten nehmen Sie zum Auftragen der Farben Rundschwämme aus feinporigem Schaumgummi, die Sie in Drogerien als Babyschwämmchen oder im Fachhandel für Schminkfarben erhalten. Ein weicher Bade- oder ein Spülschwamm eignet sich auch. Wenn ein Schwamm nicht die gewünschte Form hat, kann er zugeschnitten werden. Wenn Sie mehrere Farben auftragen wollen, sollten Sie für jede Farbe einen Schwamm zur Hand haben.

Um den Effekt von Bartstoppeln oder Schürfwunden zu erzielen, benötigen Sie einen Stoppelschwamm, den Sie allerdings nur im Fachhandel erhalten.

Sehr praktisch sind kleine Dreiecksschwämme, die man für Details oder zum Schattieren der Farben verwendet.

Zum Abschminken benutzen Sie einen großen Schwamm oder einen Waschlappen und Seife.

Haariges

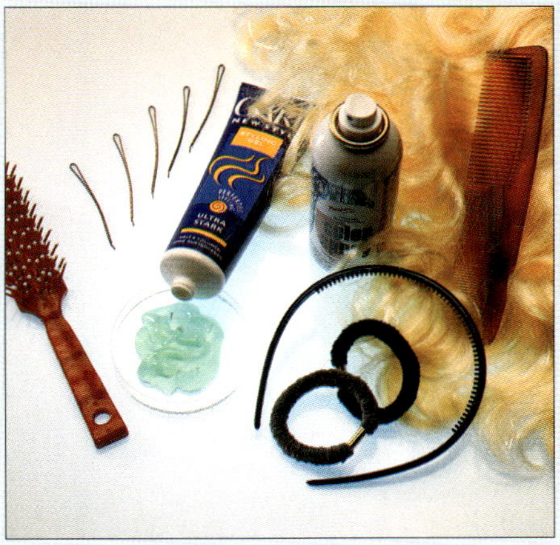

Haarspangen, Haargummis, Stirnbänder oder einen Haarreifen benötigen Sie, um die Haare vor dem Schminken zusammenzubinden oder zurückzustecken. So kommen Ihnen die Haare beim Schminken nicht in die Quere.

Mit Haargel lassen sich die Haare in die gewünschte Form bringen. Farbige Haarsprays können manchmal den letzten Schliff bringen. Das Modell hat während des Sprühens die Augen geschlossen; am besten halten Sie noch Ihre freie Hand vor die Augen.

Einen Kamm oder eine Bürste sollten Sie immer zur Hand haben.

Wichtig

Mit Glimmer können Sie glanzvolle Effekte erzielen. Gehen Sie vorsichtig damit um und verwenden Sie nur Kunststoffglimmer. Aus Glas oder Sand hergestellter Glimmer kann zu Verletzungen führen.

Spezielles

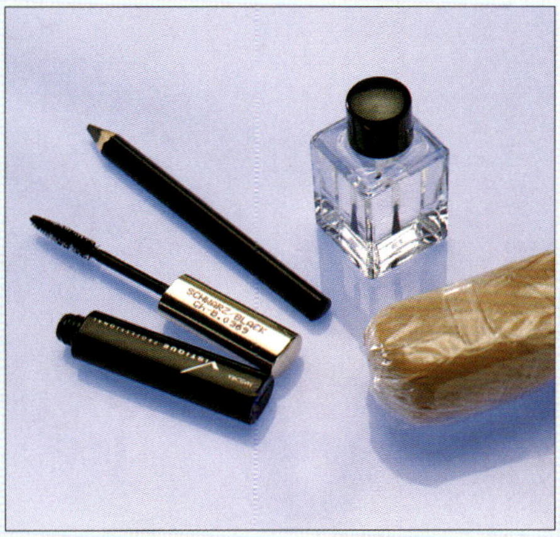

Weichplastik ist eine knetgummiartige Masse, die man für plastische Veränderungen, wie z. B.eine größere Nase oder ein Einschussloch, verwendet. Das Material klebt auf der Haut und lässt sich leicht abrubbeln. Feuchten Sie die Finger an, wenn Sie damit arbeiten, damit es nicht an diesen haften bleibt.

Soll die Maske ganz perfekt aussehen, benötigen Sie Siegeler. Das ist ein spezieller Lack, der, auf Weichplastik aufgetragen, für den gleichmäßigen Farbverlauf vom Material auf die Haut sorgt. Auf Siegeler deckt die Schminke besser.

Um die Maske zu vollenden, können Sie auch Wimperntusche, Kajalstift, Nagellack und anderes verwenden. Beachten Sie, dass die gebräuchliche, dekorative Kosmetik, z. B. Lippenstift, fetthaltig ist. Fetthaltige Produkte können mit Wasserschminke nicht immer deckend übermalt werden.

Zu guter Letzt

Runden Sie Ihr neues Image mit passenden Ohrringen, Tüchern, Schmuck oder skurrilen Accessoires ab. »Einmalkostüme« lassen sich mit Broschen und Klammern aus Tüchern leicht arbeiten.

Tipp Vor dem Schminken ein oder zwei Handtücher und Haushaltstücher bereitlegen.

DAS SCHMINKEN

JETZT GEHT ES RICHTIG LOS

Zu Beginn

- Schminken Sie sich am besten gegenseitig. Sie können die Striche viel exakter ziehen und besser sehen, ob das Motiv wirklich symmetrisch wird.
- Wenn Sie nach einer Vorlage arbeiten, legen Sie diese seitlich vor sich, jedoch möglichst nicht auf den Schminktisch.

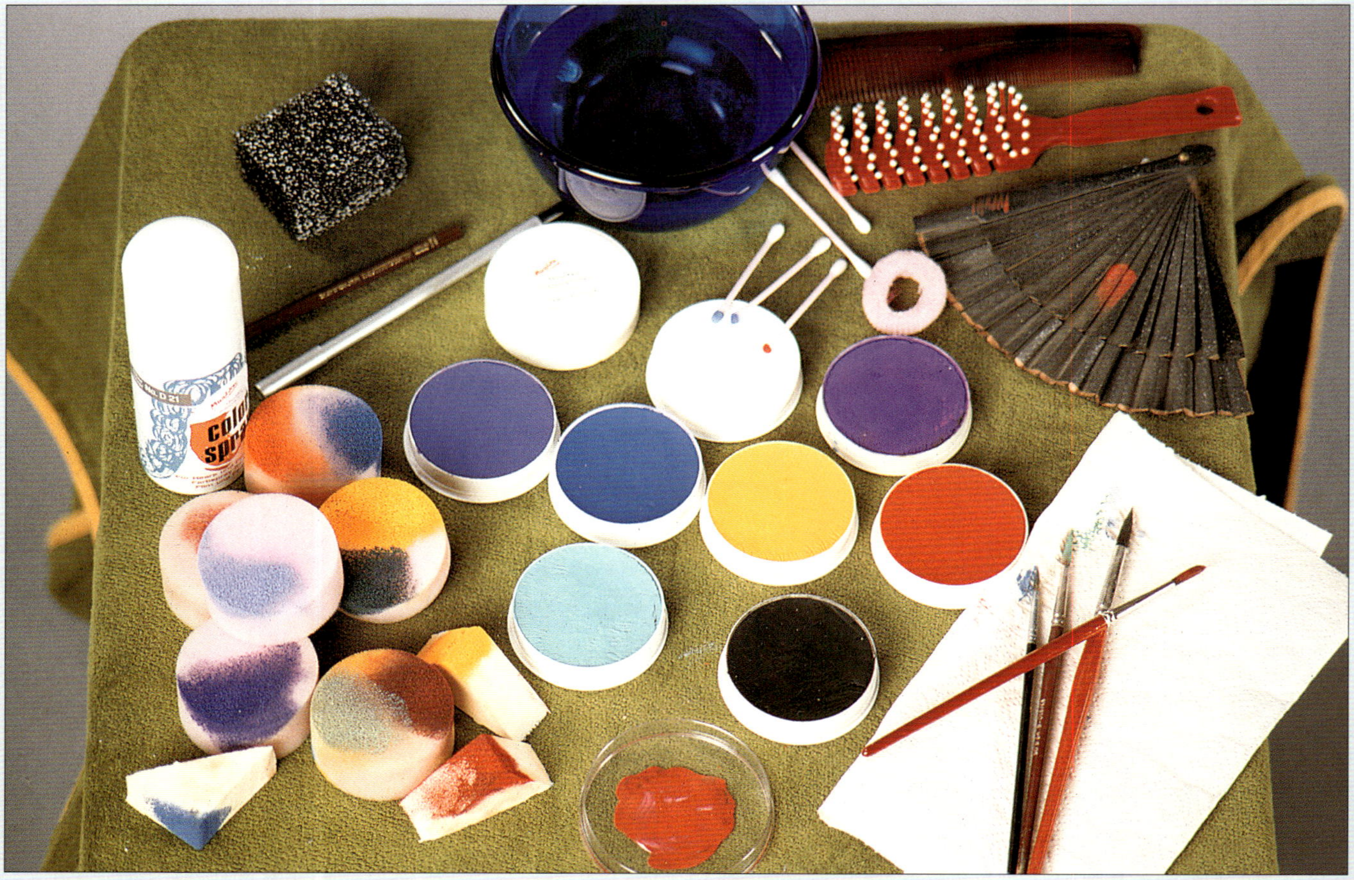

Das Material

- Legen Sie alle Materialien auf einen Tisch, der seitlich vor Ihnen steht. So haben Sie alles im Blick.
- Stellen Sie den Wasserbehälter hinter die Schminkfarben, damit er das Aufnehmen der Farbe nicht behindert.
- Den Tisch schützen Sie mit einem großen Handtuch vor Farbklecksen.
- Ordnen Sie die Pinsel und Schwämme so auf dem Tisch an, dass Sie sie leicht greifen können.

● **Tipp** Sollte es das Modell an einer geschminkten Stelle jucken, piksen Sie es mit dem Ende eines Pinsels leicht an dieser Stelle.

Das Modell
- Achten Sie darauf, dass das Modell mit Ihnen auf einer Höhe sitzt, damit Sie bequem arbeiten können.
- Testen Sie, ob Ihr Modell die Farben verträgt. (Siehe Kapitel »So kann nichts schief gehen«.)
- Schützen Sie das Modell vor Farbkleksen, indem Sie ihm ein Handtuch umlegen.
- Stecken Sie die Haare des Modells zurück oder benutzen Sie ein Haarband.

Vor dem ersten Pinselstrich
- Beginnen Sie immer auf einem trockenen, sauberen Gesicht. Ein wenig Make-up auf dem Gesicht ist nicht störend. Lippenstift sollte jedoch vorher entfernt werden.

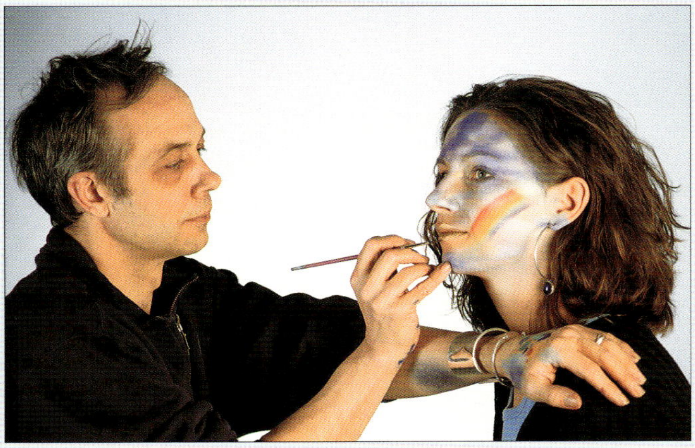

Die Haltung beim Schminken
- Das Modell sollte sich leicht nach vorne neigen, damit Sie alle Stellen des Gesichts leicht erreichen können.

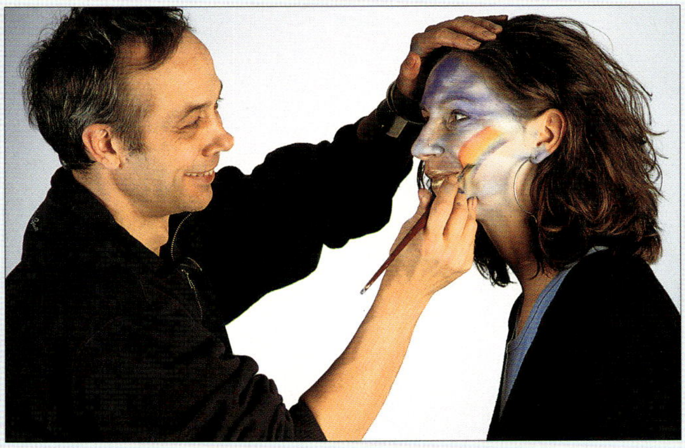

- Führen Sie den Kopf des Modells leicht mit der freien Hand. So können Sie ihn in die jeweils beste Position bringen.

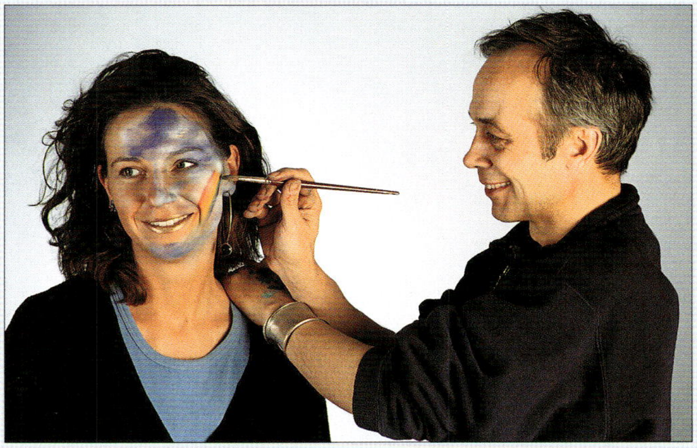

- Bei schwierigen Strichen legen Sie am besten Ihren freien Arm auf die Schulter des Modells, um sich so abzustützen.

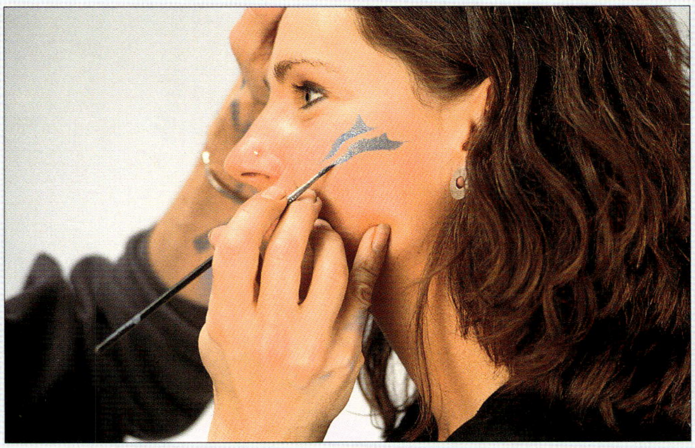

- Bei etwas komplizierteren Strichen können Sie sich mit dem kleinen Finger der pinselführenden Hand am Gesicht abstützen.

Nach dem Schminken
Wenn das Motiv fertig geschminkt und die Farbe getrocknet ist, können Sie mit einem weichen Tuch über das Geschminkte reiben. So wird die Schminke etwas fixiert.

Abschminken
Um das Motiv zu entfernen, nehmen Sie einen großen nassen Schwamm oder einen Waschlappen und reiben das Gesicht gründlich mit Wasser und Seife ab. Die hier verwendete gut haftende Schminke lässt sich leicht und rasch abwaschen. Benutzen Sie keine Creme. Die Farbe lässt sich mit Creme nur schwer abnehmen.

Tipp Es ist sehr wichtig, dass das Modell Licht von beiden Seiten bekommt. Stellen Sie deshalb die beiden Lichtquellen seitlich und nie hinter sich auf, sonst verschatten Sie das Modell.

MIT DEM PINSEL GEMALT

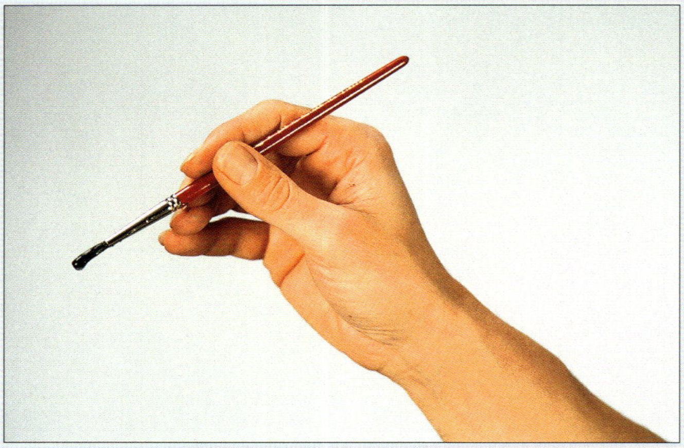

1. Halten Sie den Pinsel am besten immer locker in der Hand. Tauchen Sie ihn so lange in Wasser, bis er sich richtig voll gesogen hat.

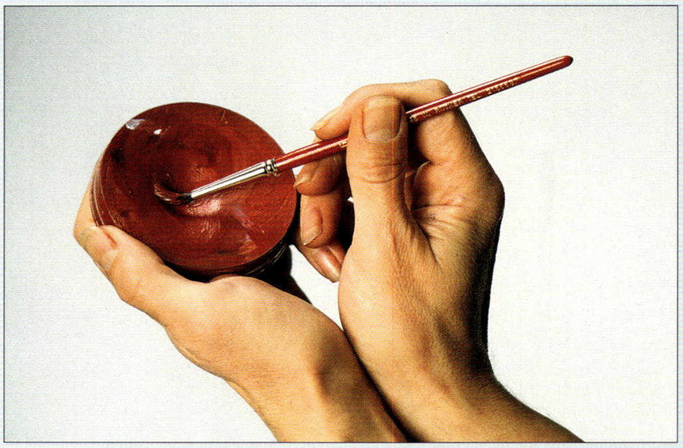

2. Streifen Sie das Wasser nicht aus dem Pinsel. Vermengen Sie das Wasser durch gleichmäßiges Rühren in der Schminke.

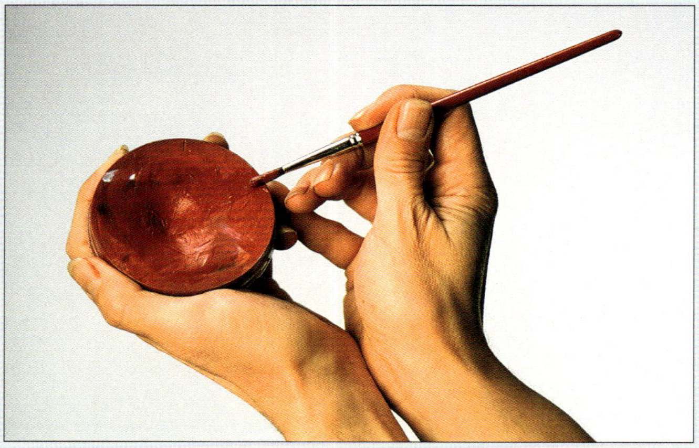

3. Rühren Sie die Farbe so lange auf, bis sie leicht cremig ist. Streifen Sie dann den Pinsel leicht am Rand des Farbtiegels ab. Dadurch erhält der Pinsel wieder seine spitze Form.

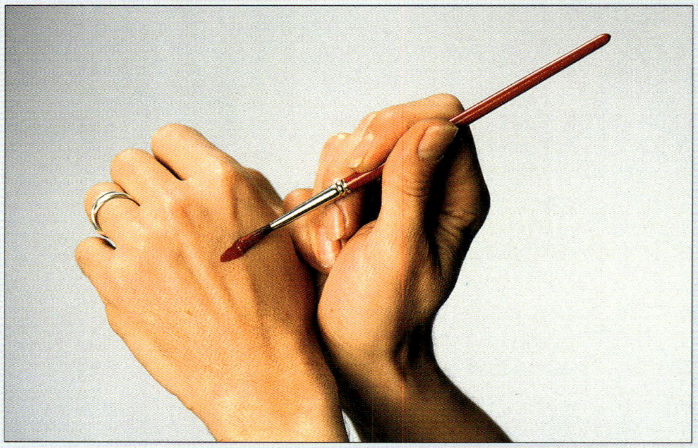

4. Testen Sie mit einem kleinen Strich auf der Hand, ob Sie den richtigen Farbton gewählt haben.

Wichtig

- Setzen Sie den Pinsel beim Schminken möglichst schräg von oben an, damit die Farbe fließen kann.
- Wechseln Sie das Wasser häufig, damit die Farbe immer klar ist.
- Verwenden Sie die passende Pinselgröße. Wird eine große Fläche mit einem kleinen Pinsel ausgemalt, ist das Ergebnis streifig.
- Arbeiten Sie in Augennähe besonders vorsichtig. Beim Malen des unteren Lidstrichs sollte das Modell nach oben blicken. Arbeitet man auf oder über dem Lid, sollte das Modell die Augen geschlossen halten, bis die Farbe trocken ist.
- Setzen Sie den Pinsel nie mit der Spitze zum Auge an. Halten Sie den Pinsel immer locker und seitlich, damit Sie das Modell nicht verletzen können.
- Um kleine Details im Gesicht zu malen, stützt man den sauberen kleinen Finger der pinselführenden Hand leicht auf dem Gesicht ab.

Tipp Auch mit Wattestäbchen können Farbtupfer auftragen werden.

Tipp Sollte versehentlich doch Farbe in die Augen gelangen, diese sofort mit frischem Wasser auswaschen. Dabei immer von außen nach innen entlang des Augenlids streichen.

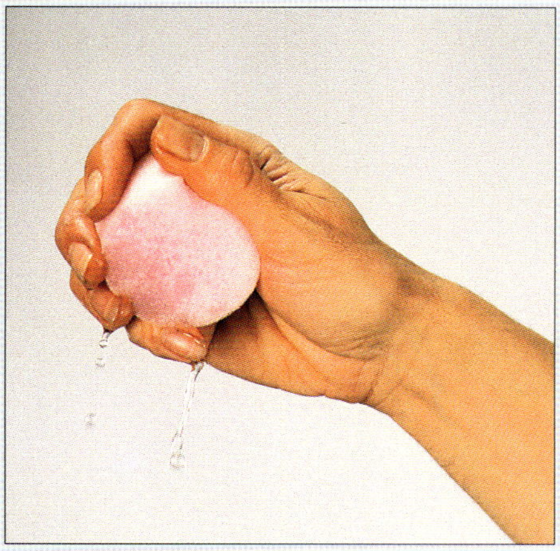

Runder feinporiger Schwamm
1. Tauchen Sie den runden Schwamm ganz ins Wasser. Drücken Sie ihn aus, bis er nicht mehr tropft.

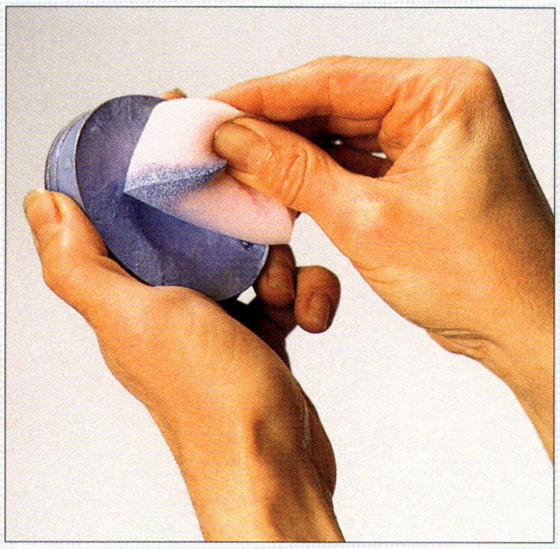

2. Reiben Sie den Schwamm fest mit kreisenden Bewegungen in die Farbe, damit er sie aufsaugen kann.

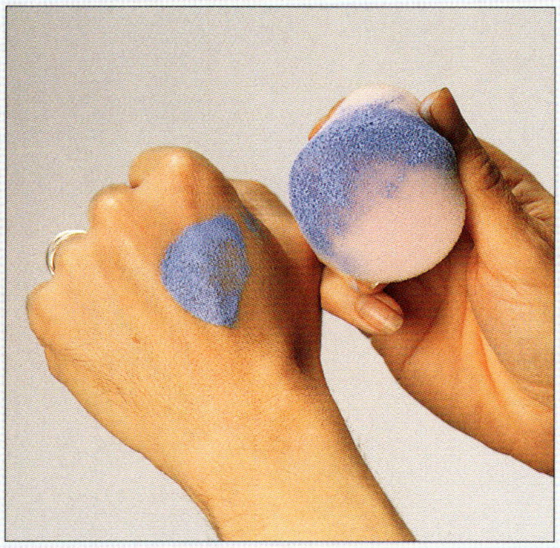

3. Testen Sie den Farbton auf dem Handrücken.

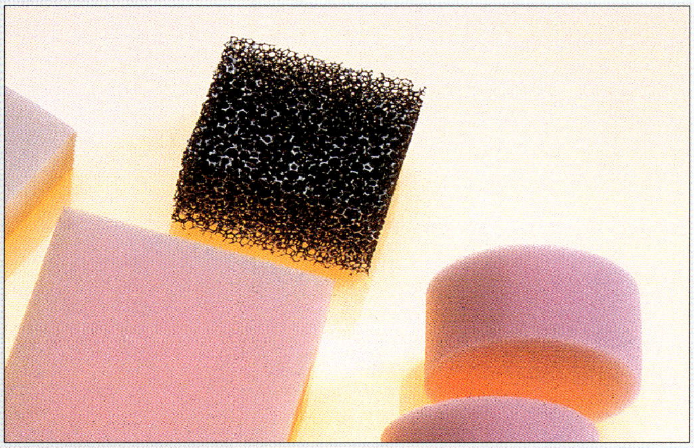

Stoppelschwamm
Feuchten Sie den Stoppelschwamm wie beschrieben an. Das Aufnehmen der Farbe erfolgt durch Tupfen des Schwamms in die Schminke. Arbeiten Sie beim Auftragen der Bartstoppeln mit relativ trockener Schminke, da die aufgetupften Stoppeln sonst verwischen.

Auftragen der Farbe
Schwämme werden zum Grundieren, zum Abschattieren oder zum Abschminken verwendet. Beim Grundieren wird die Farbe gleichmäßig auf eine größere Fläche aufgetragen. Beim Abschattieren wird die Intensität der Farbe reduziert, sodass der Farbton fließend in den Ton der Haut oder eine andere Farbe übergeht.

Sie können mit einem in Farbe getunkten Schwamm auch über die Haut wischen. So entstehen Streifen, die sehr effektvoll sein können. Dieser Effekt kann durch Übertupfen wieder beseitigt werden.

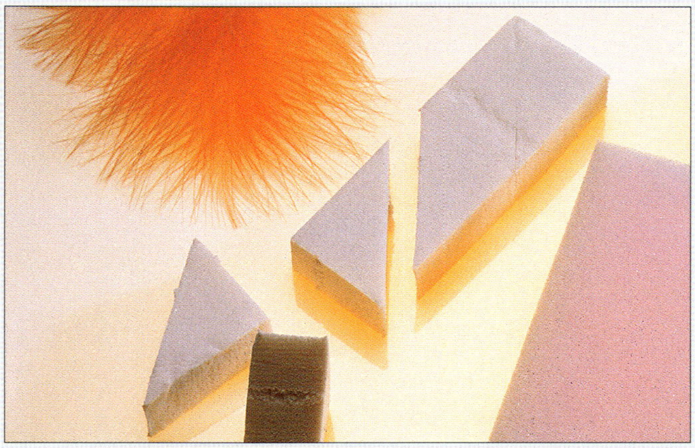

Dreiecksschwamm
Dieser eignet sich am besten zum Abschattieren. Mit den Kanten des Schwamms können auch Farben verwischt oder im Augenbereich aufgetragen werden.

Wichtig
- Waschen Sie die Schwämme nach jedem Gebrauch gut mit heißem Wasser und Seife aus. Bei häufigem Gebrauch werden sie etwas grau.
- Benutzen Sie für jede Farbe einen anderen Schwamm, da das Auswaschen der Schwämme einige Zeit erfordert.

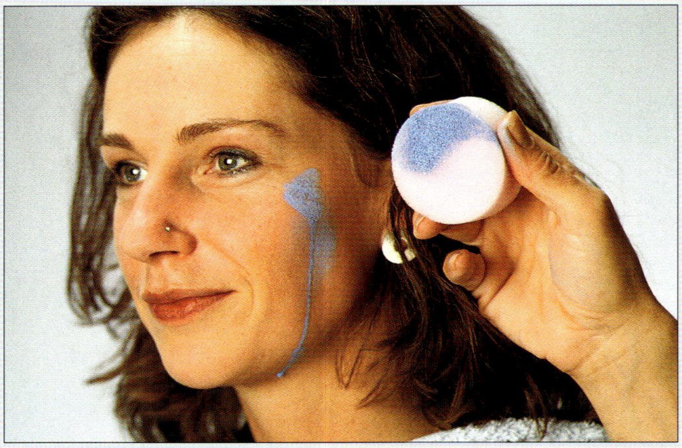

Schwamm
Wenn die Farbe nicht richtig deckt oder fließt, ist der Schwamm zu nass. Drücken Sie den Schwamm aus. Nehmen Sie Farbe auf und versuchen Sie es erneut.

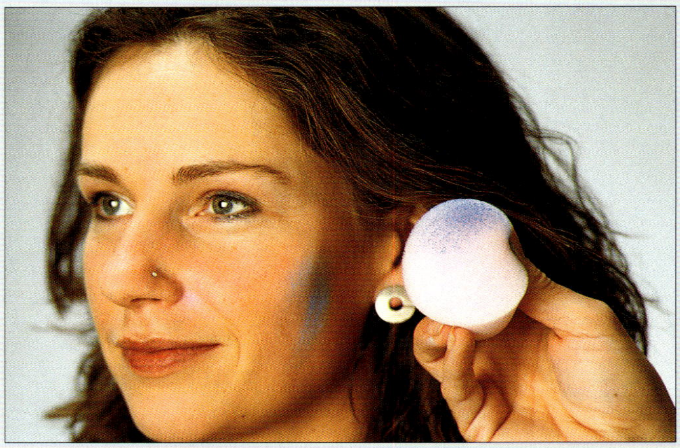

Wenn die Farbe nur schwach deckt, ist der Schwamm zu trocken. Nehmen Sie am besten einen anderen Schwamm, da die Dosierung des Wassers sonst zu schwierig wird, oder waschen Sie den Schwamm aus.

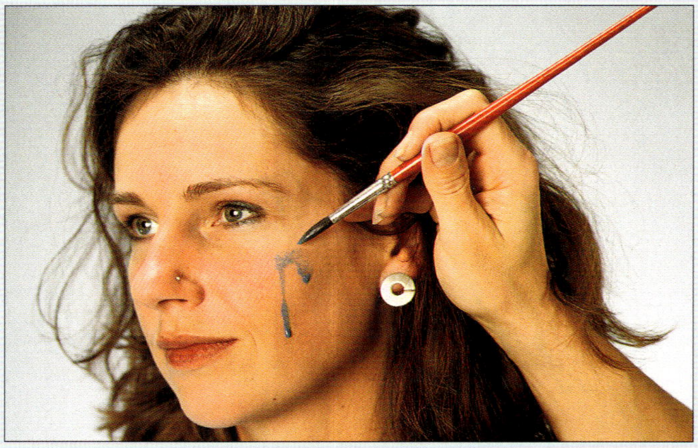

Pinsel
Wenn der Pinsel zu nass ist und die Farbe fließt, nehmen Sie nochmals Farbe auf und fahren Sie mit dem Schminken fort.

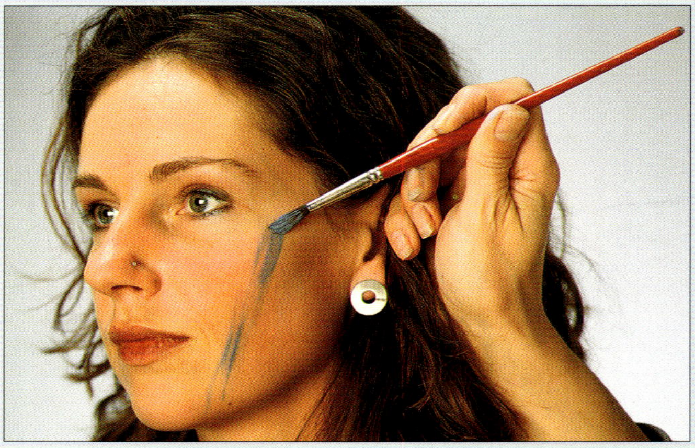

Wenn der Pinsel die Farbe nicht richtig aufträgt, ist zuviel Farbe im Pinsel. Tupfen Sie den Pinsel kurz ins Wasser, streifen Sie ihn leicht ab und versuchen Sie es erneut.

WICHTIG
Die meisten Farben sind auf Hautverträglichkeit getestet. Dennoch können, wenn auch sehr selten, allergische Reaktionen auftreten. Testen Sie die Schminke, indem Sie etwas Farbe auf die Innenseite der Ellbogenbeuge geben. Hat nach ein bis zwei Stunden keine allergische Reaktion stattgefunden, ist die Farbe in der Regel hautverträglich.

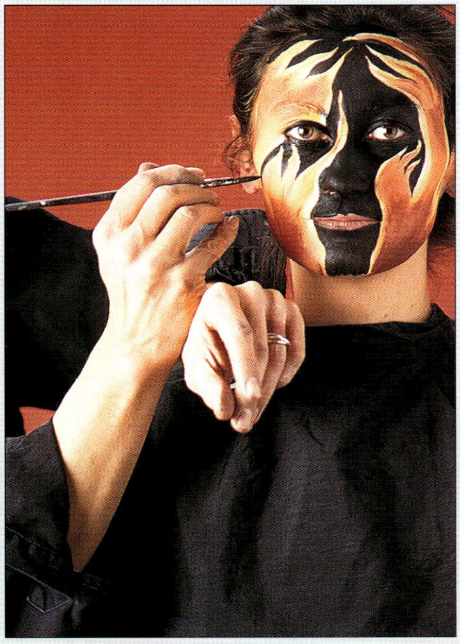

Schwierige Linien
Für einige Pinselstriche ist es günstiger, im Stehen zu arbeiten: Wenn Sie Rechtshänder sind, legen Sie den linken Arm auf die Schulter des Modells und stützen den rechten Arm auf dem linken ab. Steht Ihr Modell still, können Sie exakte Striche aus dem Handgelenk ziehen.

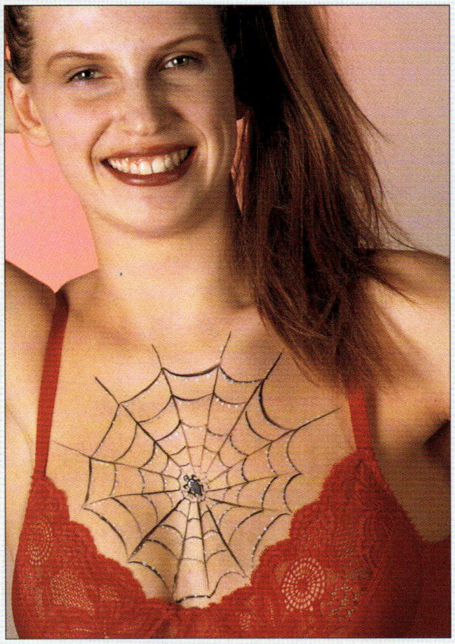

Symmetrie und Linienführung
Viele Motive werden symmetrisch gearbeitet. Setzen Sie für eine exakte Linienführung zunächst kleine Hilfspunkte, die Sie dann in der Originalfarbe übermalen. Das hilft Ihnen beim Schminken von symmetrischen Formen wie Augenbrauen und bei der Anlage von komplexen Strukturen wie dem Spinnennetz.

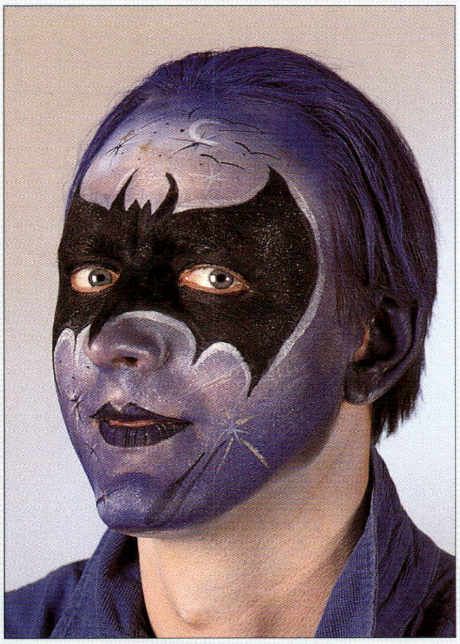

Glimmer und Glitter
Tragen Sie Glimmer nie direkt am Auge auf. Achten Sie immer darauf, dass die Augen des Modells beim Streuen des Glimmers geschlossen sind. Verwenden Sie nur Kunststoffglimmer. Andere Glimmersorten können aus Glas oder Sand hergestellt sein und Verletzungen verursachen.

Aufbewahren der Materialien
Reinigen Sie Ihre Schminkutensilien nach dem Gebrauch sorgfältig. Bewahren Sie Ihre Materialien trocken auf. Verschließen Sie alle Schminkdosen. Die Pinsel sollten in heißem Wasser ausgewaschen werden und gut austrocknen. Schwämme sollten Sie immer mit Wasser und Seife auswaschen.

DAS GESICHT GRUNDIEREN

DER GRUNDANSTRICH

Zu Beginn
Das Gesicht sollte sauber und trocken sein. Legen Sie dem Modell ein Handtuch um die Schultern und, wenn nötig, Haushaltstücher um den Kragen der Kleidung.

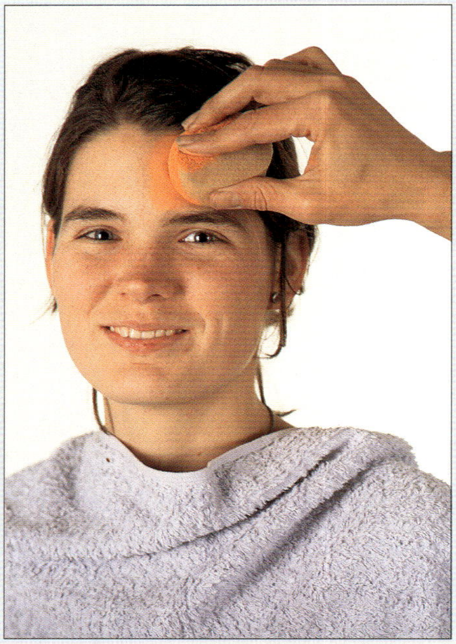

1. Die Grundierung mit dem feuchten Schwamm auftragen (siehe Kapitel »Die Arbeit mit dem Schwamm«). Beginnen Sie in der Stirnmitte und tupfen Sie abwechselnd die rechte und linke Seite des Gesichts ab. Führen Sie den Schwamm an der Kinnlinie entlang, um das Gesicht vom Hals abzugrenzen. Sparen Sie die Augen aus.

● **Tipp** Die Schminke bei einer weißen Grundierung so dünn wie möglich auftragen. Dadurch wird sie regelmäßiger und bildet keine klumpigen Stellen.

● **Tipp** Den Hals können Sie je nach Motiv in der gleichen Farbe mitgrundieren.

● **Tipp** Die Ohren können Sie mit einem fast trockenen Schwamm grundieren. Achten Sie darauf, dass keine Farbe ins Ohr gerät.

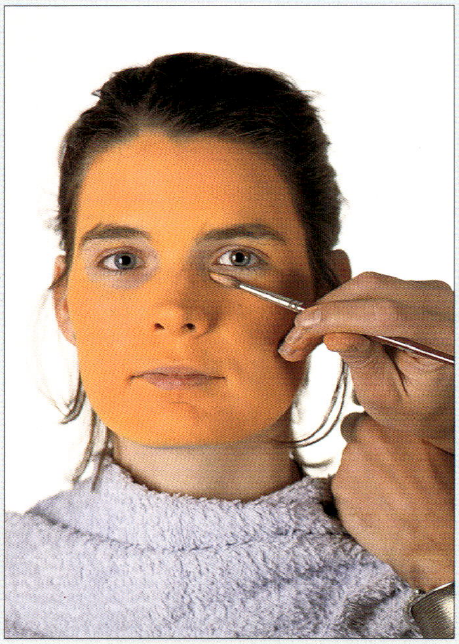

2. Ziehen Sie mit einem Pinsel mittlerer Stärke ober- und unterhalb der Augenränder Striche im Farbton der Grundierung. Verwischen Sie die Linien mit dem Dreiecksschwamm und gleichen Sie sie der Grundierung an.

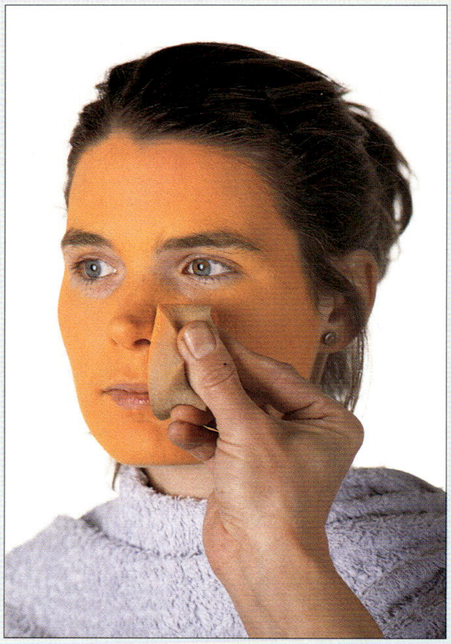

3. Die Nasenflügel und deren Umgebung mit einem Dreiecksschwamm grundieren.

Wichtig
● Im Augenbereich mit dem Schwamm sehr vorsichtig arbeiten, damit die Farbe nicht in die Augen kommt. Am besten einen Pinsel verwenden. Auch beim Entfernen sollte das Make-up nicht in die Augen geraten.

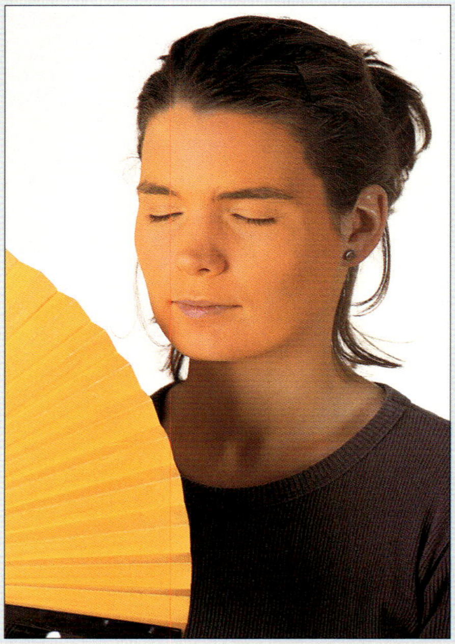

4. Wenn es schnell gehen soll, die Grundierung mit einem Fächer trocknen. Das Modell hat die Augen geschlossen.

Um einen intensiveren Farbton zu erreichen, können Sie auf die trockene erste Schicht eine zweite legen.

KORRIGIEREN

WENN EINMAL ETWAS DANEBEN GEHT

Es ist noch kein Meister vom Himmel gefallen – und, wie wir alle wissen, machen selbst Meister noch kleine Fehler. Bleiben Sie deshalb ganz ruhig, wenn einmal etwas daneben geht:

● **Tipps und Tricks** Wenn Sie Farbflächen abnehmen wollen, wischen Sie die Farbe mit einem feuchten Schwamm ab.

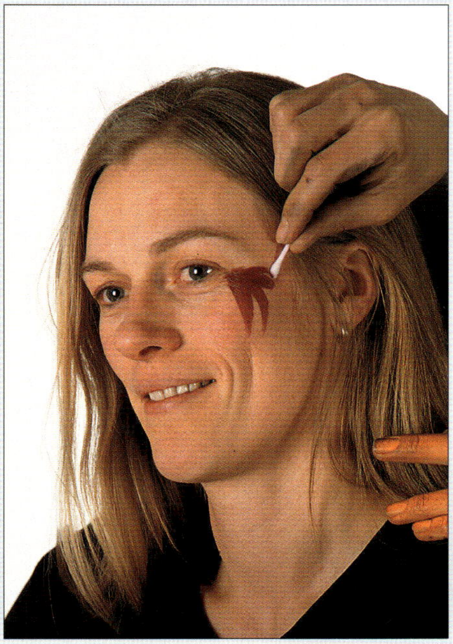

● Wenn Ihnen einmal beim Malen der Pinsel verrutscht, drehen Sie ein feuchtes Wattestäbchen am Strich entlang, bis dieser verschwunden ist. Wenn das Wattestäbchen voller Farbe ist, nehmen Sie ein neues.

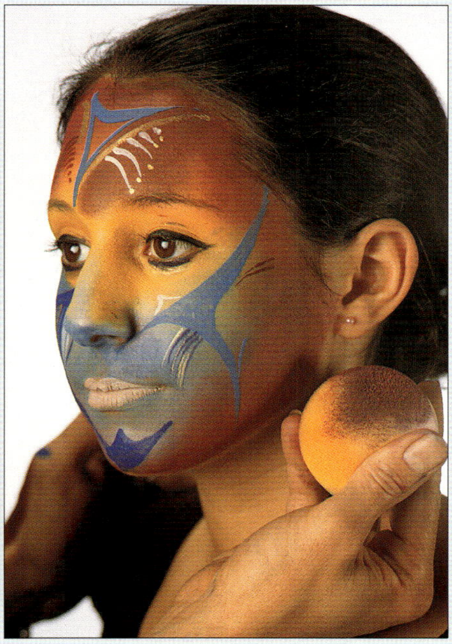

● Wollen Sie etwas wieder entfernen, gehen Sie wie folgt vor:
Liegt der Strich direkt auf der Haut, wischen Sie ihn mit einem feuchten Schwamm vorsichtig weg. Trocknen Sie die Stelle mit einem Tuch und tragen Sie dann wieder Farbe auf.
Ist das Gesicht grundiert, wischen Sie den Strich mit der Farbe der Grundierung weg. Tupfen Sie die Grundierfarbe mit einem neuen Schwamm wieder auf.

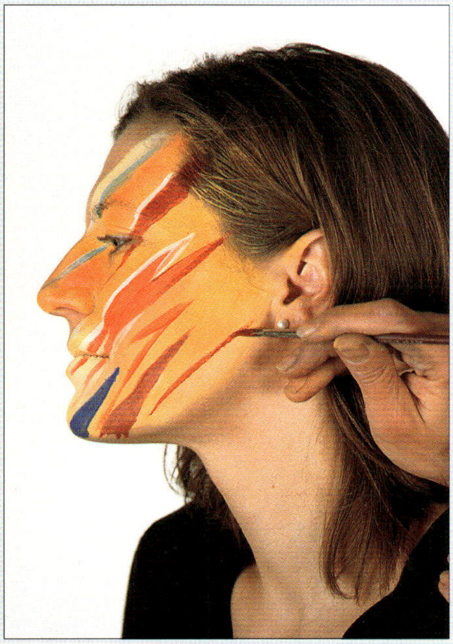

● Geht auf einer hellen Grundierung etwas daneben, lässt sich dies mit einer dunkleren Farbe leicht übermalen.

● **Tipps und Tricks** Tropft Farbe auf die Kleidung, lässt sie sich meist mit lauwarmem Wasser und Seife auswaschen. Machen Sie das am besten gleich. Schminkfarben lassen sich in der Waschmaschine nur schlecht auswaschen. Schwierig ist das Auswaschen von Farbe aus weißer Kleidung.

● Einmal aufgetragen und getrocknet, färbt die Schminke bei Berührung kaum ab. Aber Vorsicht beim Küssen und Achtung, wenn es regnet.

FARBEN MISCHEN

SCHMINKFARBEN SIND MISCHBAR

Zu Beginn
Schminkfarben, die auf Wasserbasis hergestellt sind, können wie Wasserfarben miteinander gemischt werden. Mit wasserlöslichen Schminkfarben erzielt man auf der Haut meist intensivere Farbtöne als mit Wasserfarben auf dem Papier. Wasserfarben sollten nicht auf die Haut aufgetragen werden.

Das Mischen der Schminkfarben

- Am einfachsten ist es, den bereits eingefärbten Schwamm oder Pinsel in eine zweite Farbe zu tunken und mit dieser zu verrühren. Zum Schluss sollten Sie die Farbtiegel immer mit einem sauberen Schwamm auswischen, da sonst nach einigem Mischen die ursprüngliche Farbe nicht mehr erkenn- und verwendbar ist.
- Sie haben auch die Möglichkeit, die Farben im Deckel eines Schminkkastens oder einer Schminkdose zu mischen. Sie können dies auch im Glasdeckel eines Einweckglases tun.
- Die Farben können, je nach Motiv, auch direkt auf dem Gesicht gemischt werden, indem Sie beispielsweise eine Farbe zu einer anderen hin abschattieren. Durch die Reibung mit dem Schwamm wird die auf dem Gesicht angetrocknete Farbe leicht gelöst und mit der Farbe im Schwamm vermischt.

Die gemischte Farbe auf der Haut
Es empfiehlt sich, die gemischte Farbe vor dem Auftragen auf das Gesicht auf dem Handrücken zu testen. Nur so können Sie feststellen, ob Sie mit dieser Farbmischung den gewünschten Farbton erzielen, da die Farbe je nach Untergrund variiert. In den weißen Deckeln der Schminkkästen oder Farbdosen wirkt sie etwas heller, auf dem Handrücken hingegen etwas dunkler.

Wenn die Farbe auf der Hand zu dunkel ist, gehen Sie mit dem Schwamm oder Pinsel in eine hellere Farbe. Testen Sie den Farbton dann wieder auf der Haut.

Tragen Sie, wenn es möglich ist, die helleren Farben zuerst auf und lassen Sie diese trocknen. Dann können Sie den hellen Grundton in einem dunkleren Farbton übermalen, ohne dass die helle Farbe durchscheint.

Die wichtigsten Farben zum Mischen
Für den Anfang reichen in der Regel die Grundfarben Rot, Gelb, Blau und die Farbe Türkis sowie Schwarz und Weiß. Braun, Lila und Orange vervollkommnen diese Farbpalette, da diese Mischtöne oft gebraucht werden. Hat man diese Mischfarben zur Hand, spart man sich das Anmischen. Die meisten anderen Farben lassen sich aus den genannten Farben sehr gut herstellen.

Farben können meist mit Weiß aufgehellt oder mit Schwarz abgedunkelt werden. Wenn Sie zum Beispiel ein dunkles Blau möchten, nehmen Sie mit dem Pinsel oder dem Schwamm zunächst die blaue und dann die schwarze Farbe auf. Wenn Sie jedoch Rot und Weiß mischen, erhalten Sie keineswegs ein helles Rot, sondern ein Rosa.

Selbstverständlich können Sie auch mehrere Farben miteinander mischen. Mischtöne aus mehr als drei Farben verwendet man jedoch selten.

Die Farbtabelle
Die Tabelle enthält die wichtigsten Farbmischungen. Auch für diese Darstellung gilt, dass die abgebildeten Farben, hier sogar gedruckt, auf dem Papier etwas anders als auf der Haut wirken. Dennoch: Die Regeln zum Mischen der Farben gelten unabhängig vom Untergrund, auf den sie aufgetragen werden. So erzielen Sie beispielsweise mit Gelb und Blau immer ein Grün. Wie dieses Grün dann letztlich auf der Haut aussieht, hängt von den verwendeten Schminkfarben, der Menge der aufgenommenen Farbe und dem Untergrund ab, auf den das Grün aufgetragen wird.

Entscheidend für einen Farbton ist vor allem das Mischungsverhältnis. Wollen Sie beispielsweise ein Hellbraun erzielen, sollten Sie nur sehr wenig Blau zum Orange geben. Wenn in diesem Buch von einem hellen Violett gesprochen wird, wird dies durch eine Mischung von Violett und Weiß erzielt.

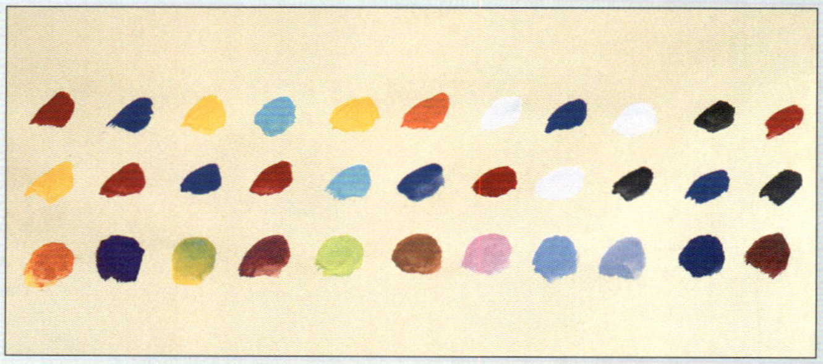

ROT + GELB = ORANGE
BLAU + ROT = LILA
GELB + BLAU = GRÜN
TÜRKIS + ROT = HELLES VIOLETT
GELB + TÜRKIS = HELLGRÜN
ORANGE + etwas BLAU = HELLBRAUN
WEISS + ROT = ROSA
BLAU + WEISS = HELLBLAU
SCHWARZ + WEISS = GRAU
SCHWARZ + BLAU = DUNKELBLAU
ROT + SCHWARZ = DUNKELROT

Dies ist nur eine Auswahl von gängigen Farbmischungen. Versuchen Sie es doch einfach selbst: Sie können unendlich viele Farbnuancen erzielen.

- **Tipp** Die hellen Farben, wenn möglich, immer zuerst auftragen.
- **Tipp** Mit dem Auftragen einer zweiten Farbe immer warten, bis die erste Farbe trocken ist, damit sich die Farben auf der Haut nicht mischen.
- **Tipp** Sollen sich die Farben auf der Haut mischen, kann die zweite Farbe aufgetragen werden, bevor die erste getrocknet ist.

Der Mund steht nicht nur durch seine Beteiligung am Sprechen an erster Stelle der Kommunikation, sondern hat darüber hinaus auch eine außergewöhnliche Signalwirkung. Selbst kleine Veränderungen an der Haltung der Lippen beeinflussen den individuellen Gesichtsausdruck. Zum Lächeln geöffnete Lippen drücken Freundlichkeit aus oder beschwichtigen Aggression. Höhnisch herabgezogene Mundwinkel oder ein vor Wut verzerrter Mund sprechen eine eigene Sprache. Nach unten gerichtete Mundwinkel lassen ein Gesicht traurig oder böswillig, nach oben gerichtete freundlich oder fröhlich erscheinen.

Seien Sie beim Schminken des Mundes besonders sorgfältig und beachten Sie, mit welchen Mitteln Sie Veränderungen hervorrufen. Um symmetrische Lippenbogen zu erhalten, werden die Lippen immer von der Mitte aus geschminkt. Wenn Sie Nassschminke verwenden, können Sie die äußeren Konturen des Mundes auch dann noch schminken, wenn die Lippen bereits mit einer Farbe ausgefüllt sind. Arbeiten Sie dann die Konturen mit einem feuchten Pinsel in die Farbe der Lippen ein.

• Vor allem die Form und Haltung des Mundes prägen den Gesichtsausdruck. Konturen des geschminkten Mundes im Zusammenspiel mit der Form der Augenbrauen verleihen dem Gesicht einen typisierenden Ausdruck.

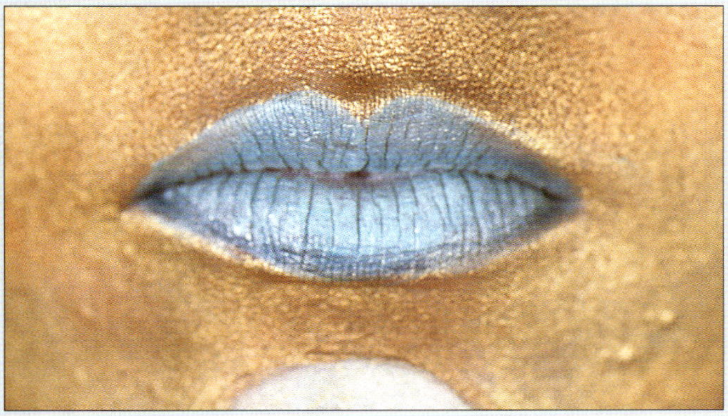

Der Mund der Kleopatra soll kühl und ebenmäßig wirken. Um diesen Eindruck zu erzielen, werden die Lippen blau geschminkt. Verschmälern Sie hierfür die Breite der Unterlippe optisch auf die Breite der Oberlippe. Der nicht geschminkte Rand der Lippen wird mit der Farbe der Grundierung leicht bedeckt.

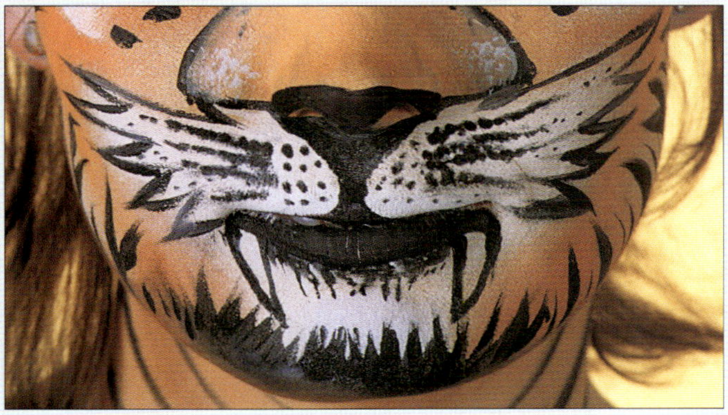

Die Oberlippe wird beim Tiger in die Gestaltung integriert. Schminken Sie hierfür über der Lippe ein schwarzes Dreieck, das Mund und Nasenspitze zu einer flachen Schnauze verbindet.

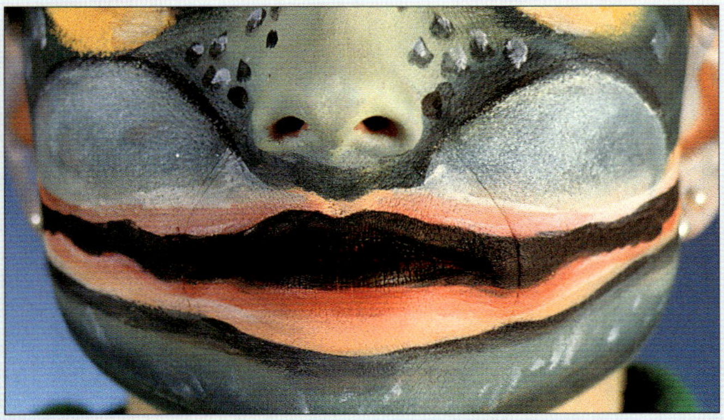

Wenn Sie einen Frosch schminken, müssen Sie den Mund neu gestalten. Berücksichtigen Sie beim Schminken vor allem die Lage der Lippen, da nur diese mit dem Mund des Frosches übereinstimmen müssen.

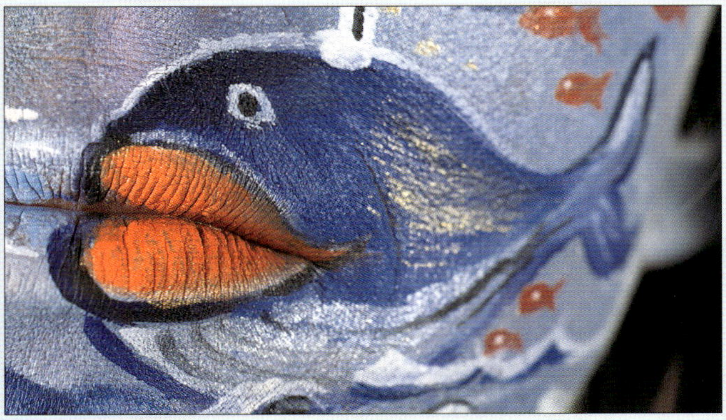

Hier eine besondere Variante: In die Gestaltung des Wales werden die Lippen einbezogen, indem eine Mundhälfte schwarz eingefasst wird. Wie es genau gemacht wird, können Sie beim Wal (s.S. 74) nachlesen.

DIE AUGEN

DIE AUGEN, DAS TOR ZUR SEELE

Stellung und Form der Augen dominieren das Gesicht. Der Ausdruck der Augen und damit der Gesichtsausdruck wird von der Form der Augenbrauen stark bestimmt. Deren Form ändert sich nach Stimmung und Laune. Am besten können Sie das feststellen, wenn Sie vor einem Spiegel Ihren Gesichtsausdruck variieren. Versuchen Sie richtig ärgerlich, recht traurig oder auch rundum fröhlich dreinzuschauen. Wenn Sie die typischen Linien beim Schminken ein wenig stärker betonen, erzielen Sie den erwünschten Gesichtsausdruck für das Motiv.

Da Form und Stärke der Brauen einen besonderen Einfluss auf den Ausdruck haben, sollten Sie sie auf den Typ des Motivs abstimmen. Feine Nuancierungen der Linienführung oder der Stärke der Brauen bewirken zusätzliche Effekte. Wenn Sie eckige und runde Linien kombinieren, sind die Variationsmöglichkeiten sehr vielfältig.

Um die Illusion einer Maske zu erzeugen, müssen die Augenbrauen möglichst unscheinbar sein. Es reicht aus, sie mit der Grundierung intensiv zu überschminken. Gehen Sie dabei mit dem Schwamm möglichst dicht an die Härchen heran.

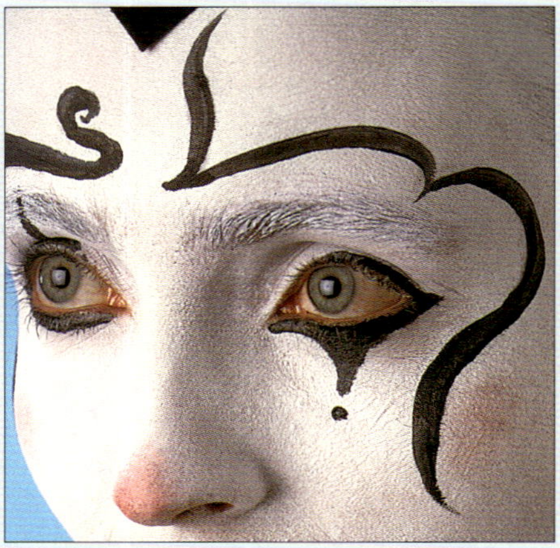

Ein besonders gutes Beispiel ist der Pierrot. Seine Brauen sind langgezogen und enden tief unter dem Auge. Dies gibt ihm seinen so typischen tief traurigen Blick.

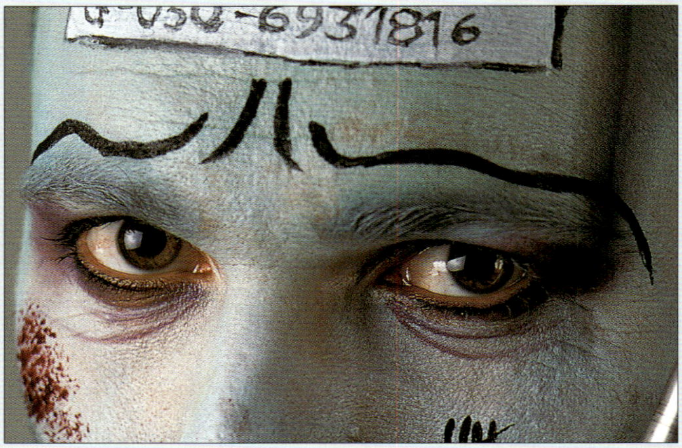

Die s-förmig nach unten verlaufenden Brauen vermitteln dem Knastbruder einen eher missmutigen Ausdruck.

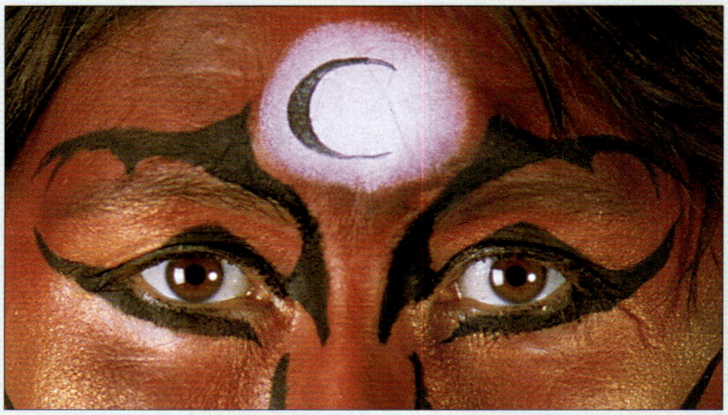

Die tief und eng stehenden Augenbrauen mit ihrem weit nach außen und oben verlaufenden Ende, geben der Hexe einen stechenden Blick.

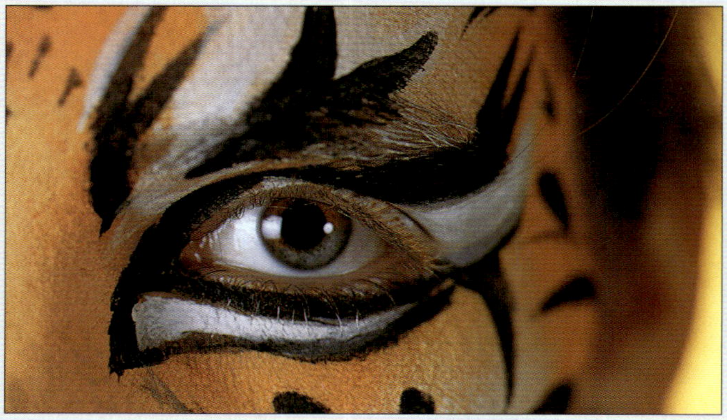

Am Beispiel des Tigers und der Katze können Sie gut erkennen, wie man die Augen katzenartig verändert.

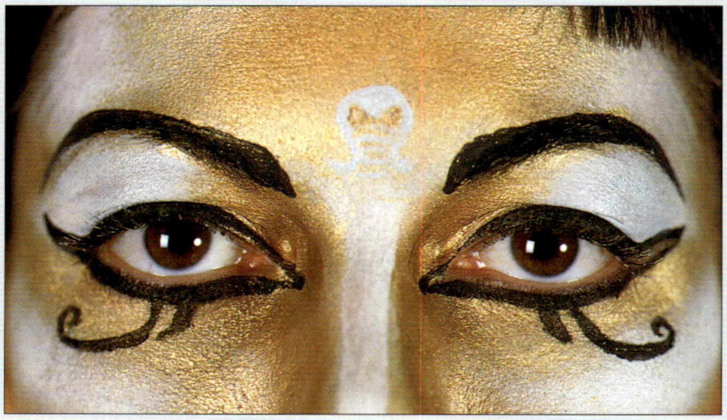

Die besonders ausdrucksvollen Augen der Kleopatra erreichen Sie durch einen starken, langgezogenen Lidstrich, der an der Nasenwurzel beginnt.

Die Nase teilt das Gesicht nicht nur in zwei Hälften, sondern springt für den Menschen ganz charakteristisch, wie ein »Gesichtserker«, hervor. Auch die Nase kann mit Schminke gestaltet werden. Das Schminken der Nase verändert den Gesichtsausdruck zwar nicht so nachhaltig wie das der Lippen, aber dennoch können Sie mit kleinen Veränderungen große Wirkungen erzielen. An der Nase wird überwiegend mit Hell-Dunkel-Kontrasten gearbeitet: Helle Farben treten hervor – dunkle treten zurück. So lässt sich die Form, Länge und Breite, der Nase optisch verändern und auch eine krumme Nase vortäuschen. Diese Veränderungen wirken, wie die meisten anderen auch, erst ab einer gewissen Entfernung. Treten Sie deshalb beim Schminken ab und an zurück.

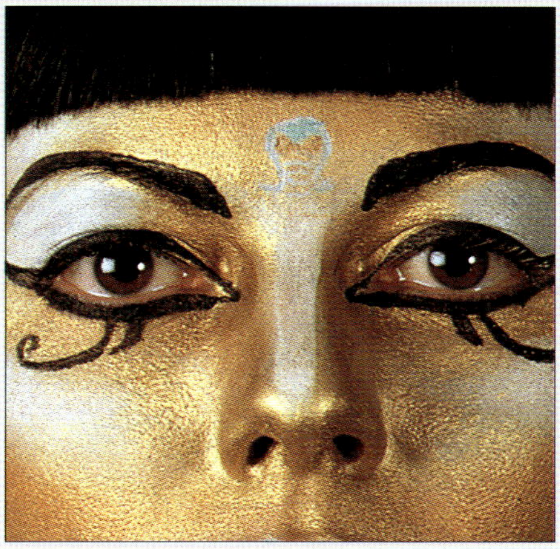

Soll eine Nase besonders lang und schmal wirken, hellt man den Nasenrücken von der Nasenwurzel bis zu Nasenspitze gleichmäßig auf. Die Nasenflügel werden dunkel schattiert. Diese Schattierung kann fließend in die Grundierung übergehen. Bei der Kleopatra wird keine Schattierung, sondern eine klare Linie gesetzt.

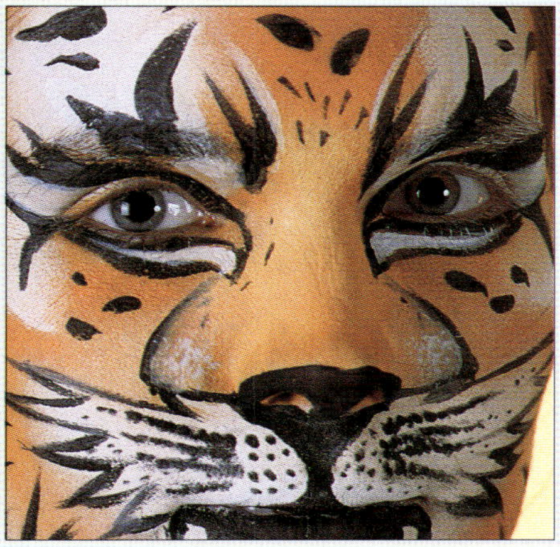

Um die breite, flache Nase eines Tigers zu schminken, bedarf es einiger Mühe. Am besten färben Sie den Nasenrücken etwas heller als die Grundierung und verbreitern diese Aufhellung bis zur Nasenspitze und zu den Nasenflügeln.

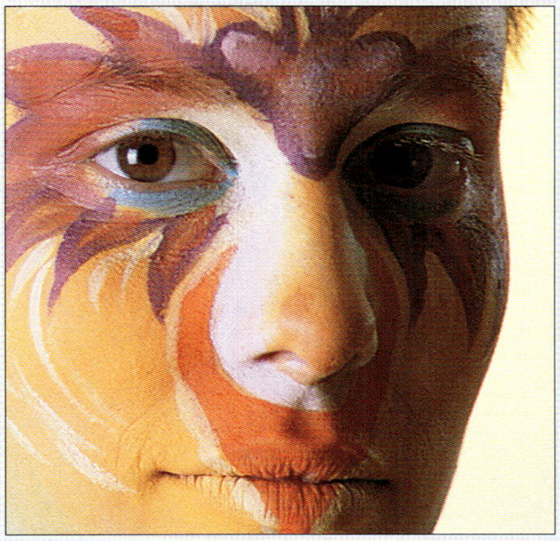

Ist die Nase dem Motiv im Weg, wie beispielsweise beim Vogel, muss von ihr abgelenkt werden. Um die Nase in den Schnabel zu integrieren, grundieren Sie diese in der Farbe des Vogelgesichts. Setzen Sie in der Höhe der Nasenmitte den Schnabel an und lassen das Halboval spitz über dem Mund zusammenlaufen. So machen Sie aus der Nase einen Schnabel.

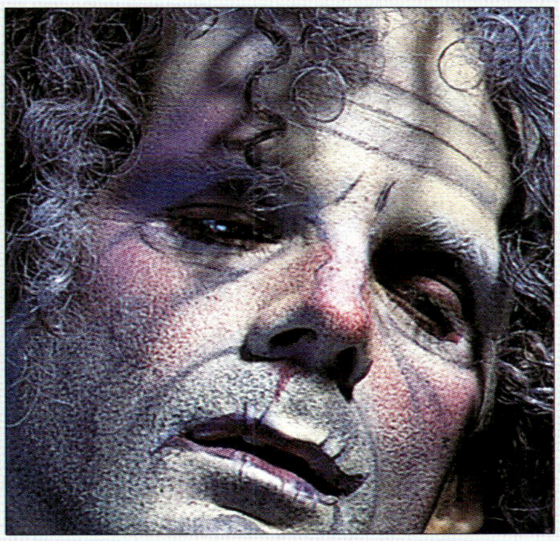

Die leicht gebogene Nase des Clochards erreichen Sie, indem Sie die Biegung der Nase auf dem Nasenrücken durch parallel verlaufende Kurven dunkel konturieren, den entstehenden neuen Verlauf auf der Nase hell einfärben und die dunklen Striche zur Grundierung hin etwas abschattieren.

VON HOLLYWOOD BIS ZUM BROADWAY

GLIMMER, GLANZ UND GLAMOUR

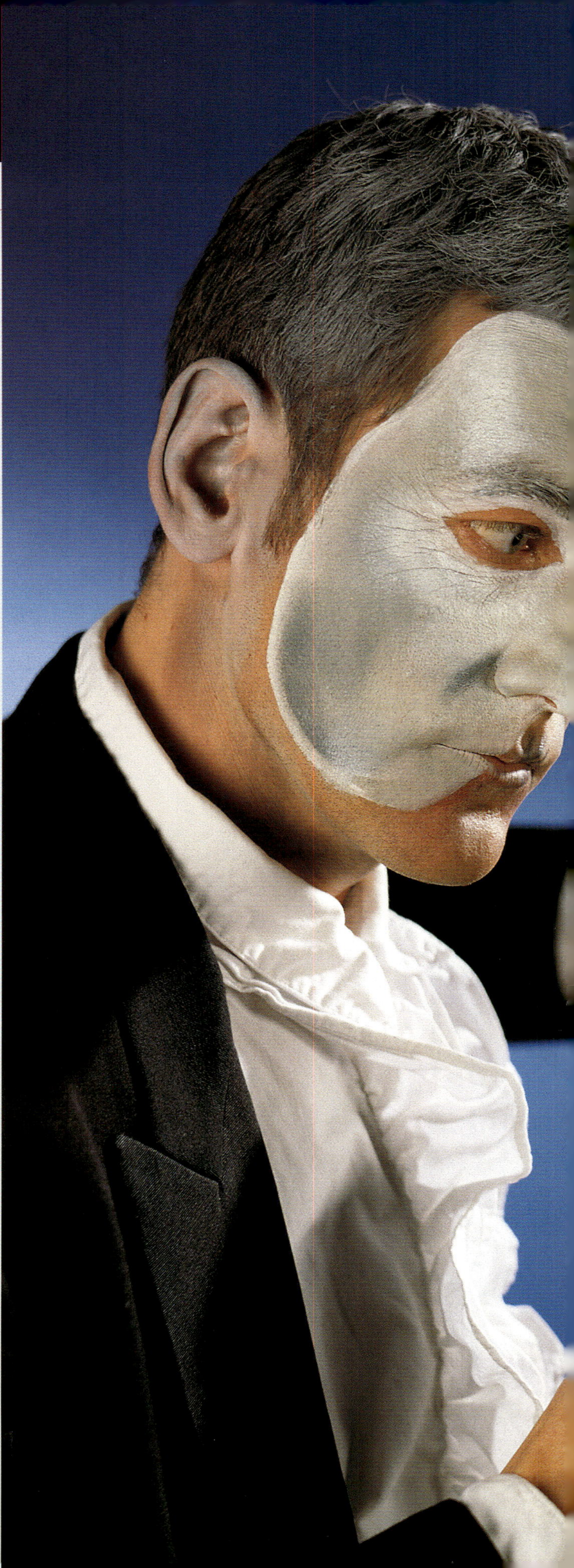

Wären Sie nicht gerne der Star für eine Nacht? Die legendären Filmgestalten oder fantastischen Musicalfiguren können von Ihnen erschaffen werden. Lassen Sie die Berühmtheiten aus Hollywood und vom Broadway wieder aufleben. Lüften Sie den Schleier dieser Figuren, schlüpfen Sie in deren Haut: Ob als schweigender Pierrot, als geheimnisvolles Phantom, als geschmeidige Katze oder als dynamischer Rollschuhblitz - genießen Sie es, im Rampenlicht zu stehen. Fiebern Sie Ihrem Auftritt entgegen! Brechen Sie als Femme fatale die Herzen der Männer, spielen Sie wie Kleopatra die Mächtigen der Welt gegeneinander aus.

Finden Sie Ihre Rolle, werden Sie ein Star!
Bühne frei! Vorhang auf!

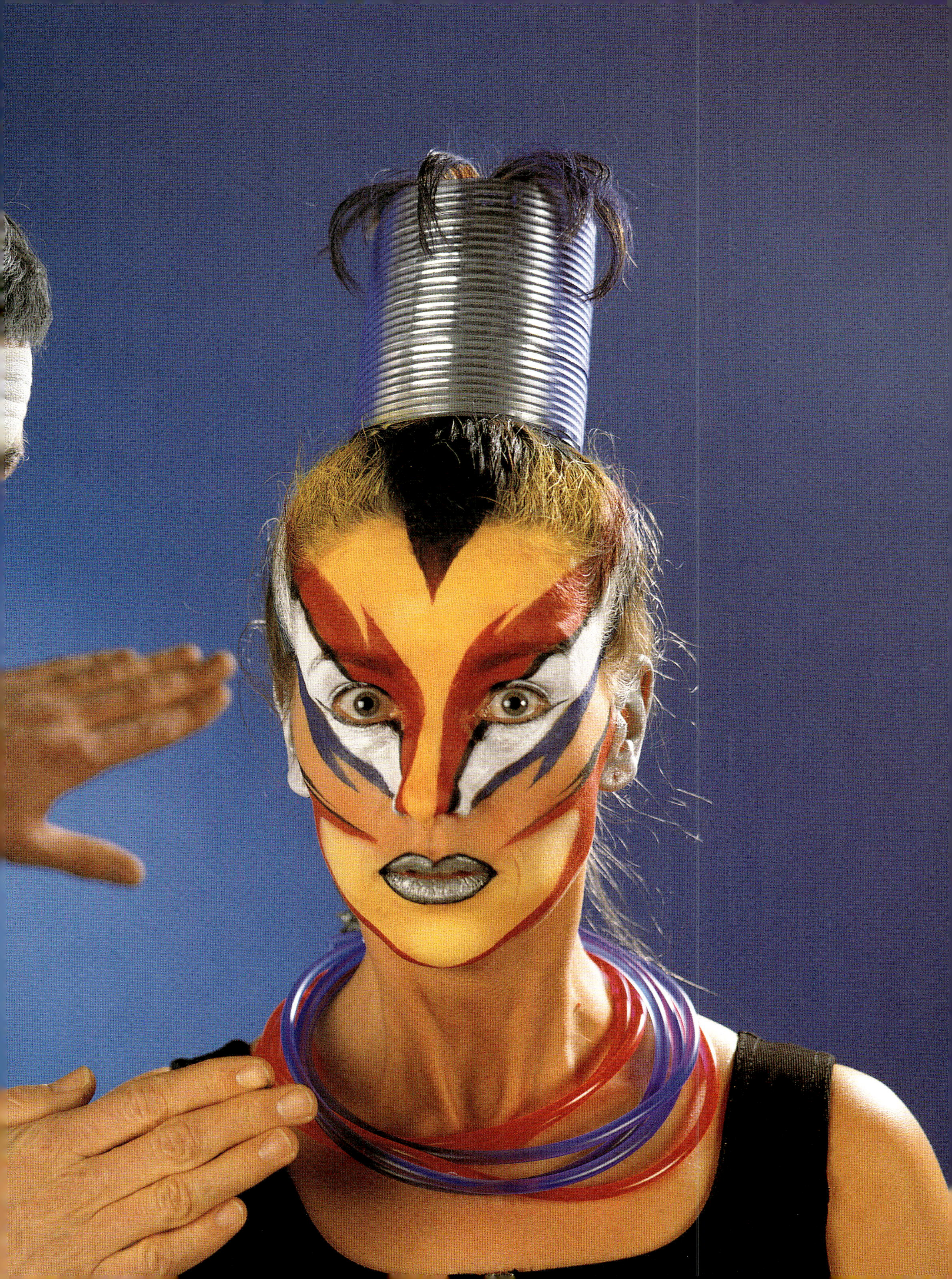

KLEOPATRA

DER WÜRFEL IST GEFALLEN

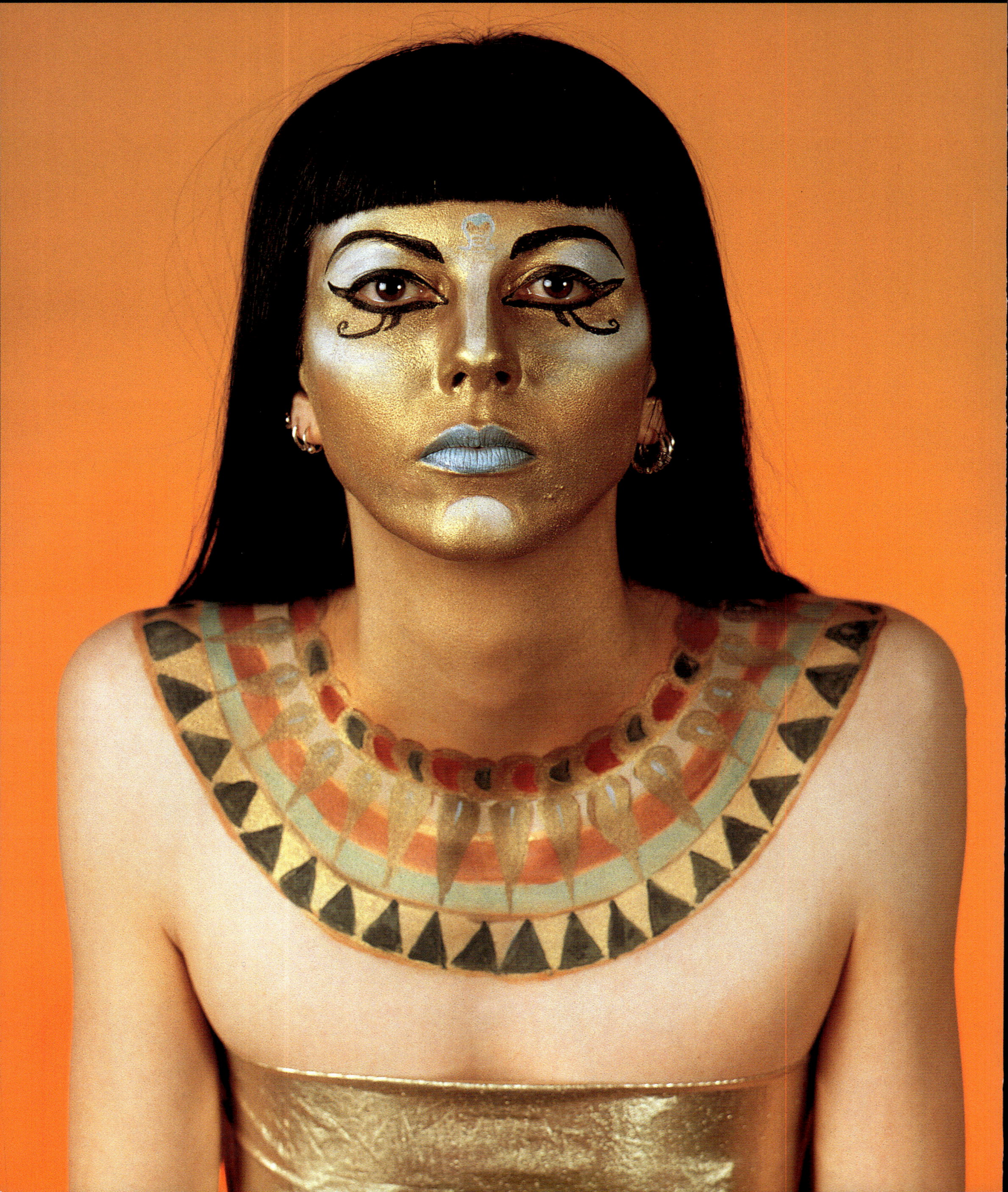

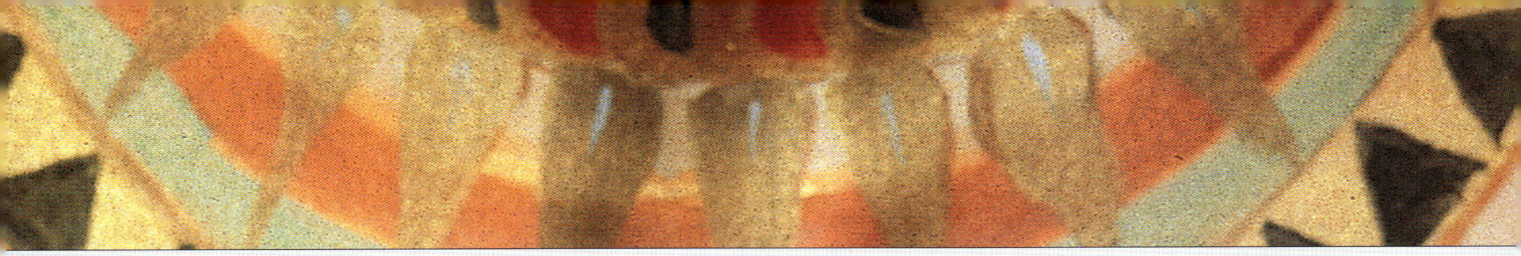

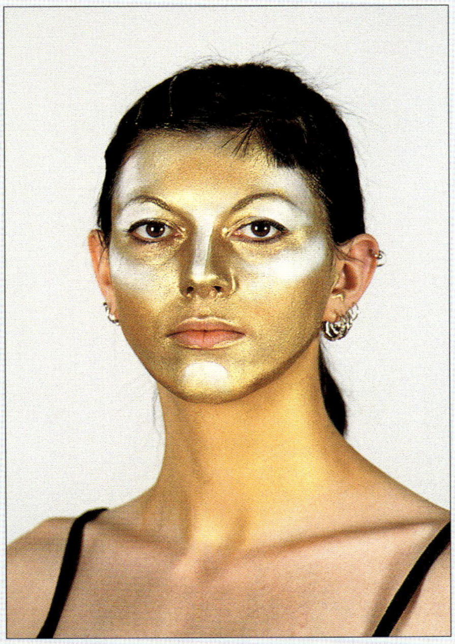

1. Mit dem Schwamm etwas Weiß an die Schläfen, über die Augen, hoch an die Wangenknochen, auf den Nasenrücken und das Kinn auftragen. Grundieren Sie das Gesicht und den Hals in Gold. Geben Sie dem Nasenrücken mit dem Pinsel eine gerade Form, indem Sie das Gold seitlich am Weiß entlang führen.

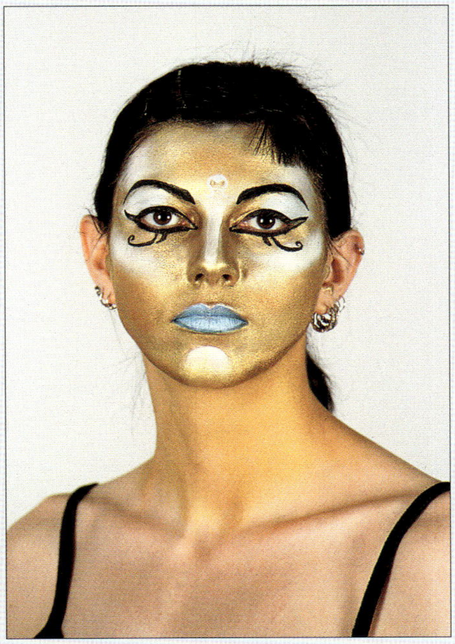

2. Die Augenbrauen und die Lidstriche werden vom Nasenansatz weit nach außen gezogen.
Wichtig: Bei den Bogen unter dem Auge nicht in der Augenmitte beginnen. Der hellblau eingefärbte Mund wird mit einem dünnen Pinsel in dunklem Türkis umrandet. Auf der Stirnmitte werden zwei S-Formen zu einem Schlangenkopf in Weiß stilisiert.

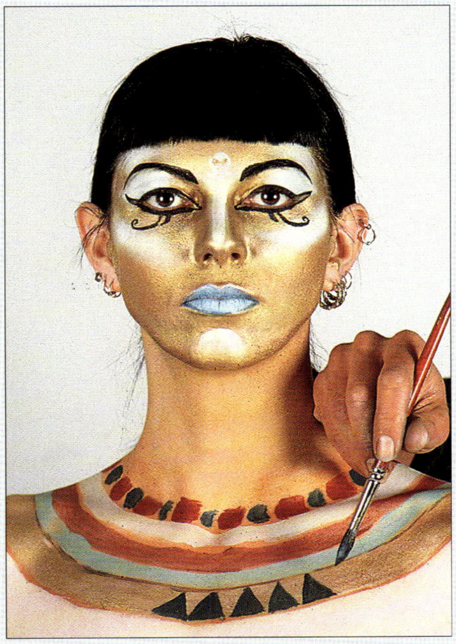

3. Setzen Sie das Gold mit einem Schwamm auf dem Dekolletee fort und tragen Sie das Weiß, Rot und Petrol bogenförmig auf. Über den Bogen am Hals das rot-grüne Muster anbringen. Malen Sie nun die Dreiecke mit einem Pinsel in mittlerer Stärke auf die Bogen.

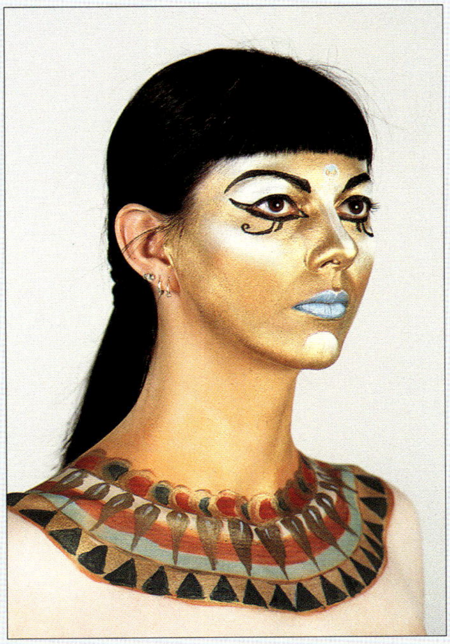

4. Nun die Ränder der einzelnen Bogen korrigieren sowie die goldenen Spitzen ausformen und ausfüllen. Das rotgrüne Muster fassen Sie mit Dreiviertelbogen in Gold ein.

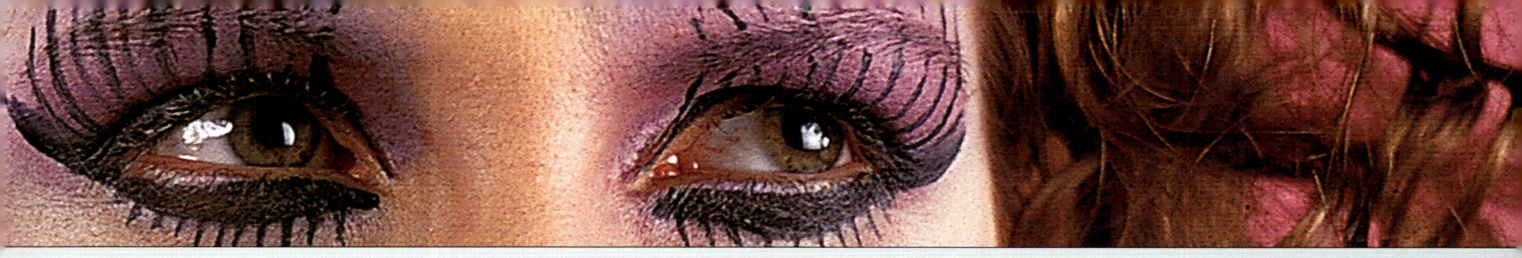

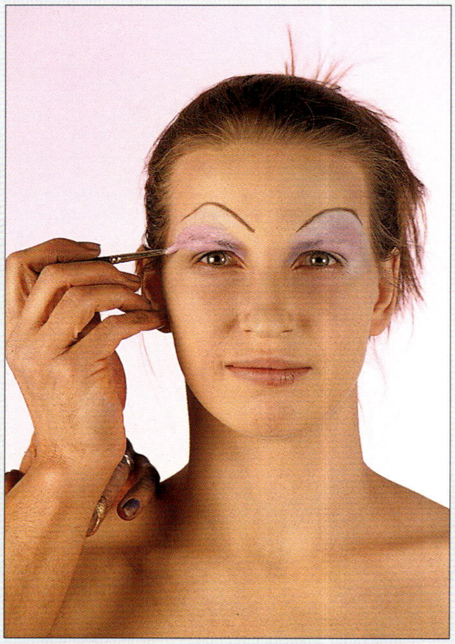

1. Grundieren Sie das Gesicht in einem hellen Beige. Die dünnen Augenbrauenstriche bogenförmig hoch auf die Stirn setzen. Der Lidschatten wird in Rosa überdimensional angelegt und läuft zu den dunkelbraunen Augenbrauen hin in einem mit Silber gemischten Hellblau aus.

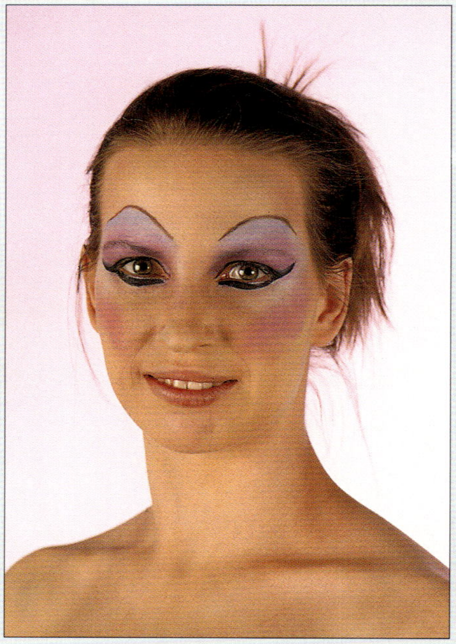

2. Ein dicker hochgezogener Lidstrich umgibt beide Augen. Das blaurote Rouge können Sie kräftig in einem Schwung mit dem halbtrockenen Schwamm auflegen.

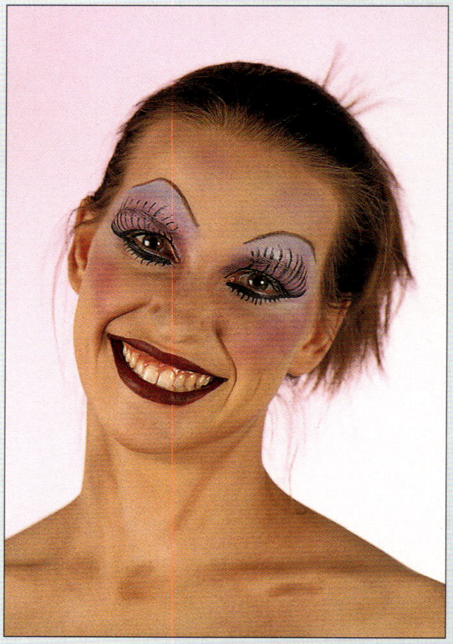

3. Legen Sie mit einem dünnen Pinsel die oberen Wimpern bis über die natürlichen Augenbrauen. Das Modell muss hierfür einige Zeit die Augen schließen. Die unteren Wimpern können nach außen hin etwas kürzer werden.
Den Mund malen Sie in einem bläulichen Rot.

Tipp Um symmetrische Augenbrauen zu bekommen, können mit der Pinselspitze kleine helle Hilfspunkte gesetzt und dann übermalt werden.

SCHAU MIR IN DIE AUGEN, KLEINER!

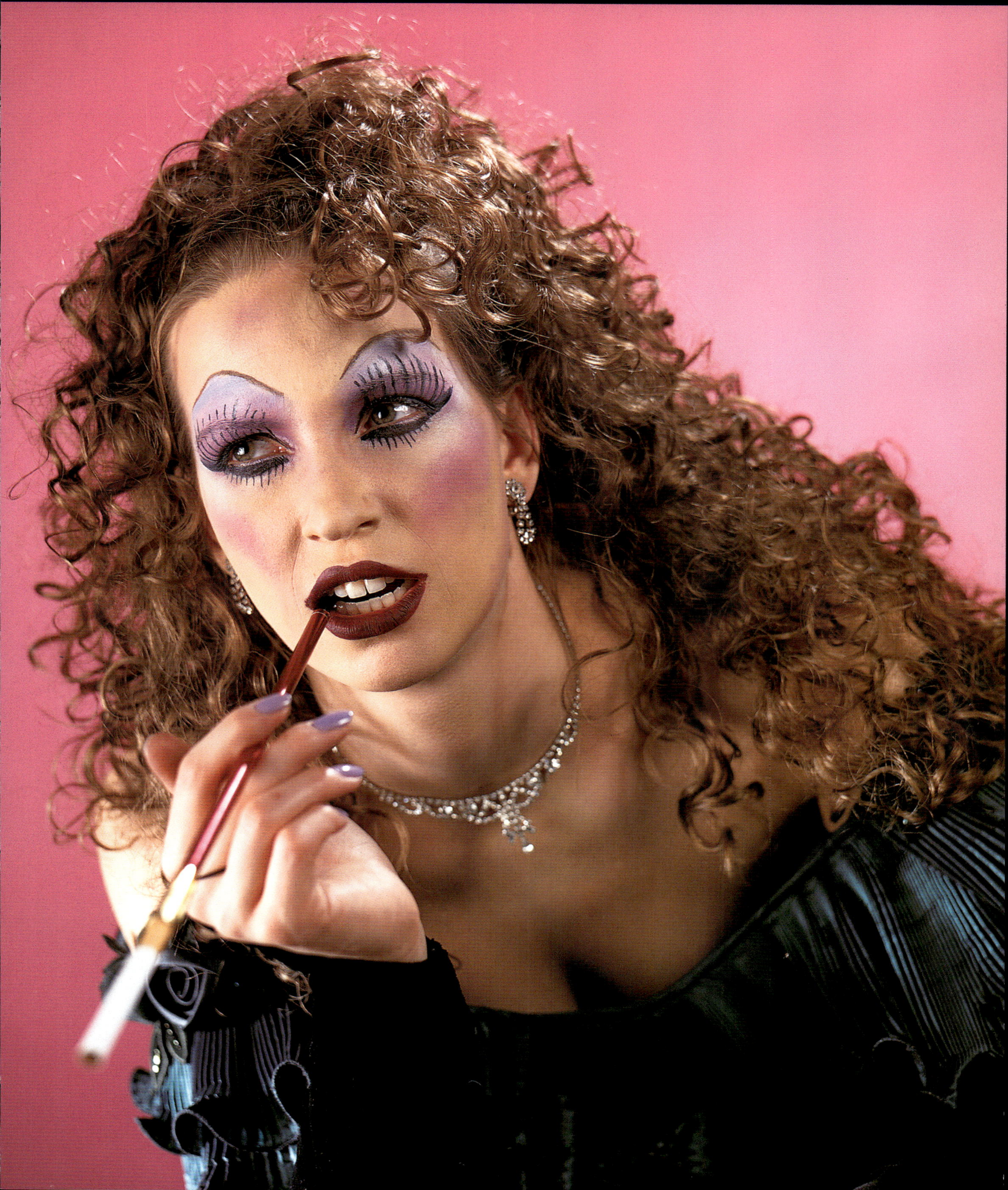

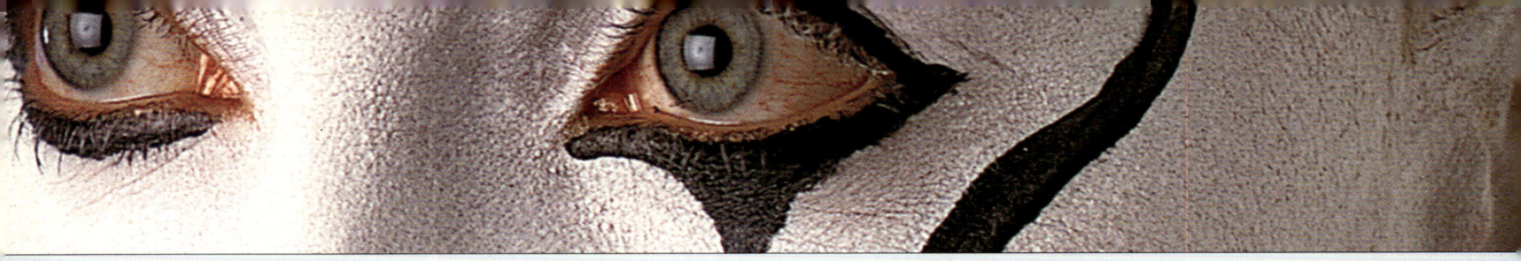

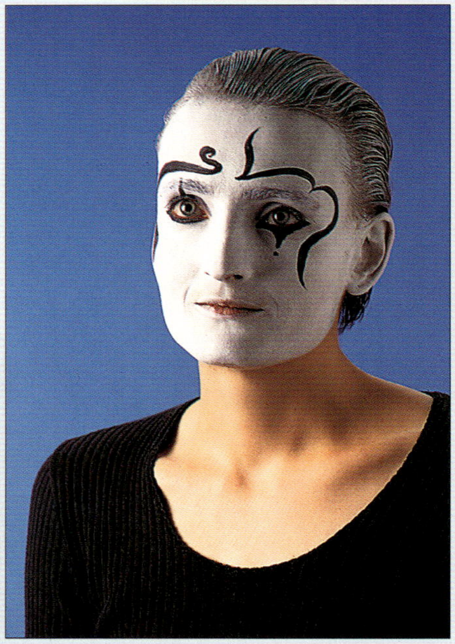

2. Das Weiß gut trocknen lassen. Die schwarzen Linien fügen Sie nun mit einem kleineren Pinsel in die vorbereiteten Spuren ein. Der untere Lidstrich umschließt das Auge ganz, der obere bedeckt nur zwei Drittel des Auges. Das schwarze Dreieck wird einmal über das Auge, das andere Mal darunter gesetzt.

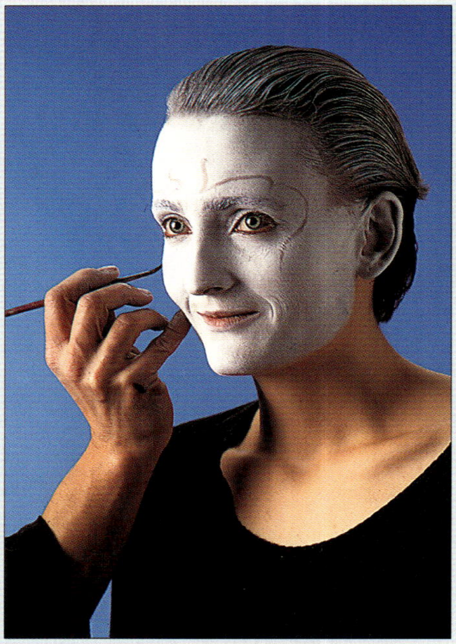

1. Kämmen Sie die nassen Haare mit etwas Haargel zurück. Mit Schminke die Haare weiß einfärben. Grundieren Sie das ganze Gesicht – auch die Ohren – weiß. Mit einem nassen Pinsel nehmen Sie das Weiß Stück für Stück wieder ab, folgen Sie dabei der Form der in Schwarz anzulegenden Linien.

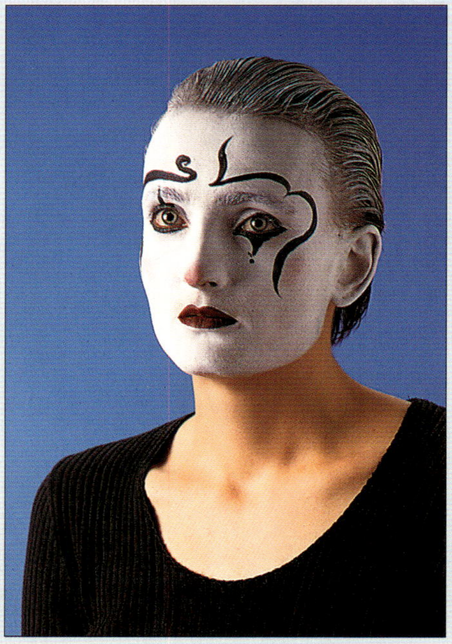

3. Tupfen Sie ganz leicht Rot auf die Wangen und die Nase. Mit einem dünnen Pinsel betonen Sie den Mund mit einem dunklen Rot. Geben sie ihm eine gleichmäßige Form und füllen Sie ihn aus.

Tipp Die Haare können mit dem Schwamm einen neuen Farbton erhalten.

Tipp Den Hals nicht grundieren, damit das geschminkte Gesicht wie eine aufgesetzte Maske wirkt.

PIERROT

AS TEARS GO BY

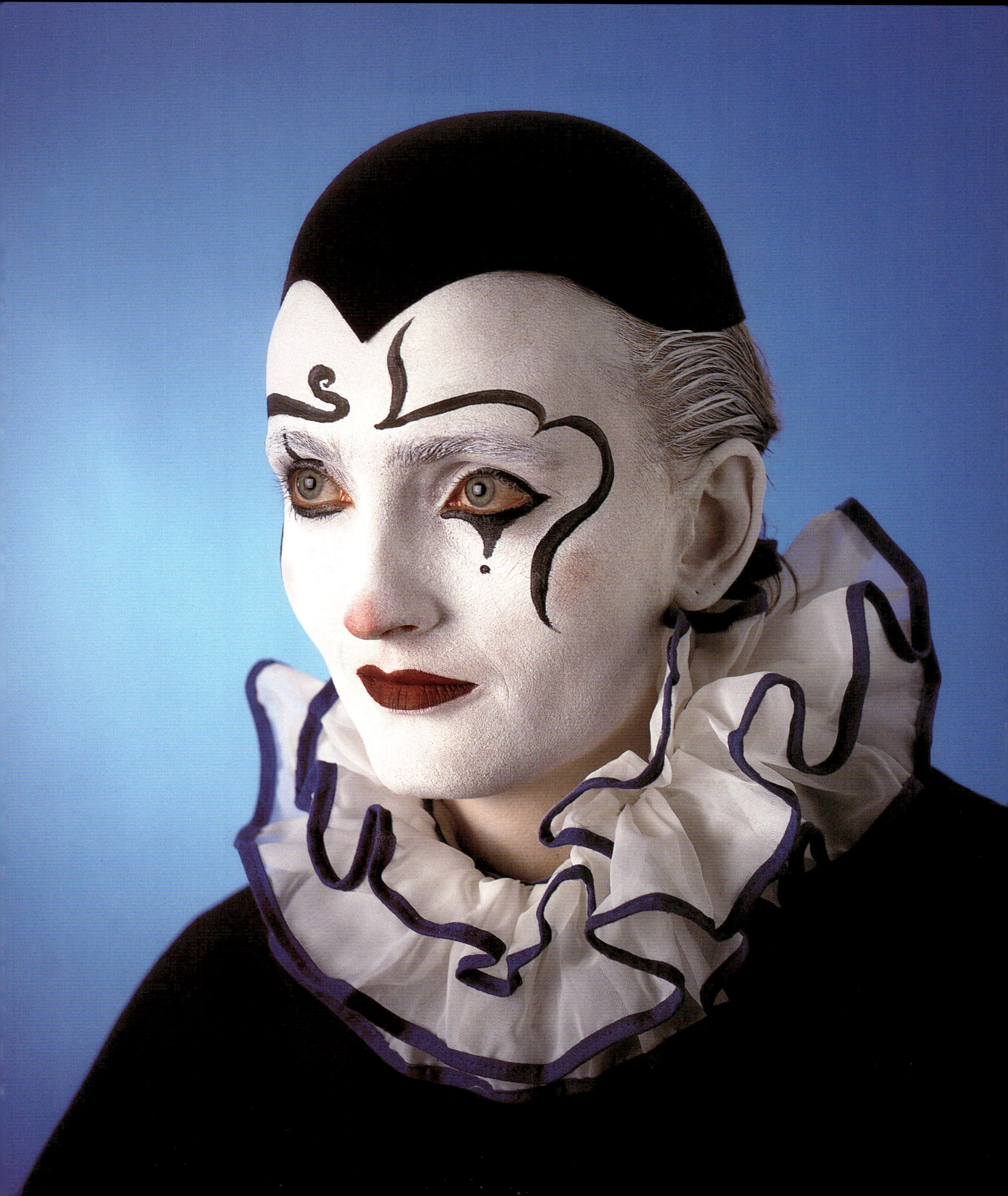

CATS

DIE KATZE LÄSST DAS MAUSEN NICHT

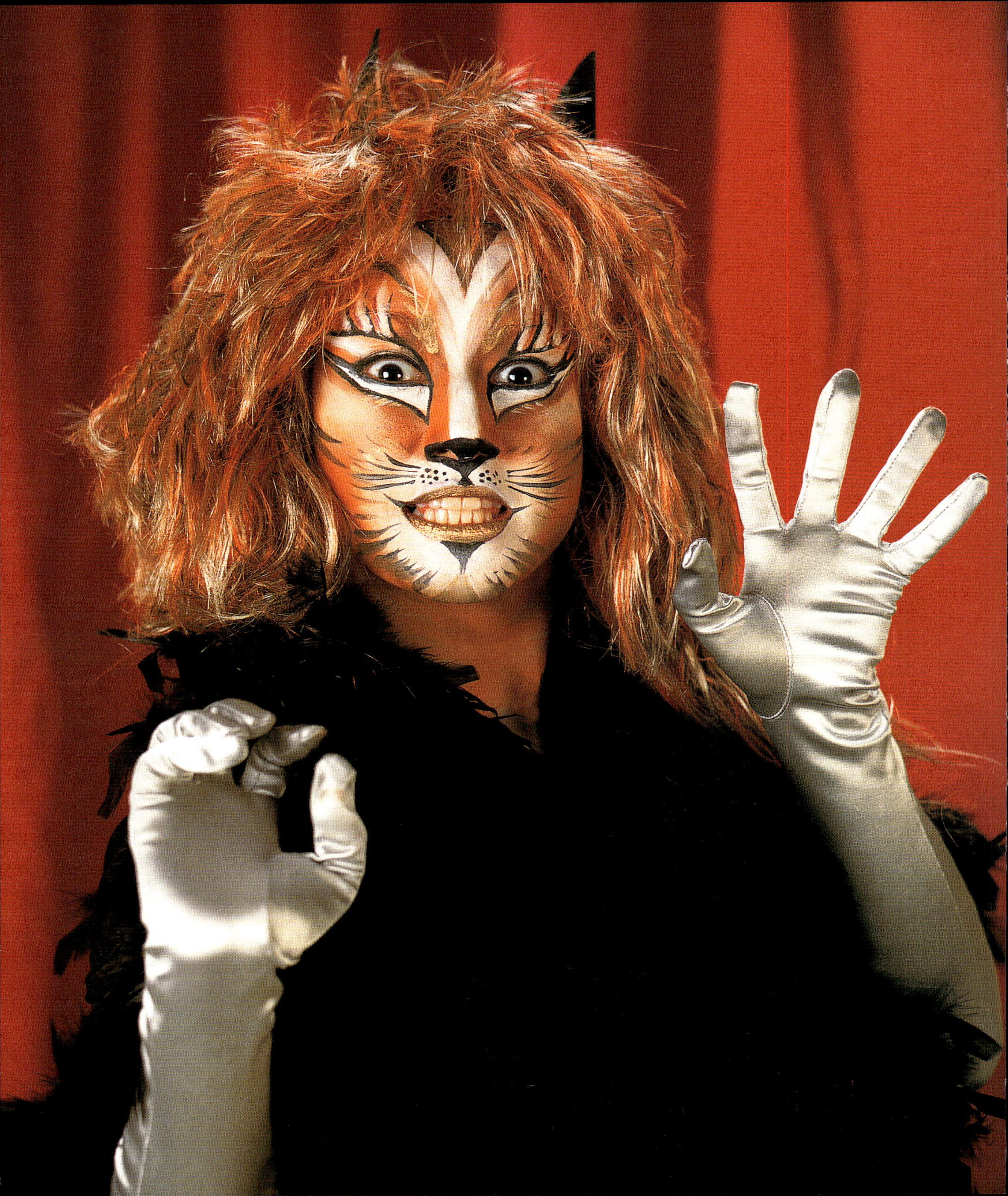

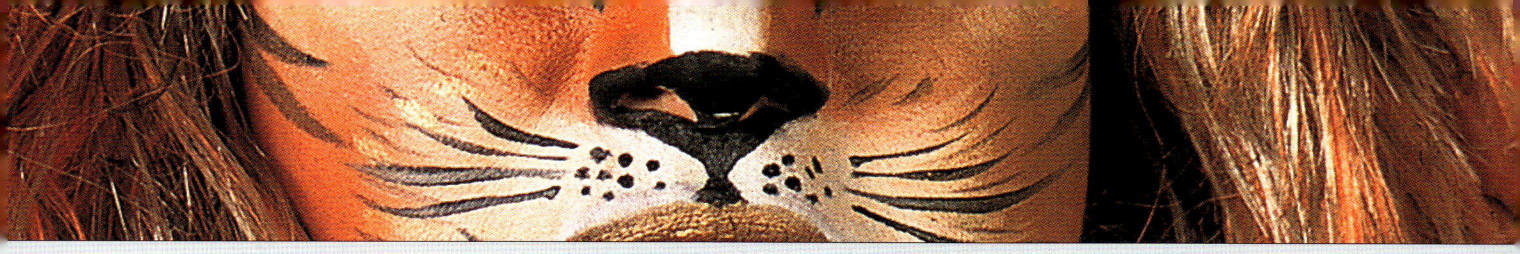

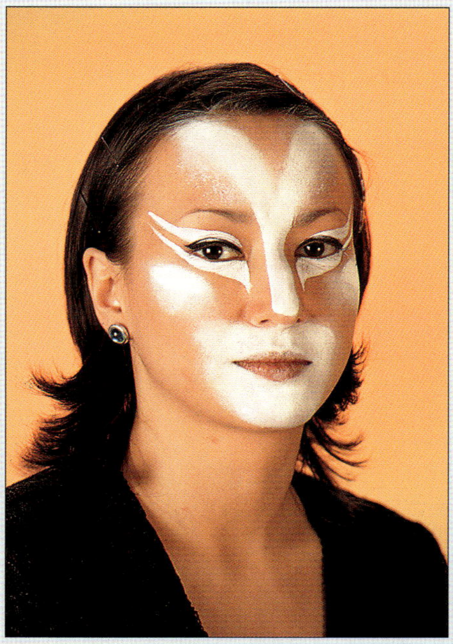

1. Legen Sie in Weiß die Augenumrandungen von der Nasenmitte bis zu den Schläfen an. Setzen Sie einen geraden weißen Strich auf den Nasenrücken, der sich in der Mitte der Stirn teilt. Nun mit einem in Weiß getunkten Schwamm die Mundpartie, die Wangenknochen und die Stirn aufhellen.

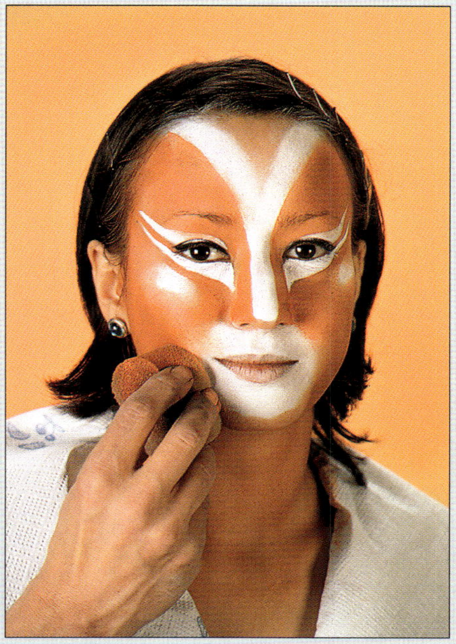

2. Mit einem rotbraun gefärbten Schwamm das Gesicht grundieren. Dabei sanfte Übergänge zu den weißen Stellen schaffen. Benutzen Sie diese Farbe auch für den Hals.

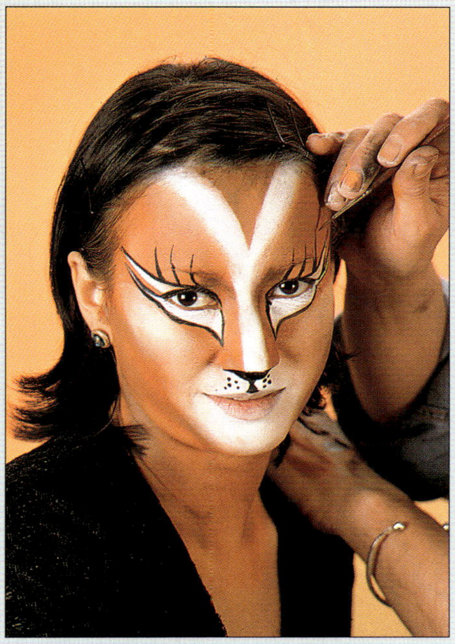

3. Mit einem dünnen, schwarzen Pinsel die Augenpartie umranden und – bei geschlossenen Augen – drei markante Wimpern bis über die Augenbrauen zeichnen. Die Nasenspitze schwarz bemalen, das Dreieck zum Mund hin einsetzen und die kleinen Punkte aufbringen.

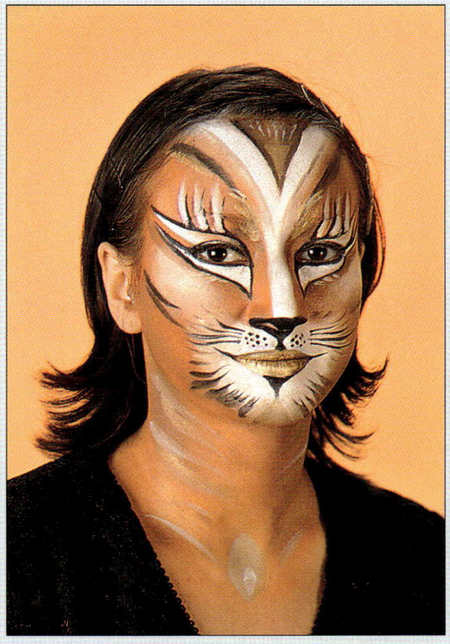

4. Die schwarzen Striche um die weiße »Schnauze« werden schnell von außen nach innen gestrichen, die Barthaare von innen nach außen gezogen. Bringen Sie die Linien unter den Wangenknochen, um den Mund und das Dreieck auf der Stirn an. Weiße, rote und goldene Striche sowie Gold auf den Lippen runden den katzenartigen Eindruck ab.

Tipp Zum Einfärben des Halses Haushaltstücher um die Kleidung legen, bis die Farbe trocken ist.

DAS PHANTOM IN DER OPER

EIN GESPENST GEHT UM IN DEN KULISSEN

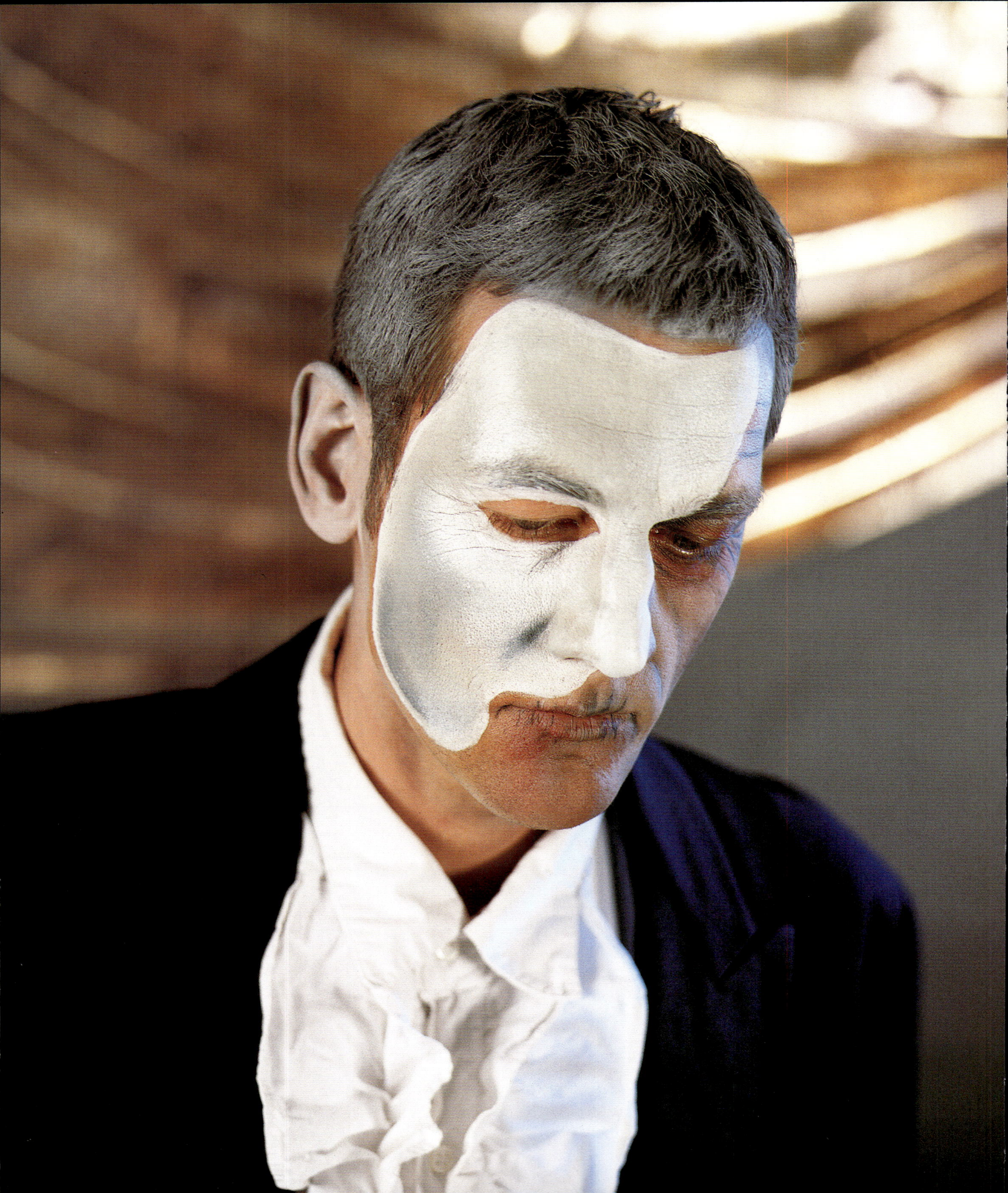

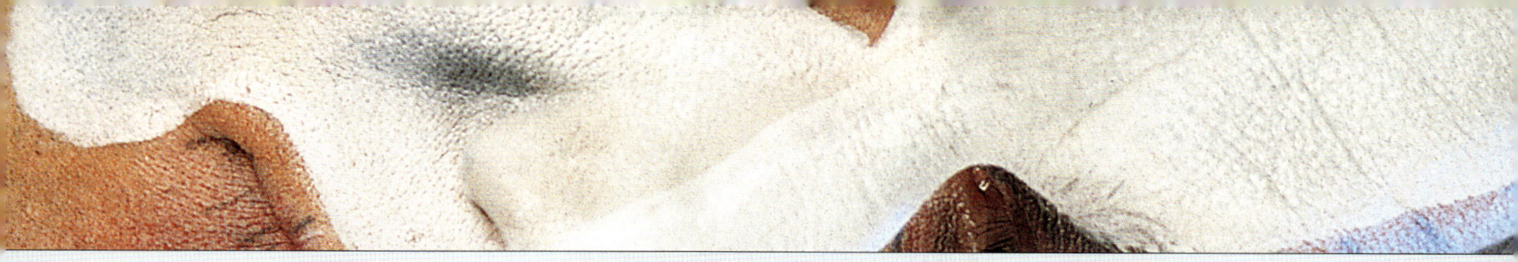

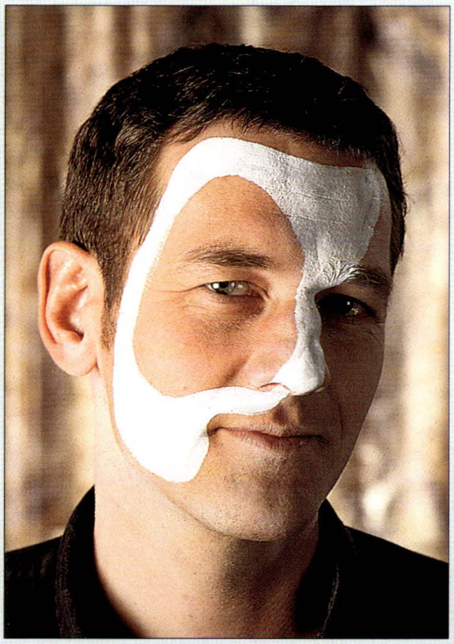

1. Setzen Sie mit einem in Weiß getunkten Pinsel von der rechten Stirnhälfte einen scharfen Rand um die linke Gesichtshälfte. Ziehen Sie diesen an der Nase entlang und füllen Sie die Fläche mit dem Pinsel aus. Auch die Augenpartie wird umrandet.

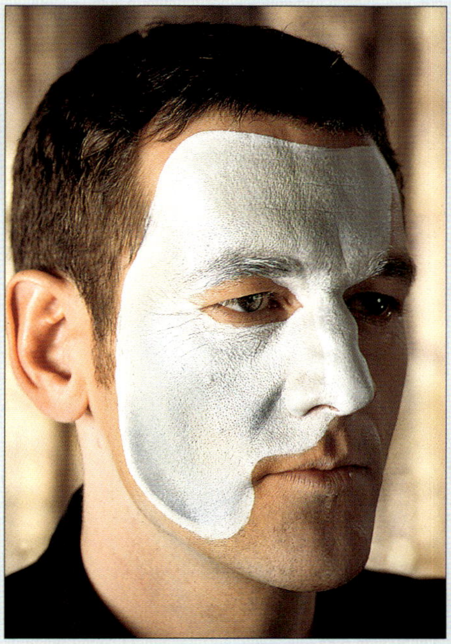

2. Tupfen Sie etwas Grau auf die Mitte der Stirn und unterhalb des Wangenknochens. Mit dem Schwamm eine leicht kantige Struktur am Beginn des Kieferknochens aufbringen.

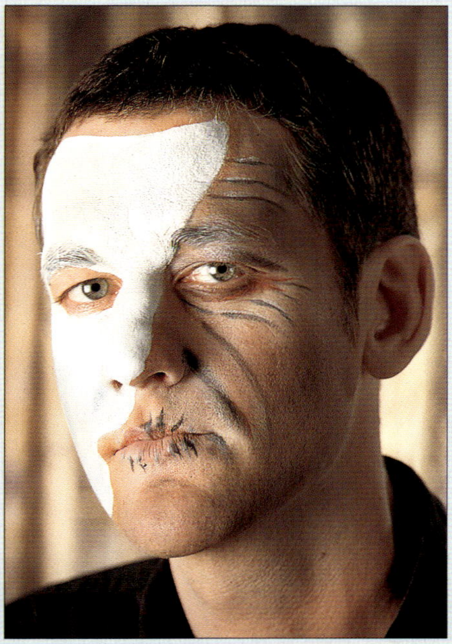

3. Grundieren Sie die andere Hälfte des Gesichts und den Mund in einem dunklen Hautton. Die Falten des Gesichts mit dünnen schwarzen Strichen betonen, weiße Striche danebenlegen. Diese so verwischen, dass sie in die Grundierung übergehen, dabei aber noch sichtbar bleiben. Der Augenrand wird leicht gerötet und das obere Augenlid etwas eingeschwärzt.

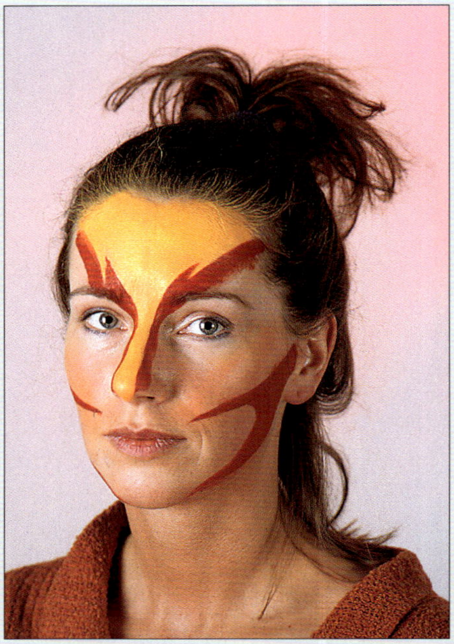

1. Auf die Stirn und den Nasenrücken mit dem Schwamm ein leuchtendes Gelb tupfen. Mit einem Pinsel mittlerer Stärke von der Nasenspitze zur Stirn neben das Gelb ein leuchtendes Rot legen. Unter den Wangenknochen lassen Sie das Rot jeweils zur Gesichtsmitte hin spitz auslaufen.

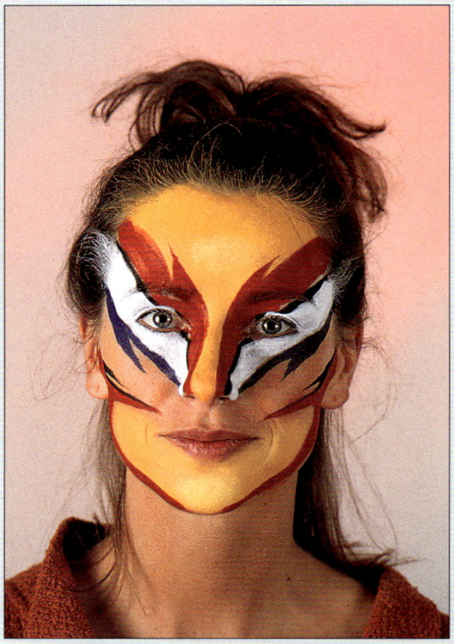

2. Legen Sie eine schwarze Begrenzung neben das Rot und dann das Weiß von der Nasenspitze bis in den Haaransatz. Wenn alles trocken ist, die blaue Blitzstruktur daneben zeichnen. Neben die roten Wangenlinien einen gelben Pinselstrich setzen und die Mund- sowie die Kinnpartie in Gelb mit einem Schwamm auffüllen.

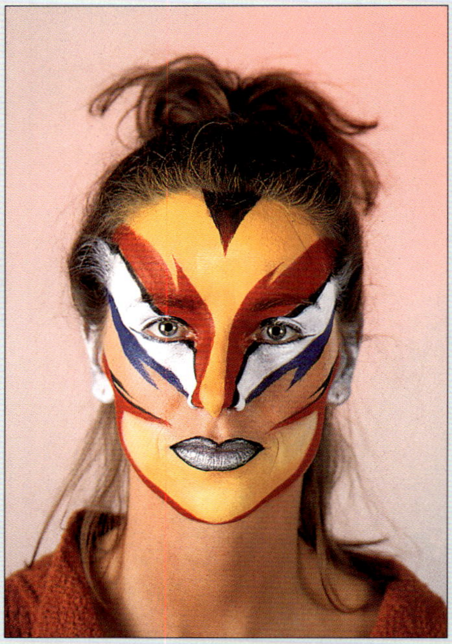

3. An die roten Wangenstriche eine schwarze Begrenzungslinie setzen. Den Mund erst versilbern und dann mit einem dünnen Pinsel schwarz umrahmen.
Das schwarze, an der Spitze rot eingefärbte Dreieck auf der Stirn bis in die Haare ziehen. Bleiben die Ohren frei, können sie mit silberner Schminke betupft werden.

STARLIGHT

SCHNELLER ALS DAS LICHT

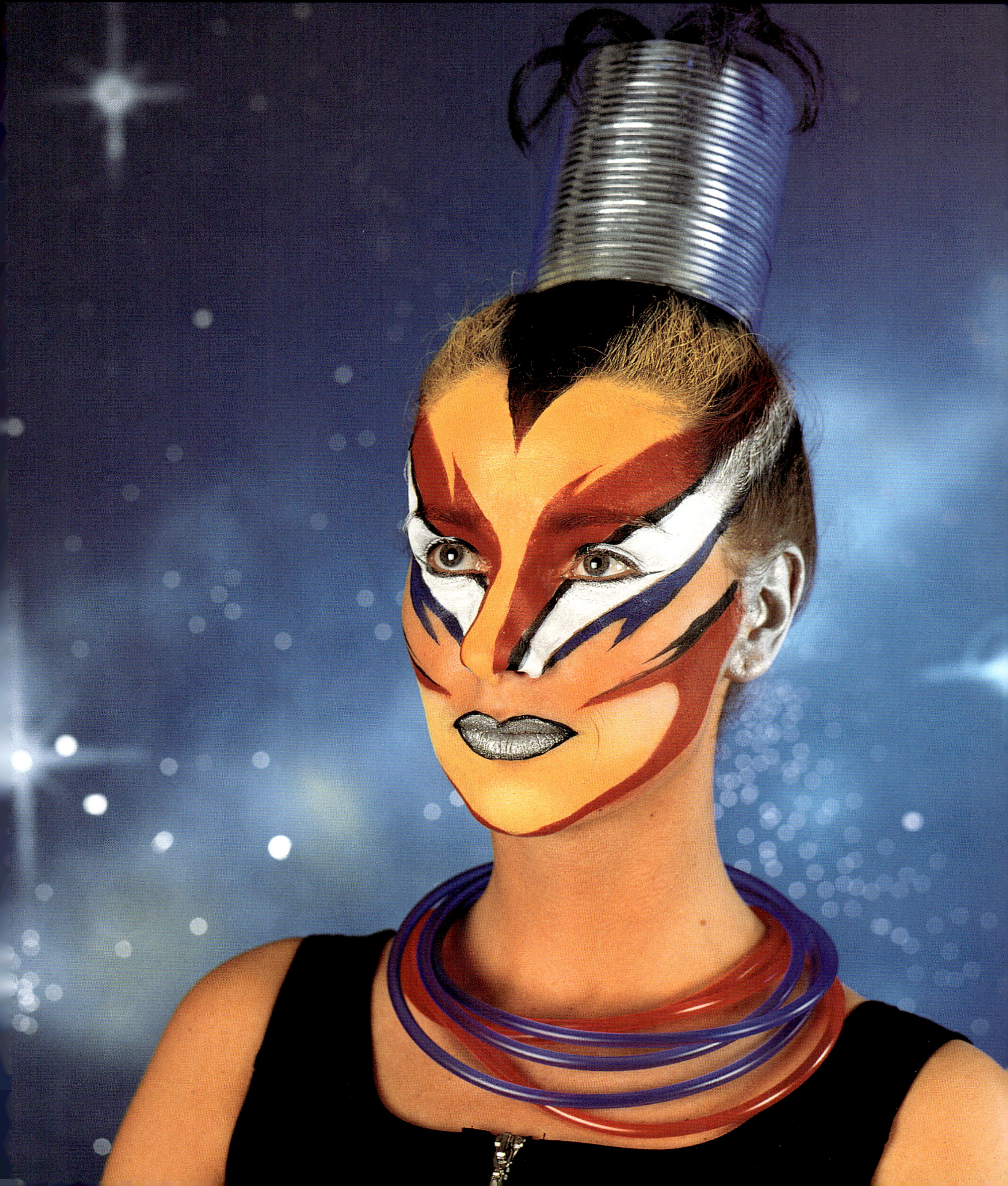

NACHTSCHWÄRMER

GEHEIMNISVOLLE SCHATTENSPIELE

Die Welt ist in Finsternis getaucht. Eine Tür knarrt, ein Käuzchen schreit, ein Wolf heult. Dann wieder Stille. Wenn die Turmuhr zur zwölften Stunde schlägt, erwachen sie und verlassen ihr Versteck. Lichtscheue Wesen geben sich ein mitternächtliches Stelldichein. Träume sind ihre Gefährten, Geister ihre Komplizen, pfeifende Winde ihre Begleiter.

Feiern Sie das Fest der Nacht! Verbergen Sie Ihr Antlitz hinter einer venezianischen Maske! Inszenieren Sie sich als Königin der Nacht! Oder möchten Sie lieber ein leuchtender Stern am Firmament sein? Wagen Sie es, Ihre dunklen Seiten auszuleben. Hereinspaziert ins Gruselkabinett: Es schwebt ein Schreckgespenst schwerelos durch den Raum. Eine Hexe kichert fröhlich oder lacht sie hämisch? Und der Vampir begibt sich ruhelos auf die nächtliche Jagd.

Wer besonders mutig ist, kann seine Wirkung als Gevatter Tod ausprobieren. Und für den Fall der Fälle ist er zur Stelle: Batman, der Retter in der Not. Wie er können auch Sie ein Doppelleben führen.

Geben Sie sich dem nächtlichen Zauber hin.
Für passionierte Nachtschwärmer hat die Geisterstunde allemal mehr als nur sechzig Minuten ...

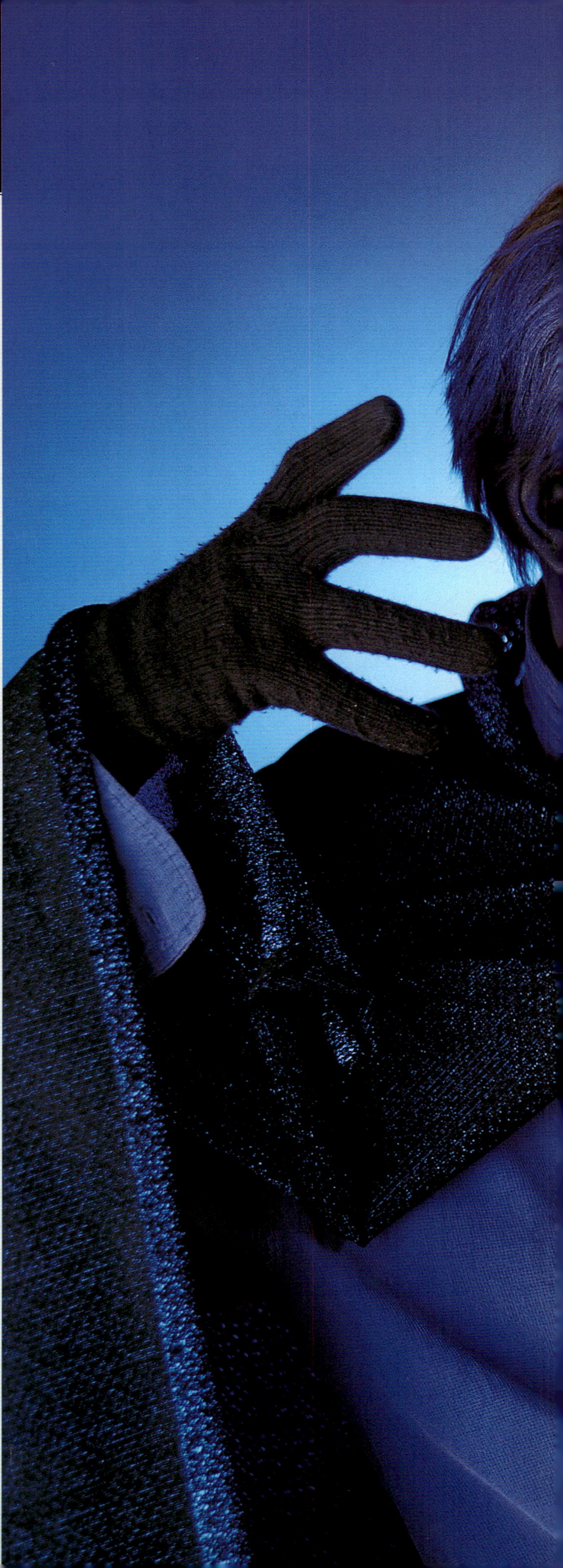

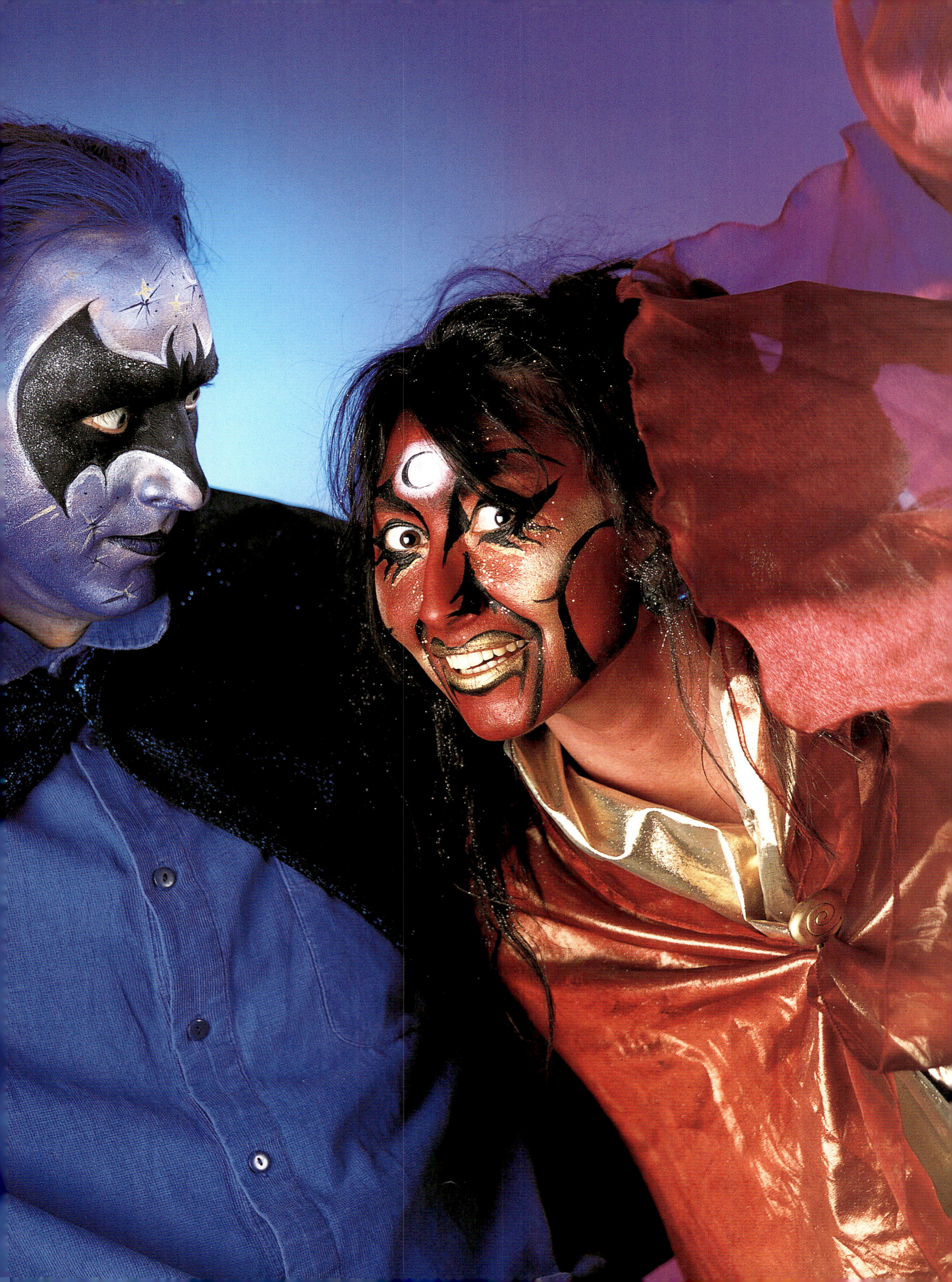

VENEZIANISCHER CARNEVAL I

WENN DIE GONDELN ...

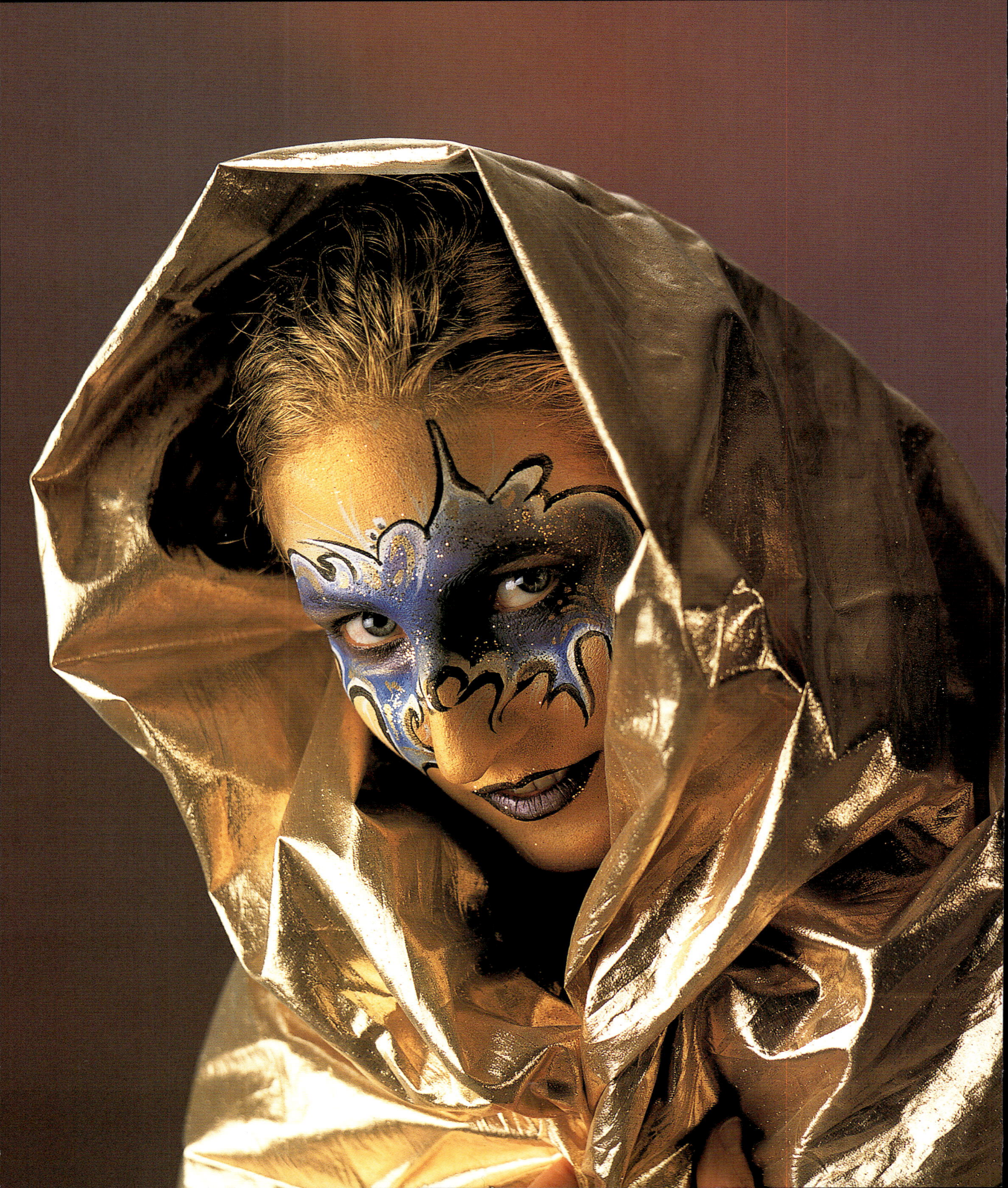

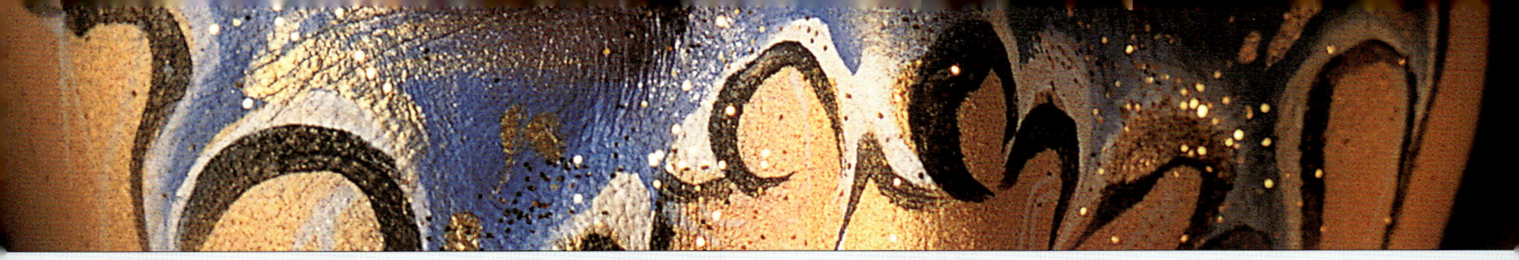

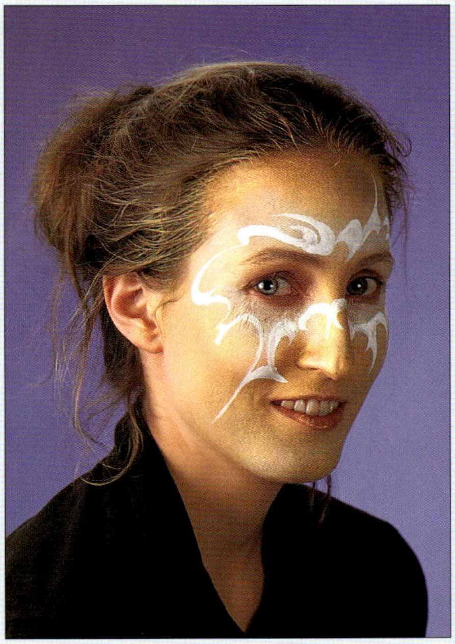

1. Grundieren Sie das Gesicht mit einem runden Schwamm in Gold. Setzen Sie, wenn möglich, die Schwünge auf die Gesichtshälften ohne den Pinsel abzusetzen. Geht dies nicht, zeichnen Sie jeden Schwung für sich.

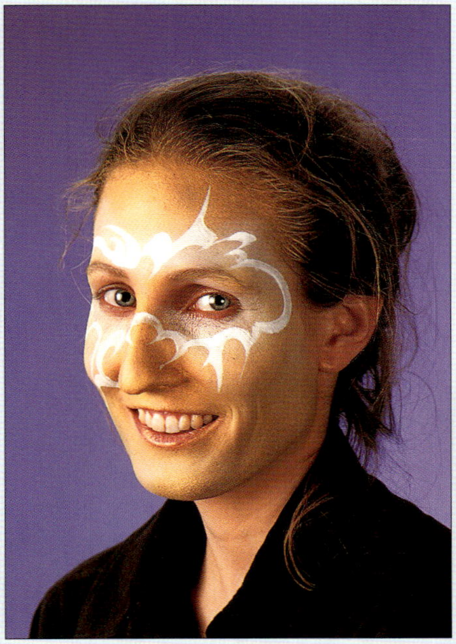

2. Legen Sie die Schwünge auch auf der zweiten Gesichtshälfte nebeneinander. Diese müssen nicht symmetrisch zu denen der anderen Gesichtshälfte sein.

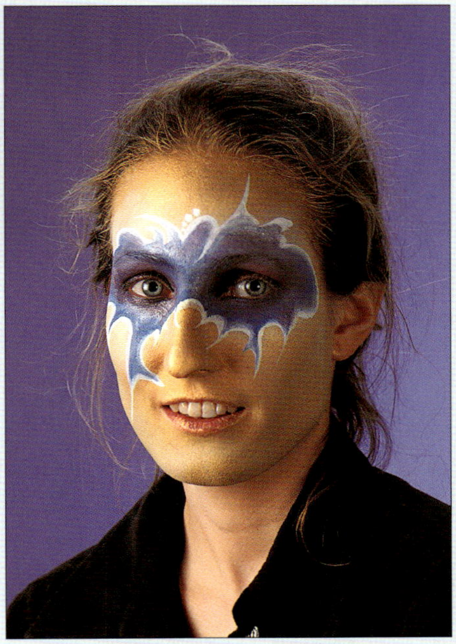

3. Mit einem leuchtenden Blau innen an den Linien entlangziehen und die Farbe bis nahe an die Augen auftragen. Die direkte Augenumgebung mit einem kleinen Schwamm in Dunkelviolett tupfen.

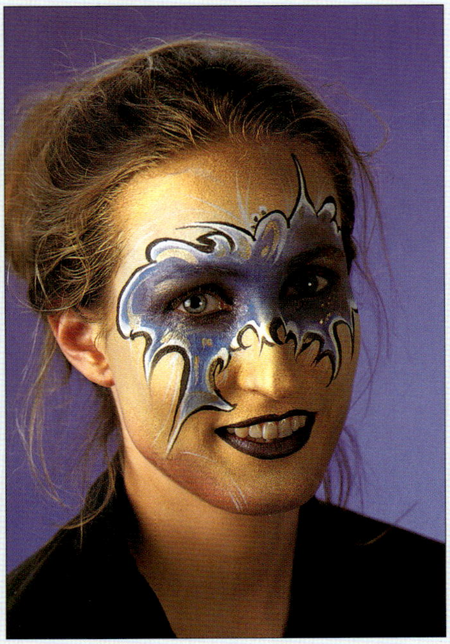

4. Die schwarze Umrandung der Maske wird mit einem dünnen Pinsel gezogen. Zwischen die Bogen setzen Sie feine weiße, nach außen verlaufende Striche. Die Bogen innen mit goldenen Rundungen betonen. Den Mund violett ausmalen und schwarz umranden. Seitlich des Kinns vorsichtig mit dem Schwamm ein dunkles Rot anbringen.

Tipp Die Augenumrandung am besten mit einem Pinsel beginnen. Danach mit dem Schwamm die Farbe auftragen.

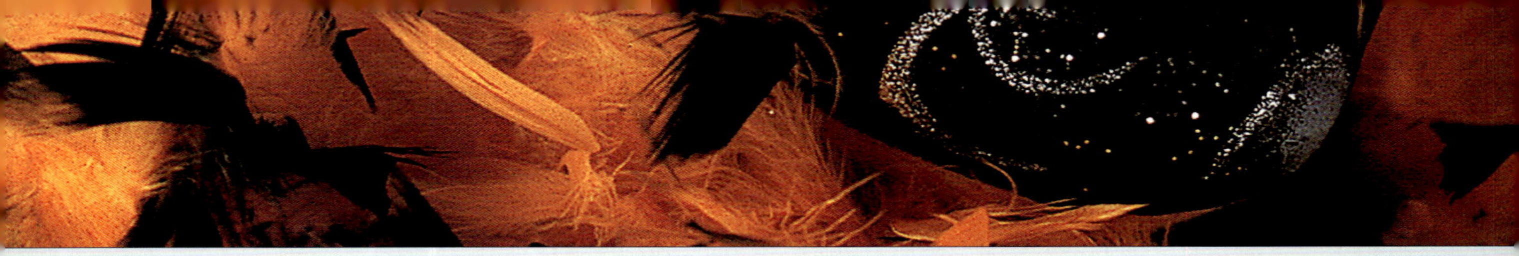

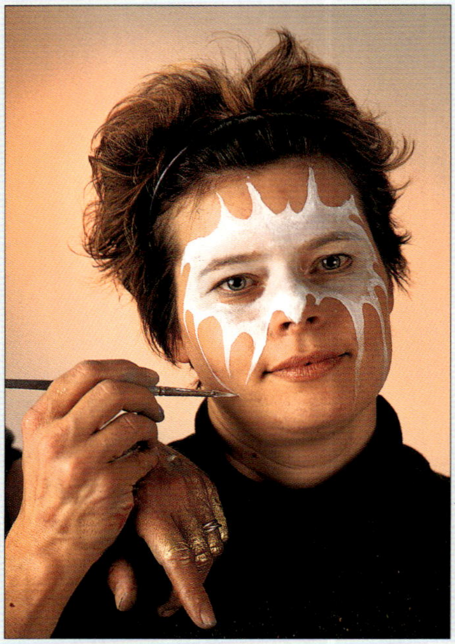

1. Tragen Sie die weiße Form der Maske mit dem Pinsel auf und schattieren Sie das Weiß zu den Augen ab.

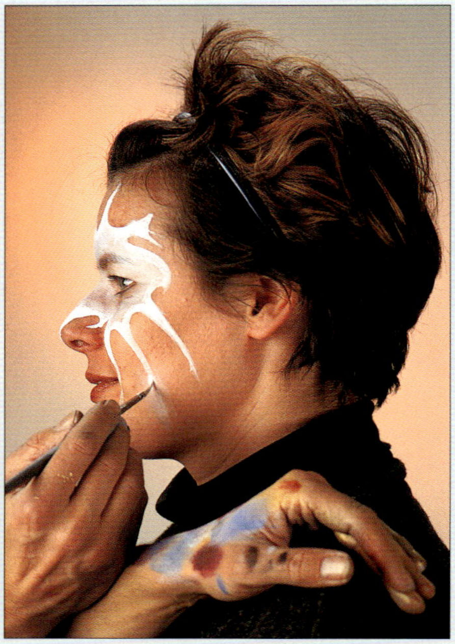

2. Wenn das Weiß der Pinselstriche nicht richtig deckt, ziehen Sie diese mit dem Pinsel nochmals nach.

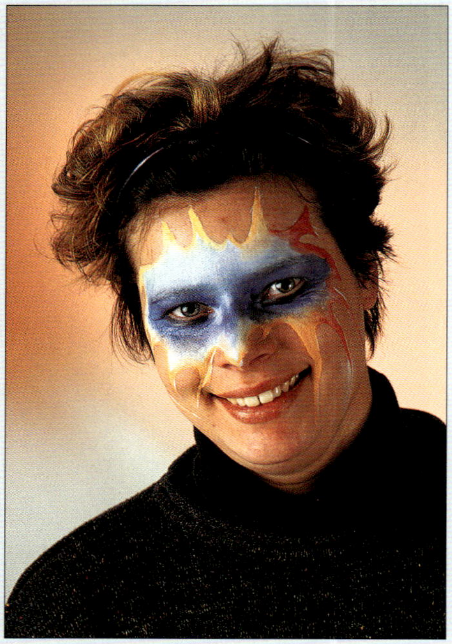

3. Die Augen erhalten einen dunklen Lidstrich. Tupfen Sie mit einem Schwamm das Innere der Maske dunkelblau und zum Rand hellblau aus. Übermalen Sie die Zacken in Gelb, Orange oder Rot und legen Sie die Farben leicht über das Blau.

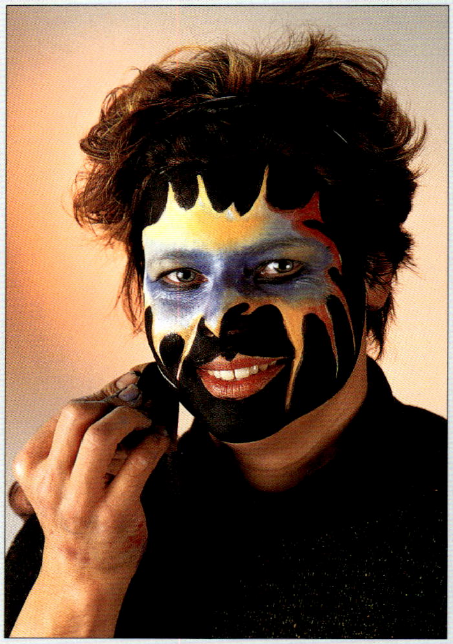

4. Mit einem Pinsel mittlerer Stärke die Rundungen nachziehen und die Zacken ausfüllen. Bedecken Sie mit einem in Schwarz getunkten Schwamm die noch freien Flächen des Gesichts. Das obere Drittel der Augenbrauen und die mittlere Partie der Stirn mit etwas Orange betonen.

VENEZIANISCHER CARNEVAL II

... TRAUER TRAGEN

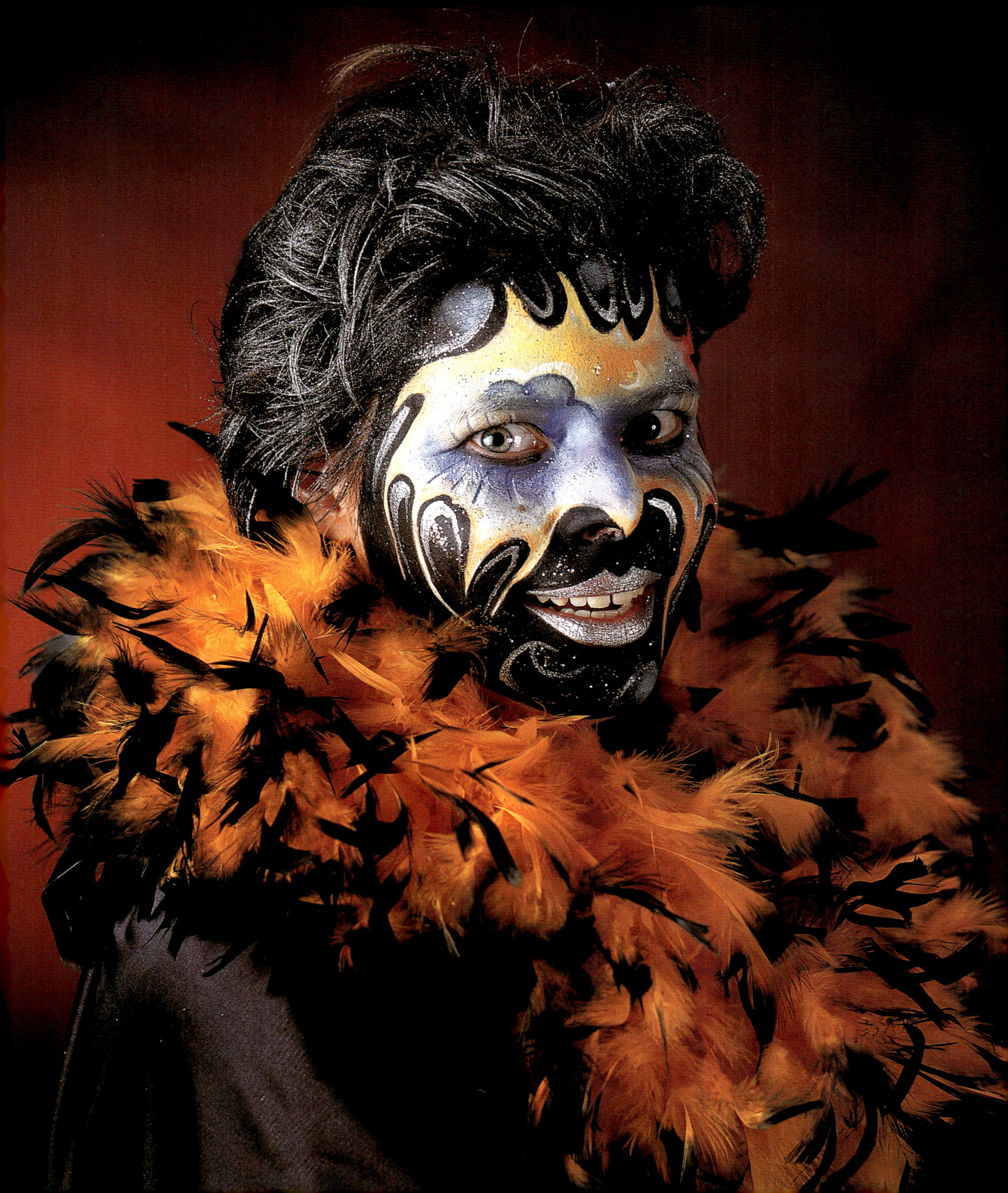

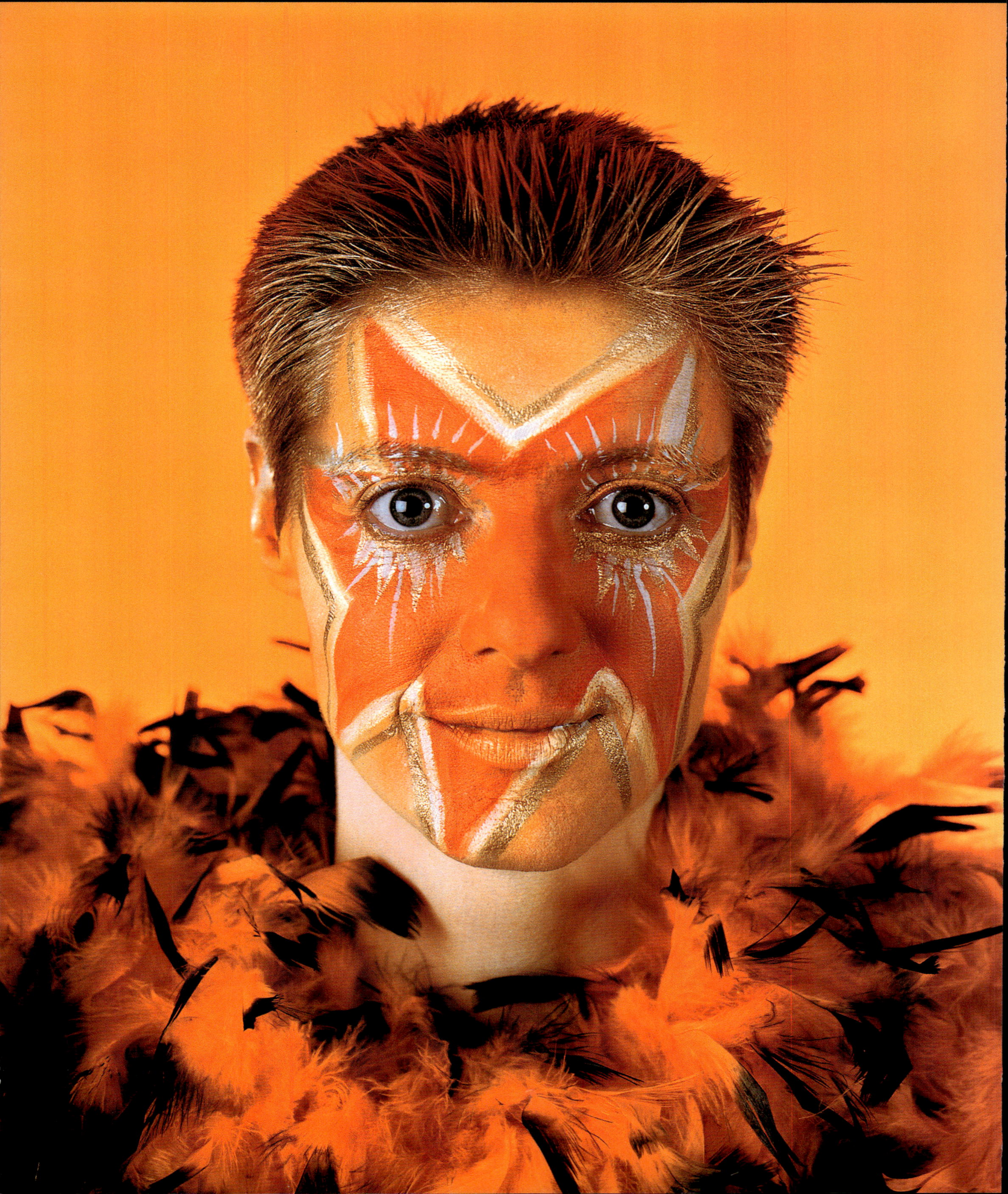

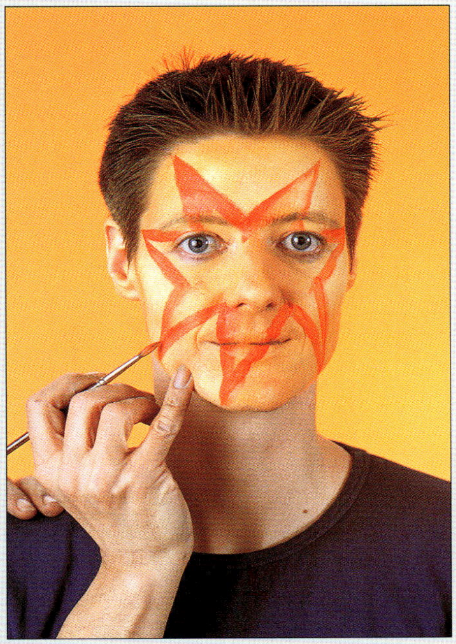

1. Die gelbe Grundierung auf das Gesicht und die Ohrläppchen auftragen und trocknen lassen. Setzen Sie für die Sternspitzen jeweils einen kleinen Punkt in Orange. Beginnen Sie die Zacken mit dem Punkt zwischen den Augen und ziehen Sie eine Linie nach außen. Führen Sie die zweite Linie – bei geschlossenen Augen – auf die Höhe des Ausgangspunkts zurück.

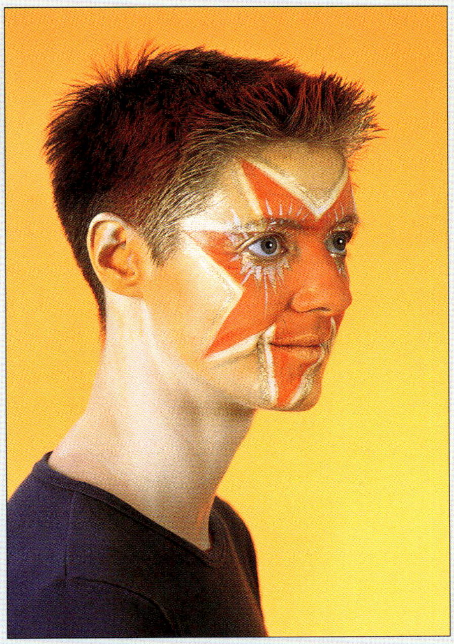

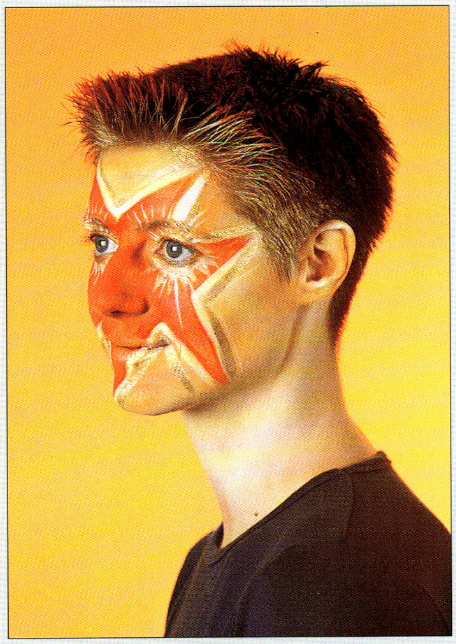

2./3. Tupfen Sie mit einem Schwamm das Orange von den Zacken zur Mitte des Gesichts. Führen Sie zunächst einen weißen, dann einen goldenen Strich außen an den Zacken entlang.

Die Striche müssen nicht in einer Spitze auslaufen. Der Lidschatten wird in Gold über den Augen aufgetragen. Unter den Augen läuft der Lidstrich in Zacken aus. Die Wimpern liegen als weiße, spitze Striche über dem Gold der Augen.

Tipp Um die Spitzen der Zacken exakt zu markieren, können mit der Pinselspitze kleine helle Hilfspunkte gesetzt und dann übermalt werden.

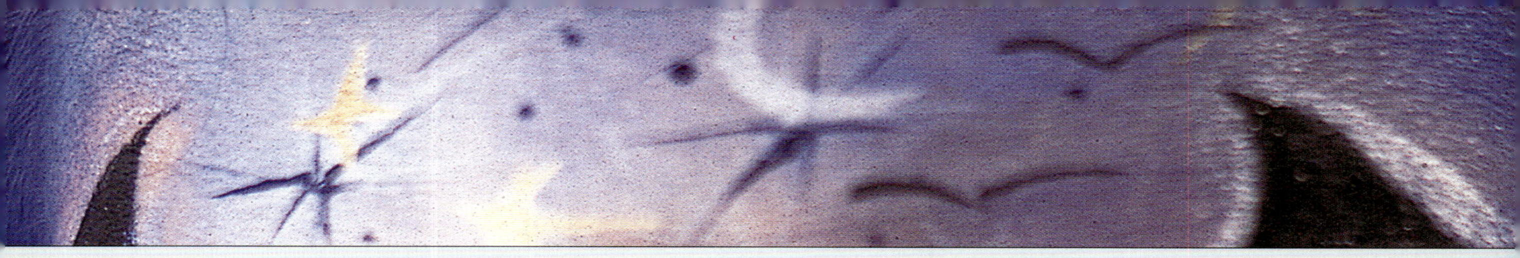

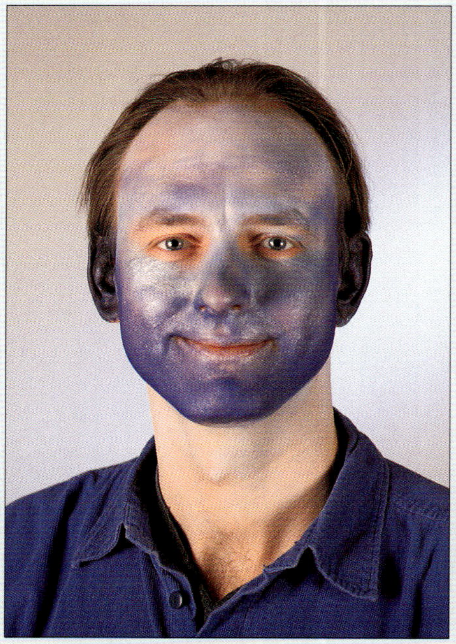

1. Diese Grundierung wird bis zu den Wangenknochen in einem intensiven Blau und an Stirn sowie Schläfen in Hellblau angelegt. Schaffen Sie durch Vertupfen der beiden Farben einen fließenden Übergang. Den Hals mit Weiß fein abschattieren.

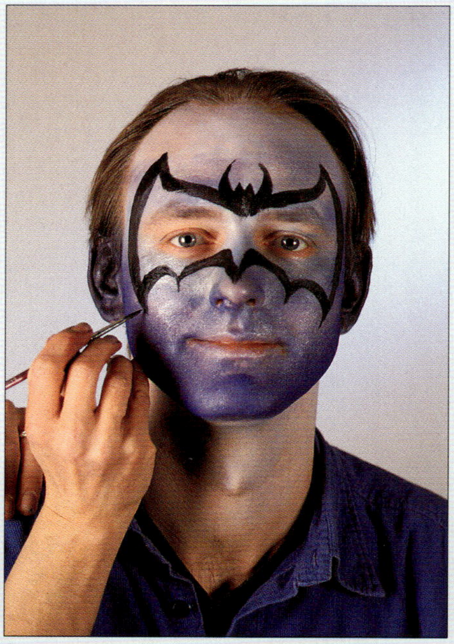

2. Mit einem dünnen Pinsel die Form der Fledermaus in der Stirnmitte beginnen. Ziehen Sie die dünn vorgezeichnete Kontur mit einem dickeren Pinsel kräftig nach.

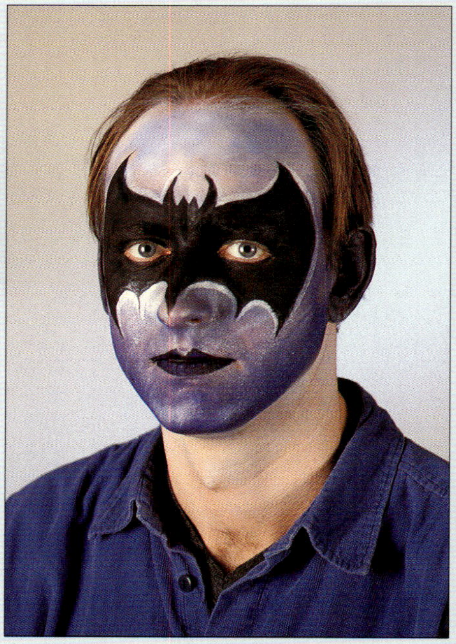

3. Die Form der Fledermaus schwarz ausfüllen. Färben Sie den Mund tiefblau und heben Sie die Mitte der Oberlippe durch zwei dunkle, spitz zulaufende Striche hervor. Den Mund in Schwarz mit einem dünnen Pinsel umranden.

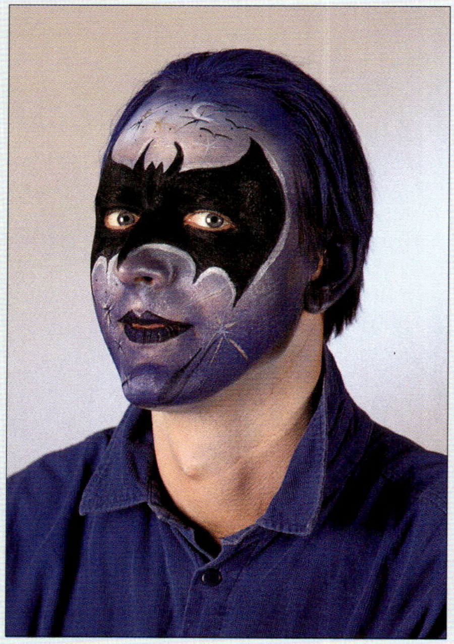

4. Setzen Sie mit einem dünnen Pinsel weiße und blaue Sterne und eine Mondsichel auf die Stirn und die Wangen. Heben Sie den »Nachthimmel« mit Gold etwas hervor. Zwei Striche auf das Kinn zeichnen und feine Striche in Blau, Weiß oder Gold im Gesicht verteilen. Etwas silbernen Glimmer über die Fledermaus streuen.

Tipp Nur Kunststoffglimmer verwenden. Die Augen des Modells sind beim Streuen des Glimmers geschlossen.

BATMAN

DER RETTER IN DER NOT

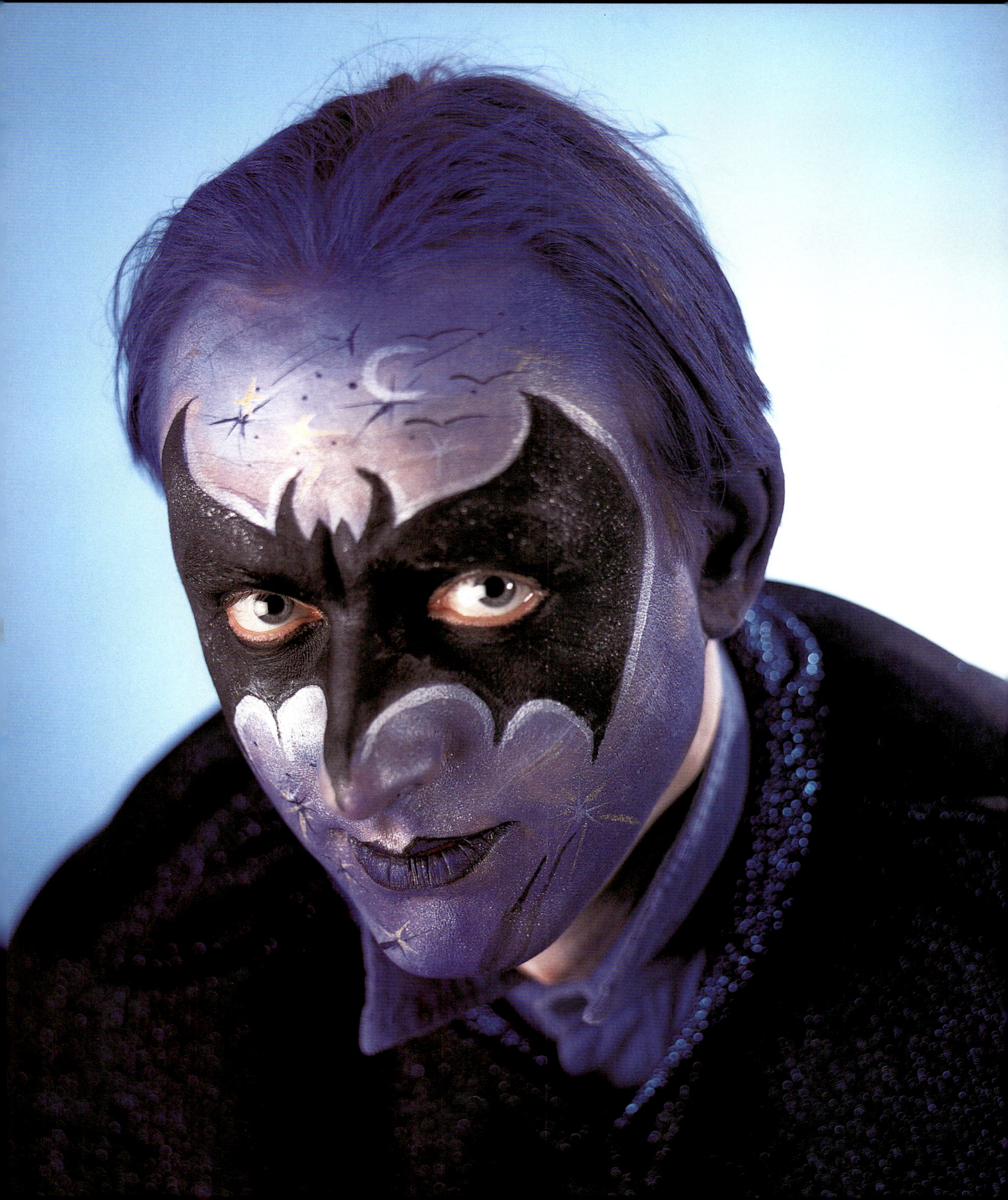

DIE KÖNIGIN DER NACHT

ES IST DIE NACHTIGALL ...

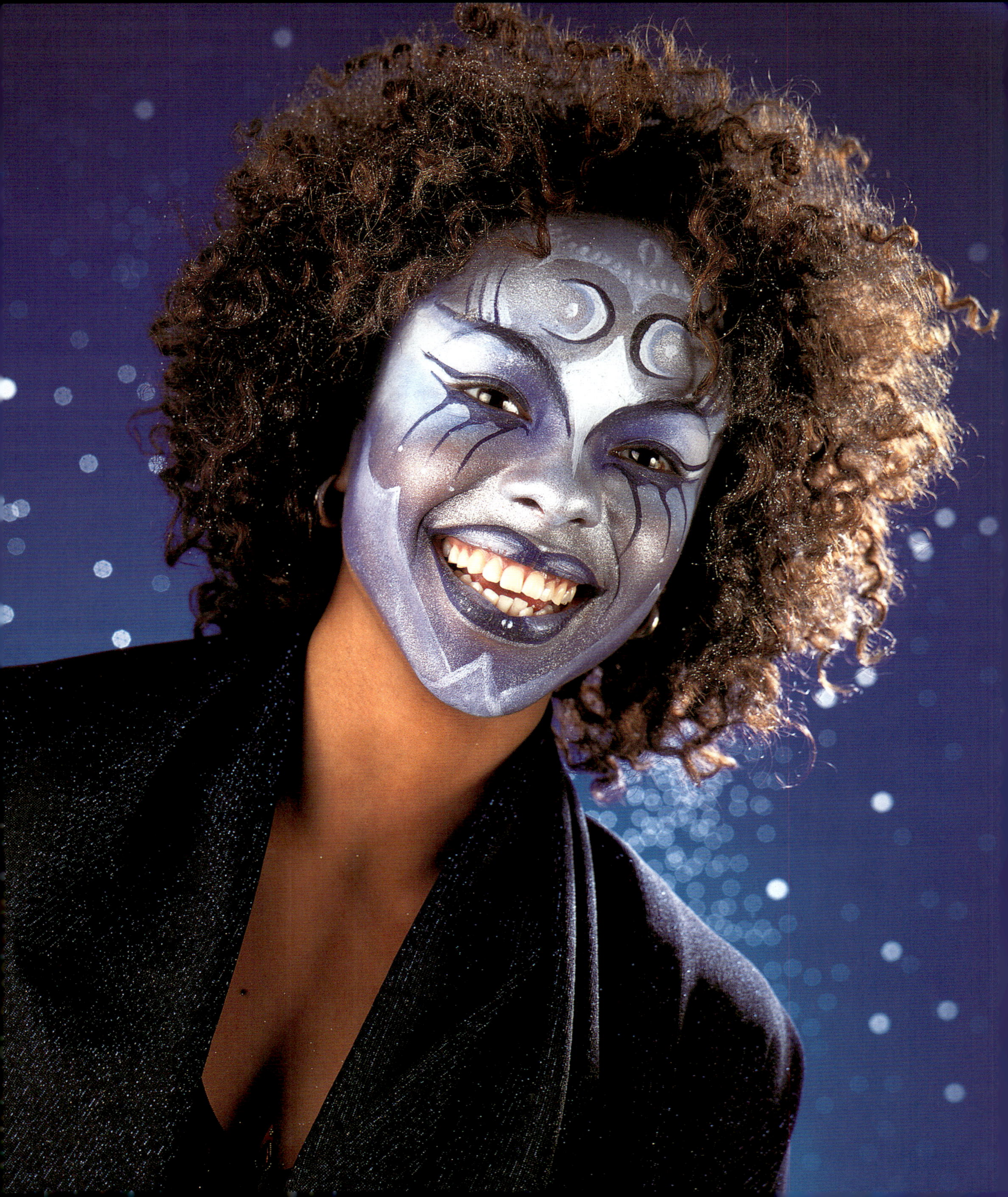

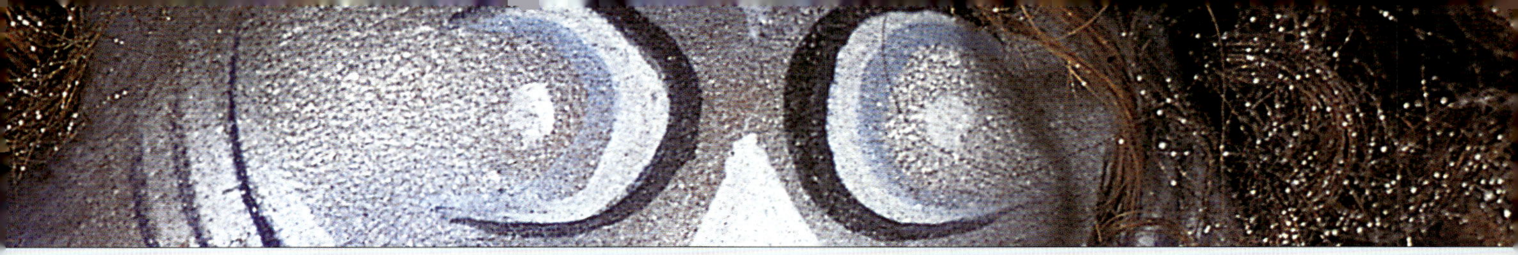

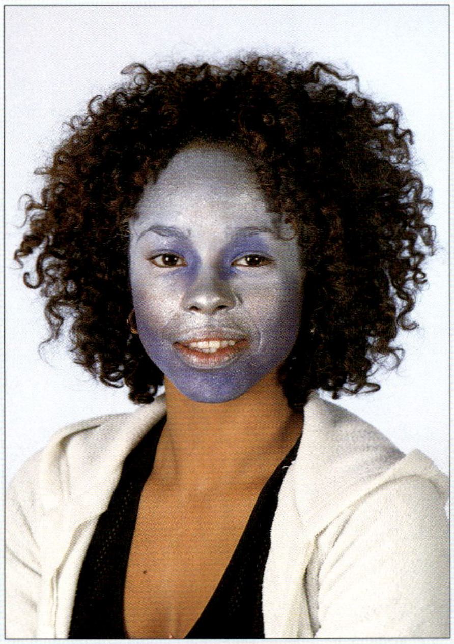

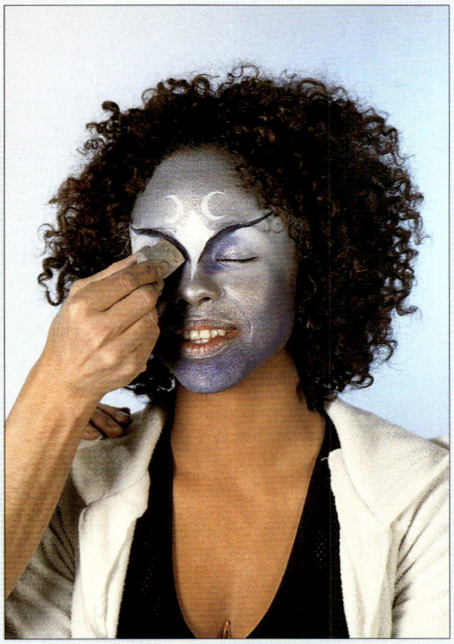

1. Das Gesicht und der Lippenrand wird in Silberblau geschminkt. Mit einem tiefen Blauton die Wangenpartie überdecken. Tragen Sie einen etwas helleren Blauton an den Augenwinkeln am besten mit einem Dreiecksschwamm auf.

2. Ein weißes, zur Nase hin verlängertes Karo setzt an den Augenbrauen an. Spiegelgleich zwei weiße Bögen auf die Stirn malen. Zeichnen Sie die dunkelblauen Augenbrauen bis fast zum Haaransatz und schattieren Sie diese zum Auge hin ab.

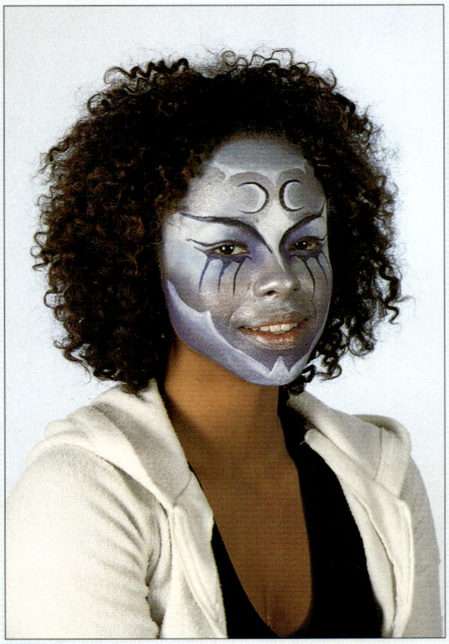

3. Verbinden Sie die drei Spitzen auf der Stirn miteinander. Verwischen Sie diese mit dem Schwamm zu einem zarten Verlauf. Gehen Sie mit den Linien an Wangen und am Kinn ebenso vor. Zeichnen Sie mit einem feinen Pinsel in Blau die langen Wimpern über die Wangen. Die weißen Bogen werden außen schwarz umrahmt.

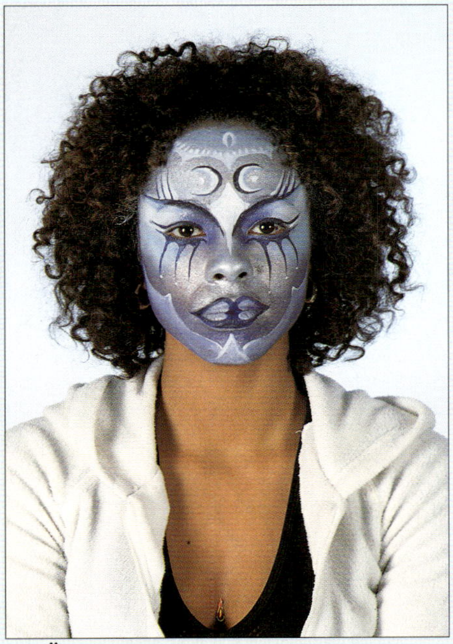

4. Übermalen Sie die Lippen in hellem Blau. Umranden Sie diese dunkel, wobei der Rand in der Mitte des Mundes zusammenläuft. Bringen Sie in den Bogen auf der Stirn und über den Dreiecken weiße Tupfen und das Oval an.
Die Augenbrauen erhalten jeweils drei feine schwarze und drei weiße Pinselstriche.

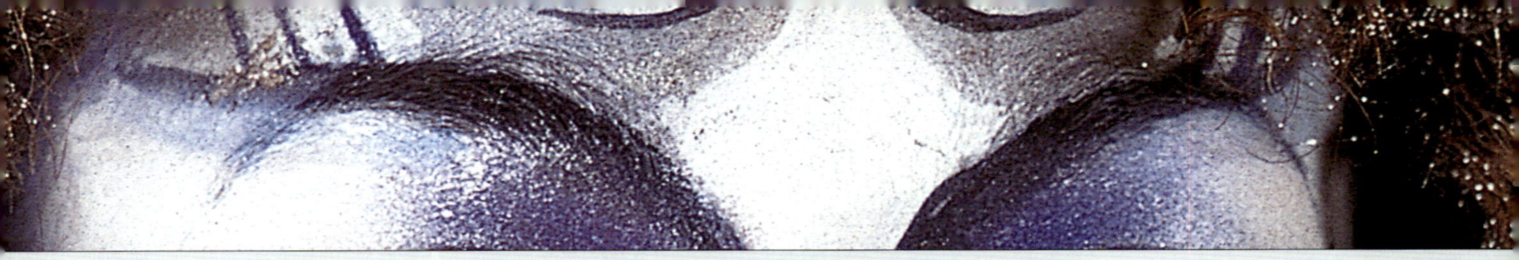

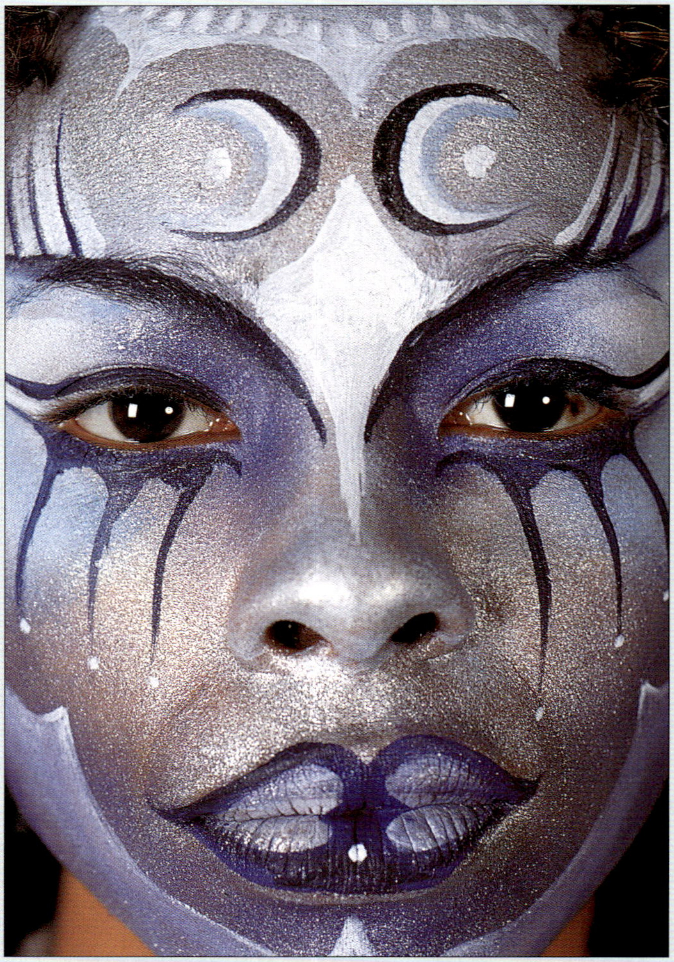

5. Die unteren Wimpern laufen aus dem Lidstrich heraus und enden in einem weißen Punkt. Dieser wird auf der Lippe und über den Dreiecken auf der Stirn wieder aufgenommen.

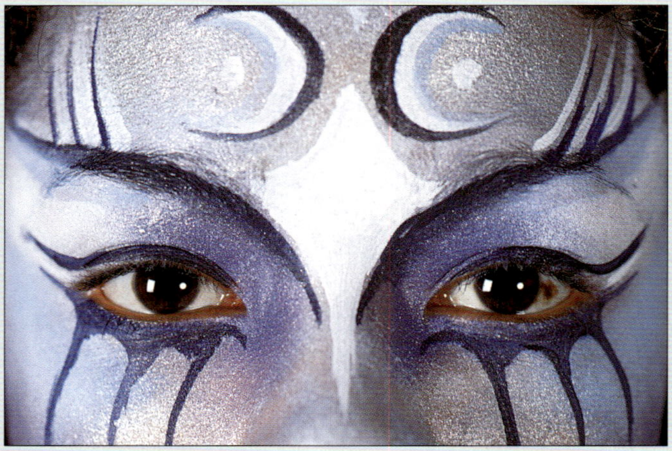

6. Auch unter dem äußeren Drittel der Augenbrauen kann mit etwas Weiß noch ein wenig aufgehellt werden, um so dem Blick eine etwas größere Intensität zu verleihen. Der untere Lidstrich beginnt mit einem zur Nase geneigten Bogen.

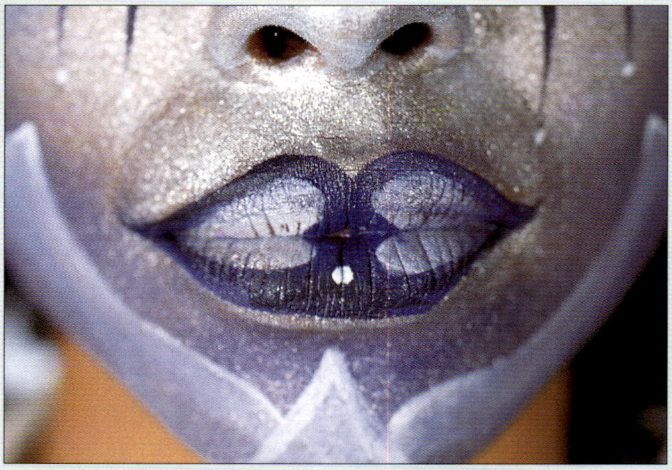

7. Damit der Mund nicht zu groß erscheint, können Sie die untere Begrenzungslinie etwas nach innen versetzen. Der übrige Lippenrand ist in der Farbe der Grundierung geschminkt.
In der Mitte des Mundes liegt das Blau etwas heller auf. Der weiße Punkt in der Mitte rundet den aparten Eindruck ab.

DIE KÖNIGIN DER NACHT

... UND NICHT DIE LERCHE

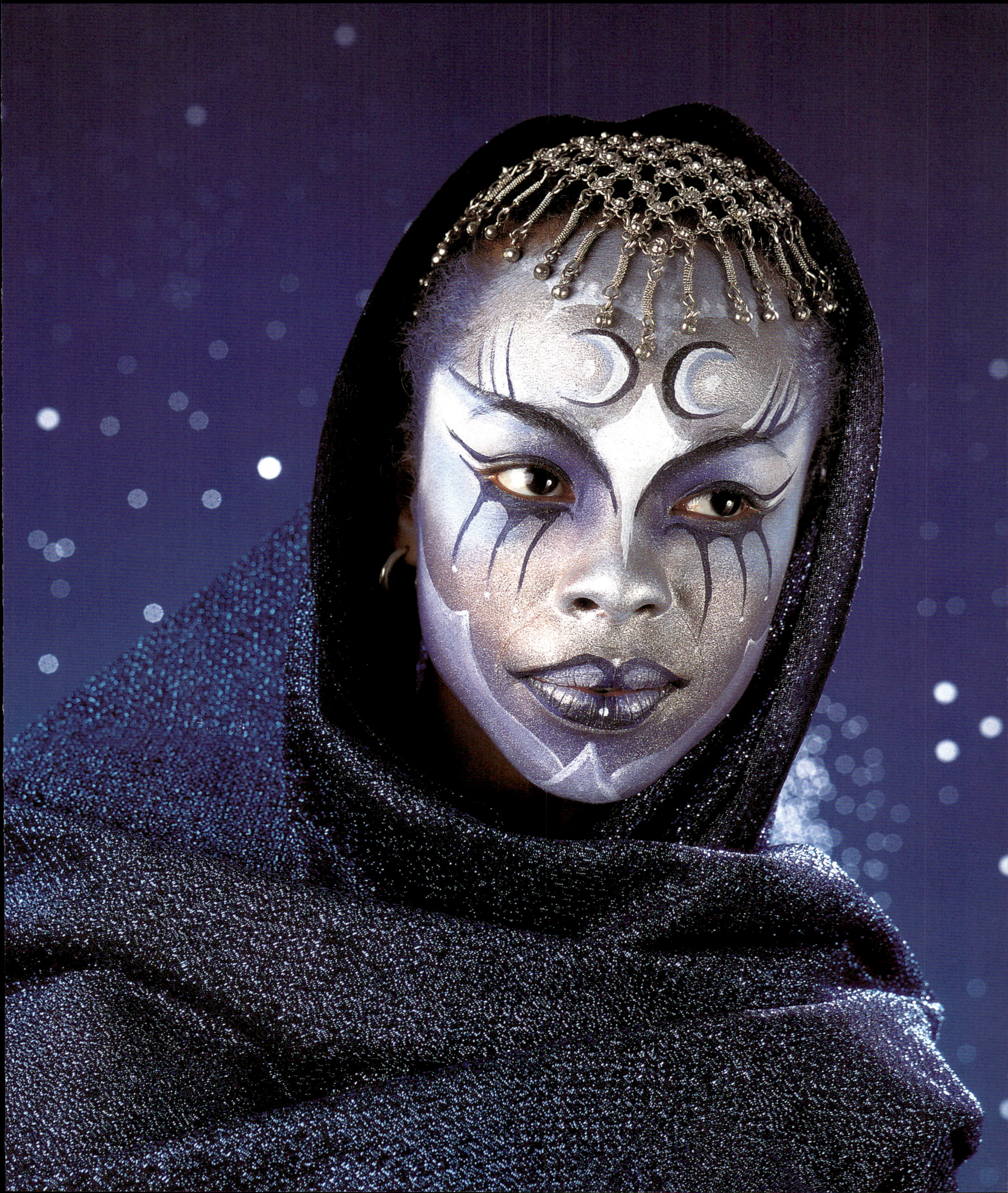

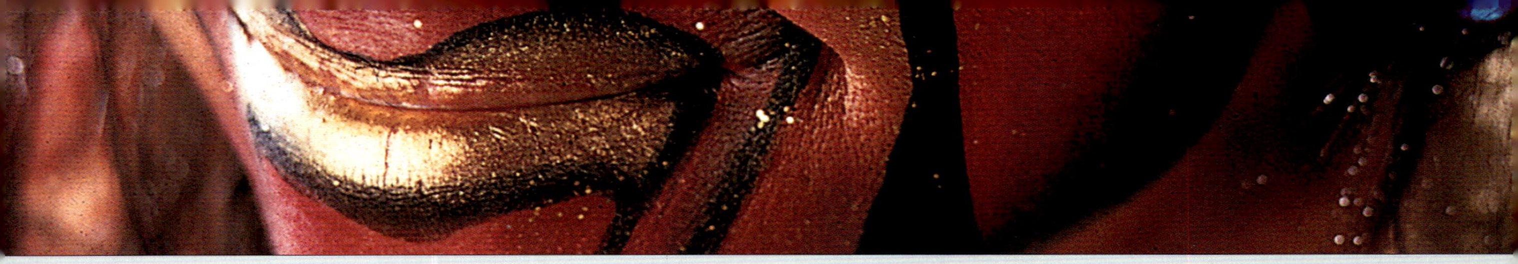

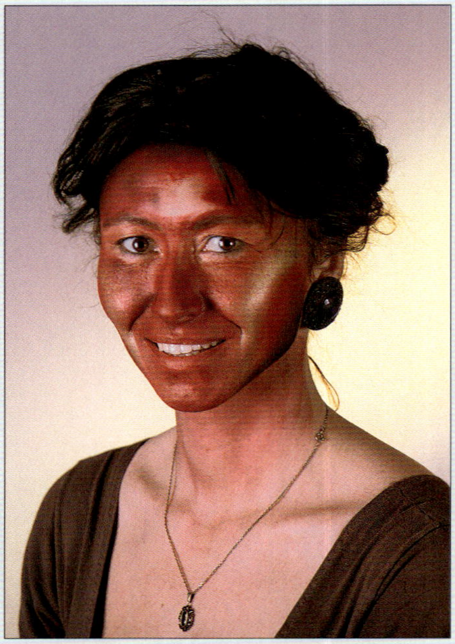

1. Die Grundfarbe für das Gesicht und den Hals ist ein dunkles Rot, das an den Kieferknochen schwarz überfärbt wird. Die Mitte der Stirn frei lassen. Geben Sie auf die Wangenknochen ein kräftiges Gold, das in einem Bogen leicht an den Mundwinkeln vorbeiläuft.

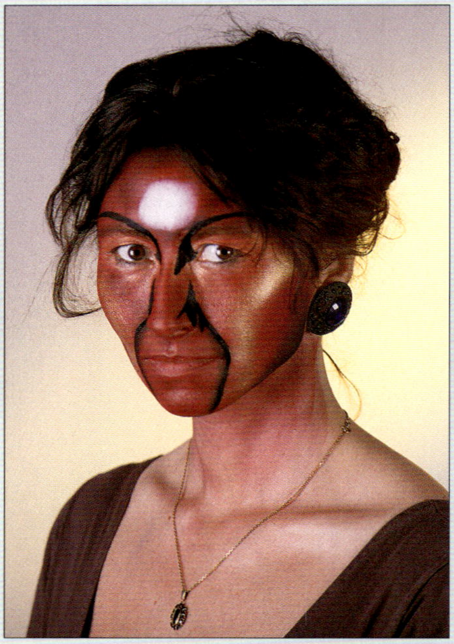

2. Die tief sitzenden zackigen Augenbrauen mit einem Pinsel – bei geschlossenen Augen – anbringen. Die Nasenfalten an der Nase entlang nach oben ziehen und unterhalb der Nase abschattieren. Kleine Zacken wandern als Striche über die Nasenflügel.
Den weißen Fleck auf der Stirn mit einem kleinen Schwamm tupfen.

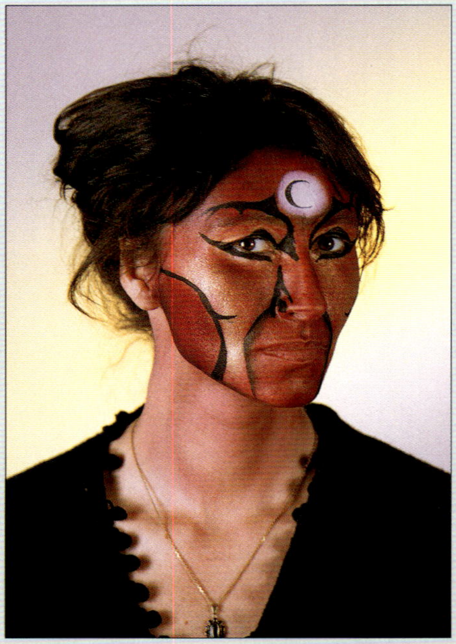

3. Ein schwarzer Bogen mit einem spitzen Ausleger knapp unter den Wangenknochen bis zum Kiefer führen. Den unteren Lidstrich mit etwas Abstand fast bis zu den Augenbrauen ziehen. Der obere Lidstrich geht in einem dicken Bogen schmal in den unteren über.
Mit der Pinselspitze die Mondsichel in den weißen Stirnfleck setzen.

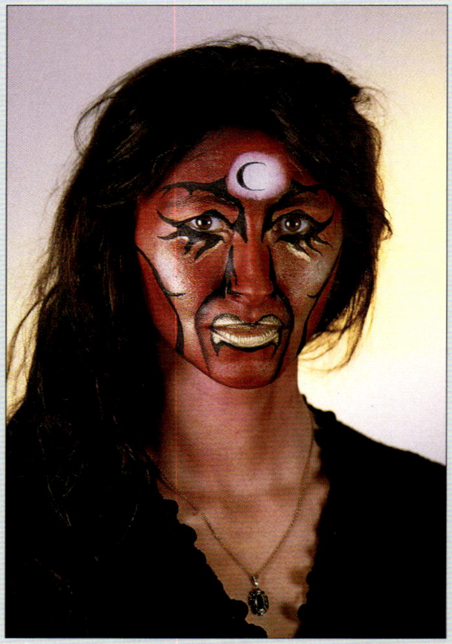

4. Schwarze flammenähnliche Zacken an die untere Lidpartie anfügen. Auf der unteren Seite Gold zugeben. Den Mund in Gold schminken, die Mundwinkel aussparen. Umranden Sie den Mund mit einem schwarzen Strich, der oben zwei Bogen und unten zwei gebogene Zacken bildet.

Tipp Mit der Schere klein geschnittene Schwämme sind leichter zu handhaben.

HEXE

KNUSPER, KNUSPER KNÄUSCHEN!

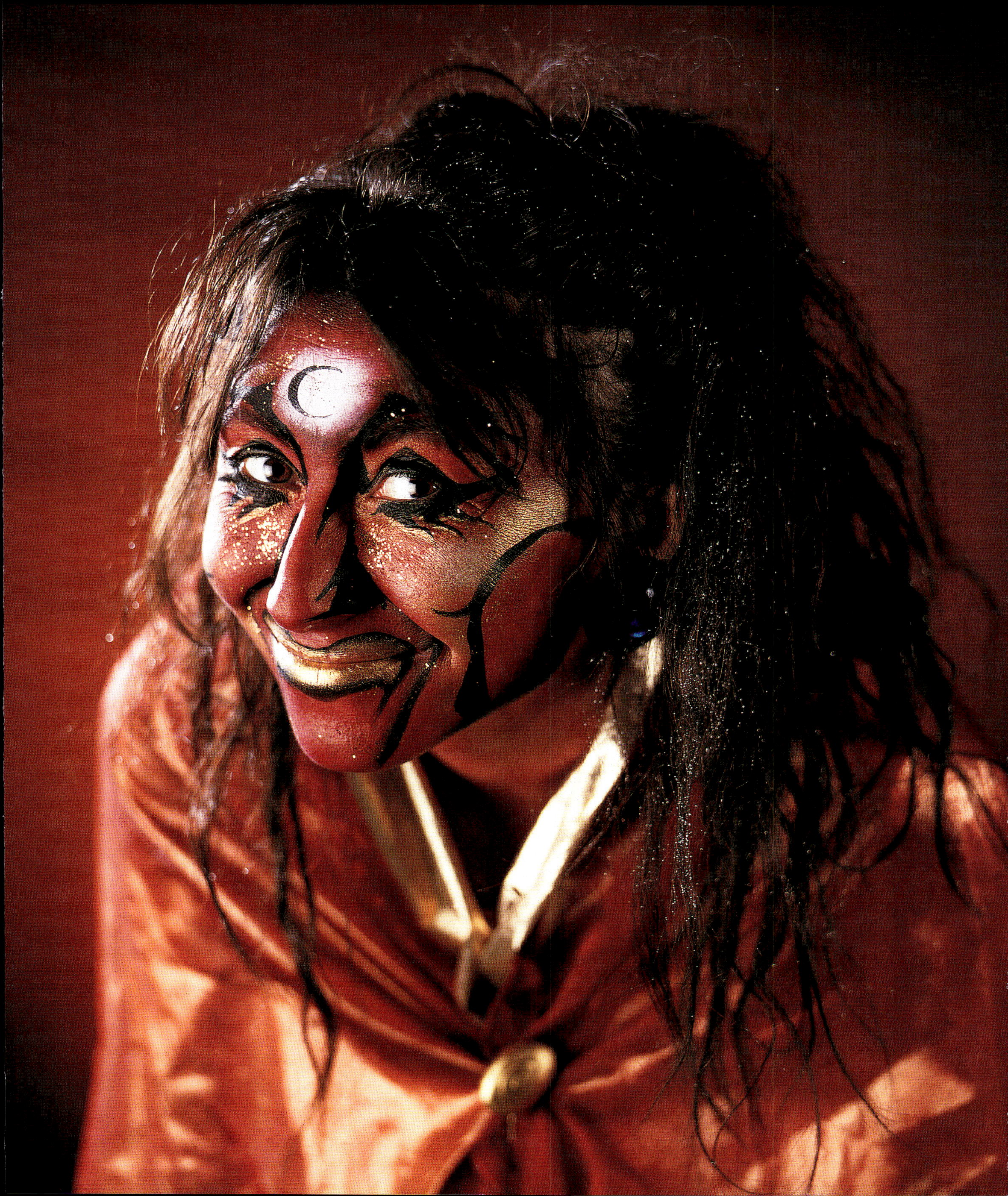

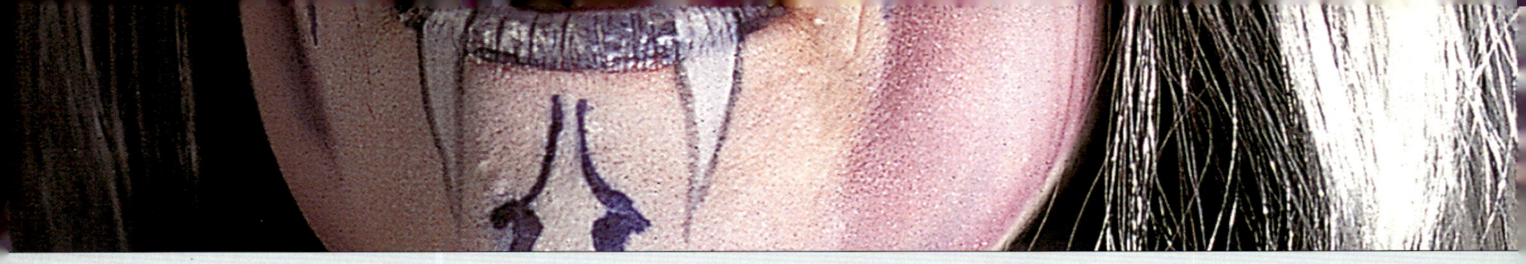

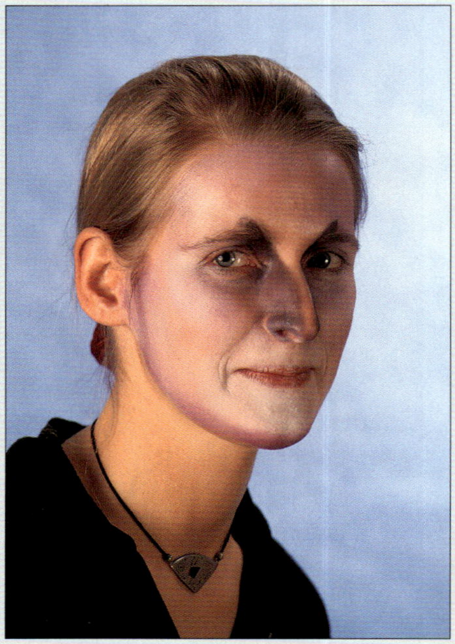

1. Grundieren Sie das Gesicht weiß, den Mund aussparen. Tupfen Sie mit dem Schwamm einen schmalen violetten Streifen an den Kiefer. Ein dunkles Violett mit dem Schwamm an der Nase bis zu den Augenbrauen ziehen.
Den Nasenrücken aussparen.

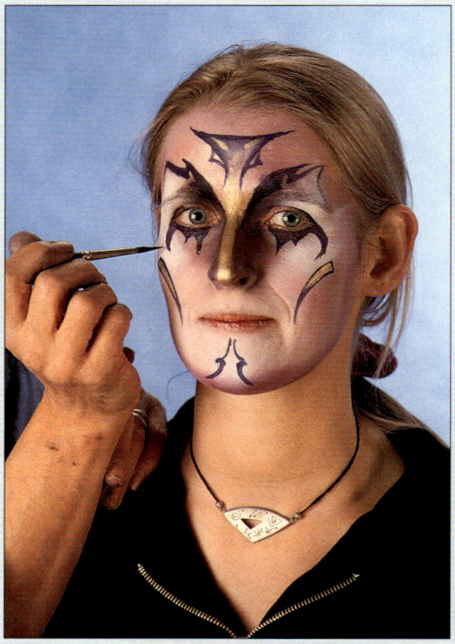

2. Etwas Weiß auf die Augenlider bis zu den Augenbrauen und auf die Wangenknochen auftragen. Mit einem kleinen Pinsel in Dunkelviolett die bizarre untere Lidpartie, die Augenbrauenschwünge und die Strukturen an Stirn, Wange und Kinn aufzeichnen. Das Stirnmuster nach innen abschattieren.

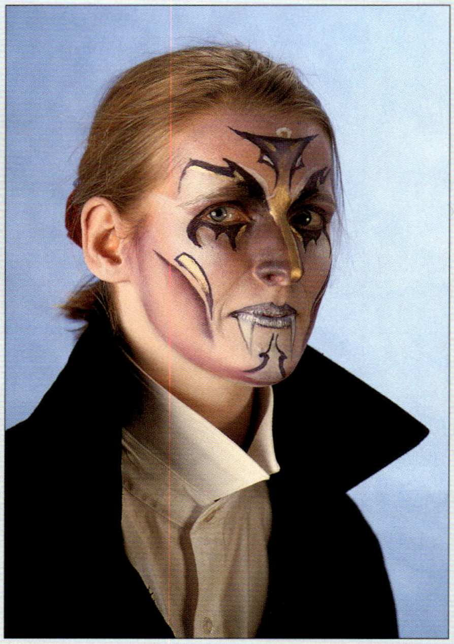

3. Die sichelförmigen Bogen und die Nase werden mit Gold ausgefüllt, kleine goldene Striche an der Lidpartie, den Augenbrauen und der Stirn geben der Gräfin einen noblen Glanz. Eine dunkelviolette Rundung unter die Bogen auf der Wange setzen und nach unten abschattieren. Der silberne Mund wird schmal umrahmt und mit weißen, schwarz umrandeten Zähnen versehen.
Den Hals weiß abtönen.

Tipp Um das Gesicht exakt symmetrisch zu gestalten, können mit der Pinselspitze kleine Hilfsmarkierungen gesetzt und dann übermalt werden.

GRÄFIN DRACULA

BLUT, EIN GANZ BESONDERER SAFT

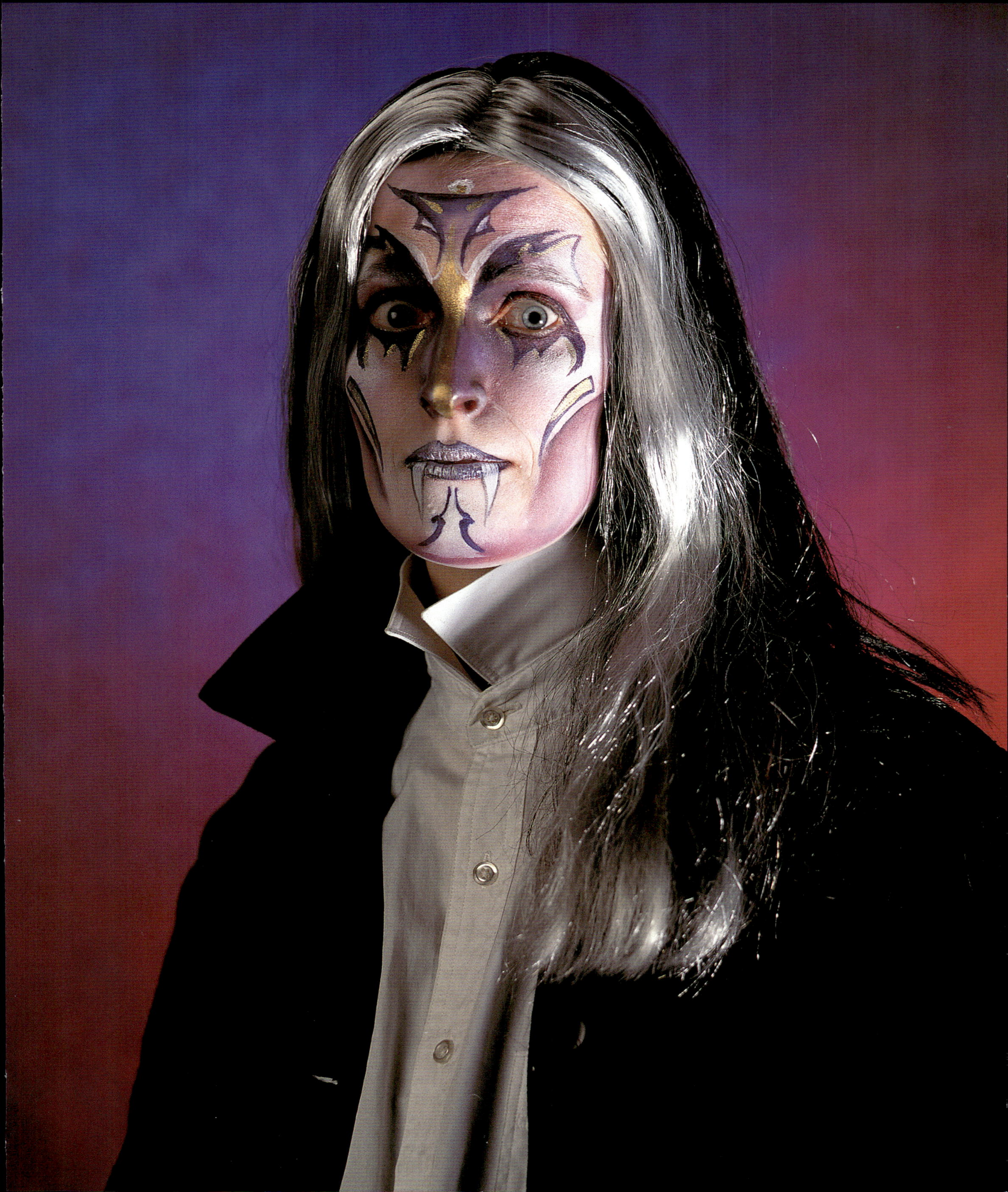

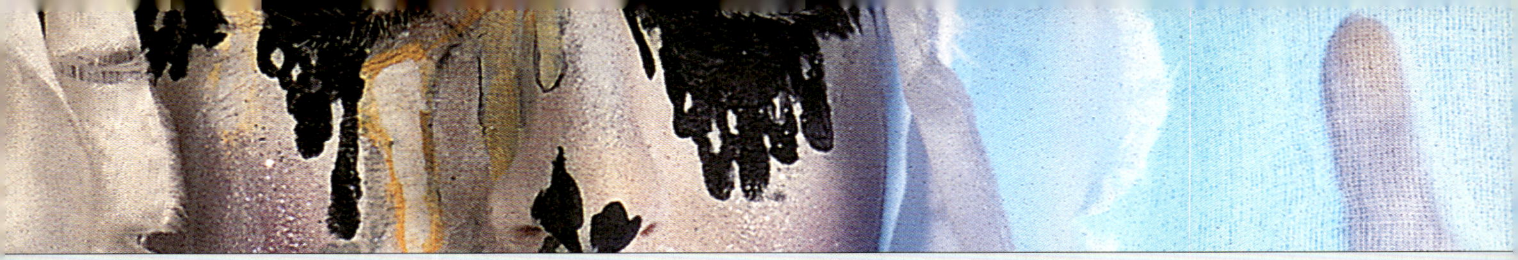

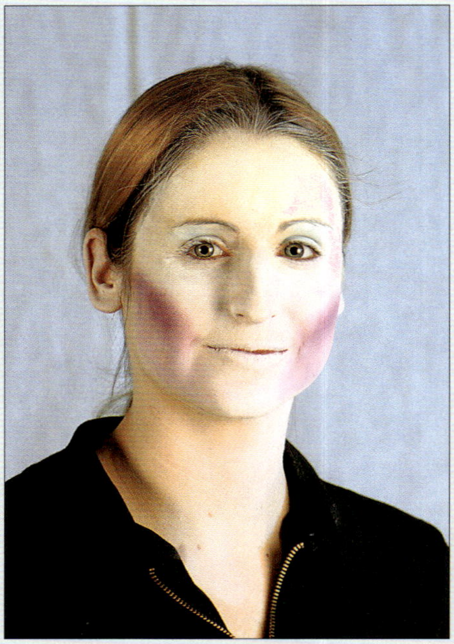

1. Grundieren Sie das Gesicht und die Ohren in Weiß. Das intensive Rouge wird in frechem Lila auf die Wangen gestreift und etwas nach unten gezogen. Über die Augen setzen Sie hellblauen Lidschatten.

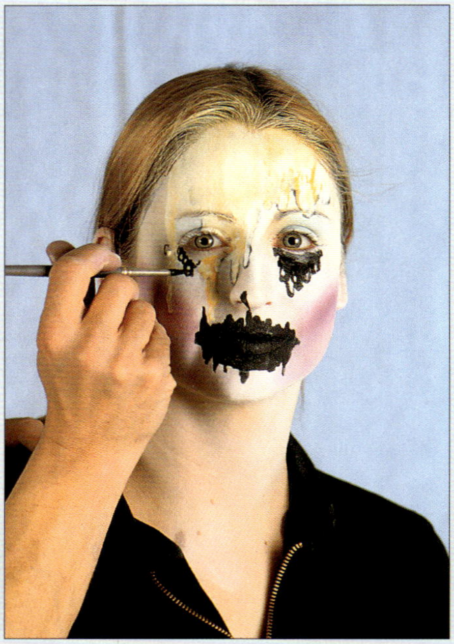

2. Schwarze, senkrechte Pinselstriche ergeben das Muster auf dem Mund und einem Auge. Tupfen Sie Gelb auf die Stirn bis in die Haare. Verlängern Sie das Gelb mit einem Pinsel mittlerer Stärke tropfenförmig über ein Auge. Das Gelb mit wässrigem Weiß übertupfen und streifenförmig mit intensivem Weiß übermalen.

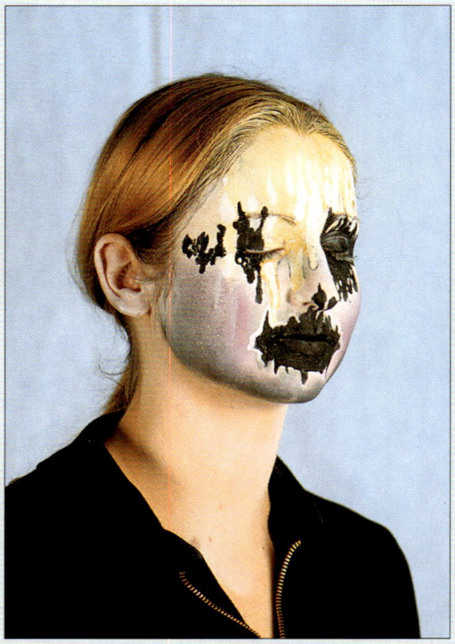

3. Das andere Auge erhält etwas zerrissene Streifen, die sich zur Schläfe hin verjüngen. Lassen Sie einen in Schwarz getunkten Schwamm an der Kieferkante entlanggleiten und ziehen Sie die Farbe bis zu den Wangenknochen hoch.

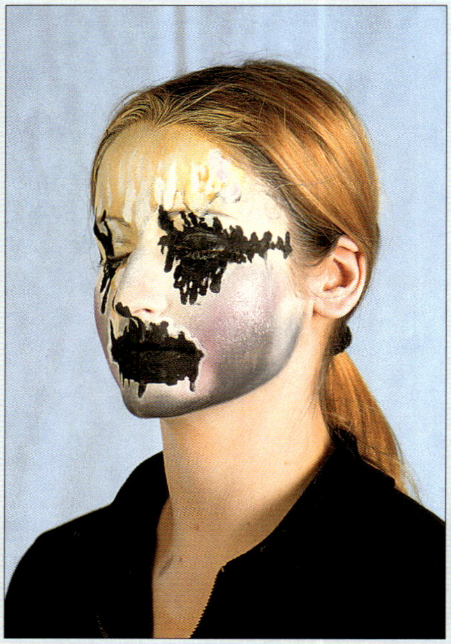

4. Die schwarze Silhouette des Mundes wird oben und seitlich weiß umrandet. Wenn die Hände zu sehen sind, sollten Sie sie auch leicht weiß einfärben.

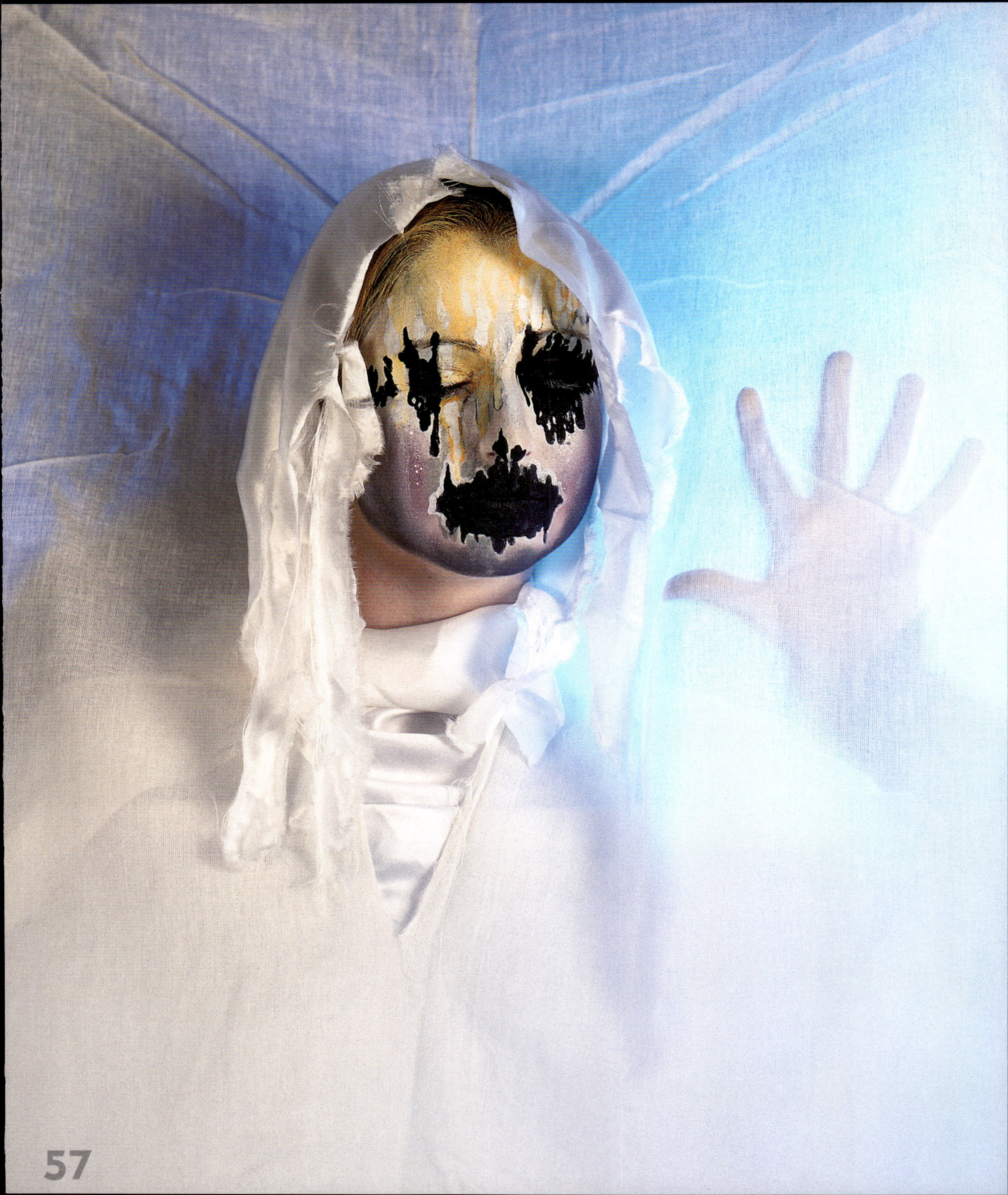

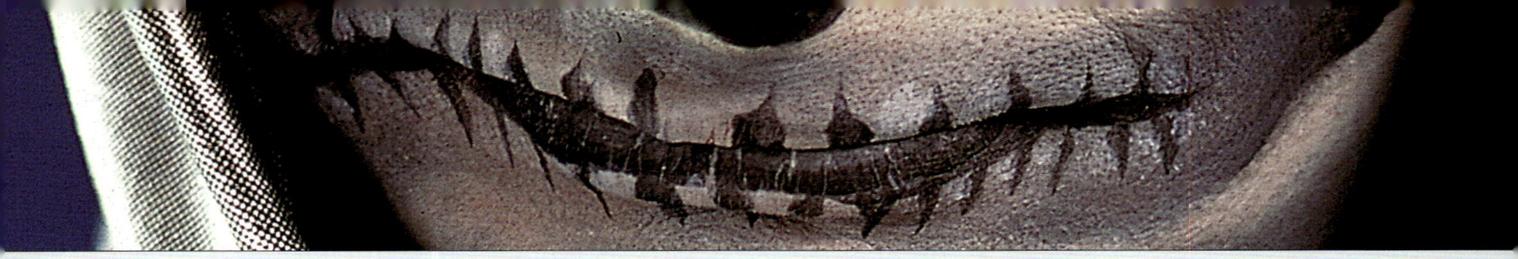

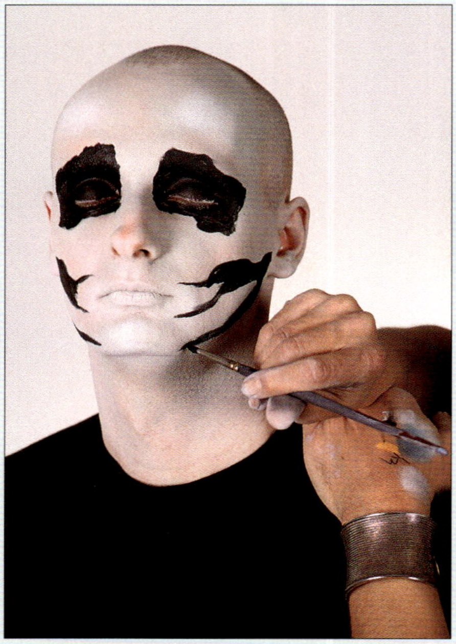

1. Gesicht, Ohren, Hals und Mund in einem hellen Grau grundieren. Die Nasenspitze aussparen. Längere Haare mit Haargel nach hinten kämmen. Die Flächen über den Augen und am Kinn mit Weiß aufhellen. Die Augen weitläufig umranden und die Kontur mit dem Pinsel ausmalen. Legen Sie vom Ohr beginnend schwarze Striche auf die Kieferpartie.

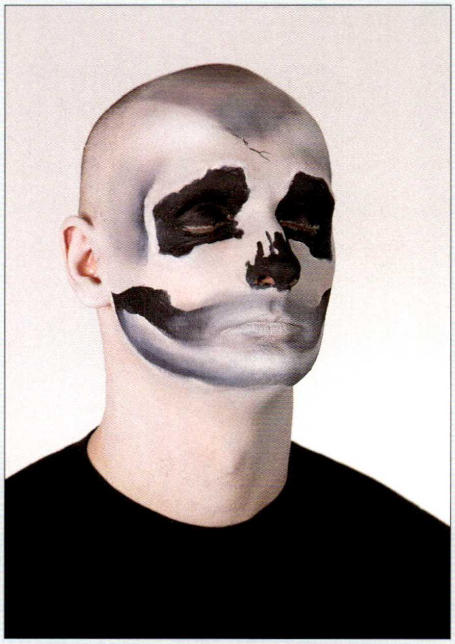

2. Verwischen Sie mit einem Schwamm die beiden oberen Strichenden um den Mund. Den unteren Strich mit dem Schwamm entlang des Kiefers zurücknehmen. In geringem Abstand zu den »Augenhöhlen« senkrecht eine dunkle Linie anlegen und zu den Schläfen abschattieren. Die Nasenspitze schwarz einfärben und schwarze Striche auf die Nase ziehen. Die Haare leicht grau einfärben. Einen kleinen Riss auf die Stirn setzen.

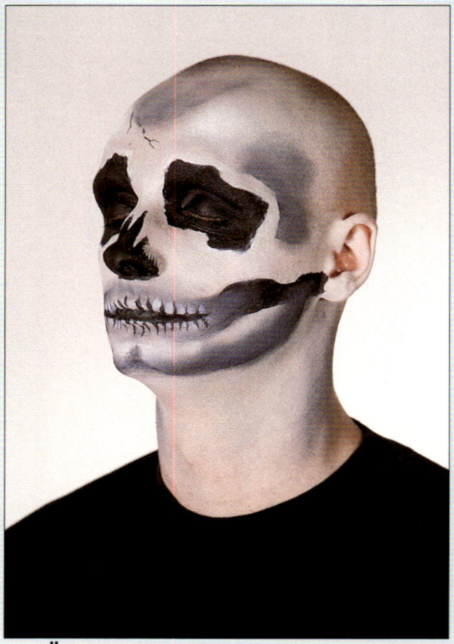

3. Übermalen Sie die Unterlippe mit einem schmalen schwarzen Strich und verlängern Sie ihn zu den Seiten hin. Kleine senkrechte Striche geben den Zähnen Raum, die mit Weiß betont werden. Das Kinn teilen Sie mit der Kante eines in Grau getunkten Schwamms in zwei Teile.

GEVATTER TOD

WEM DIE STUNDE SCHLÄGT

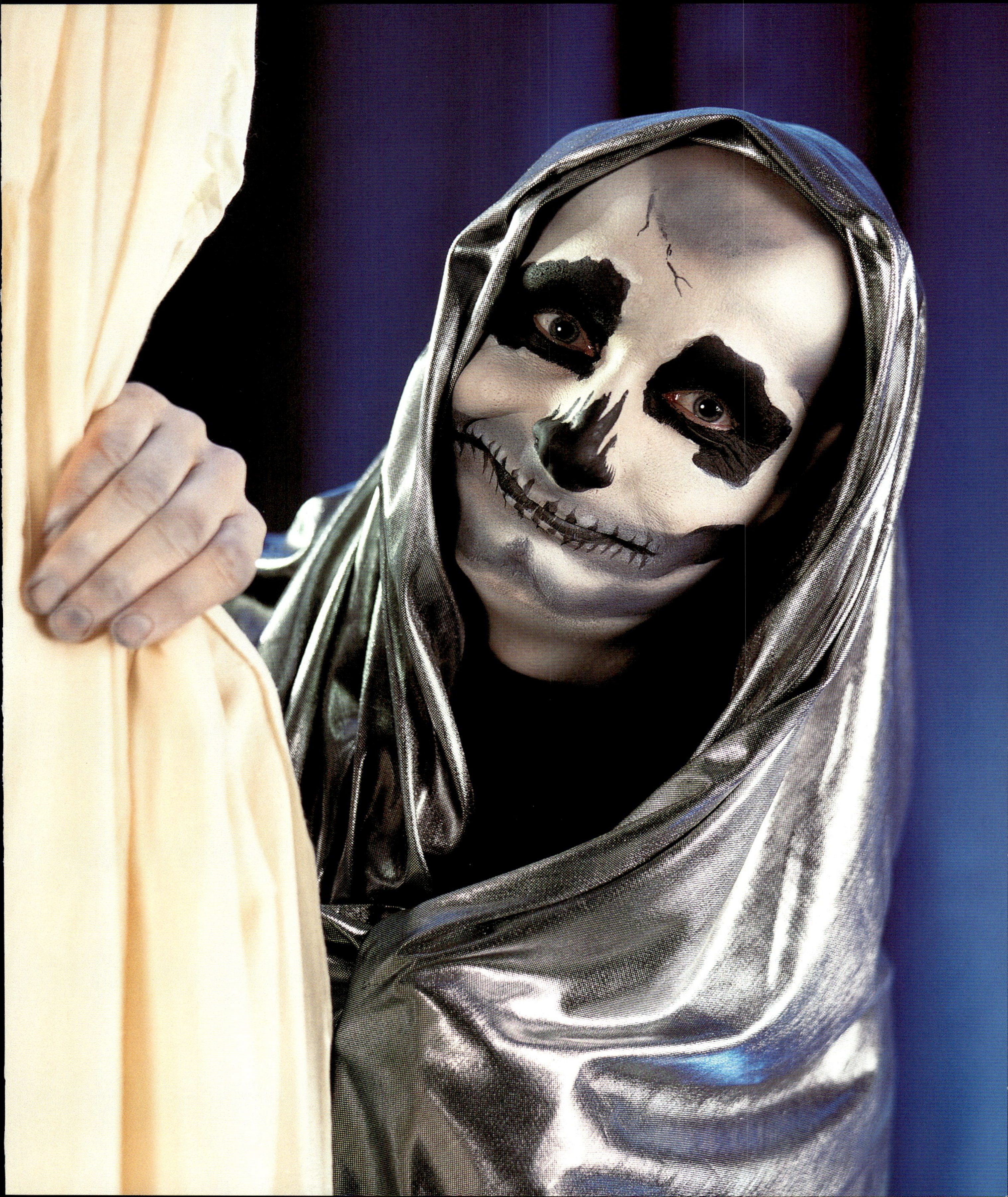

WIE DAS LEBEN SO SPIELT

GELD REGIERT DIE WELT

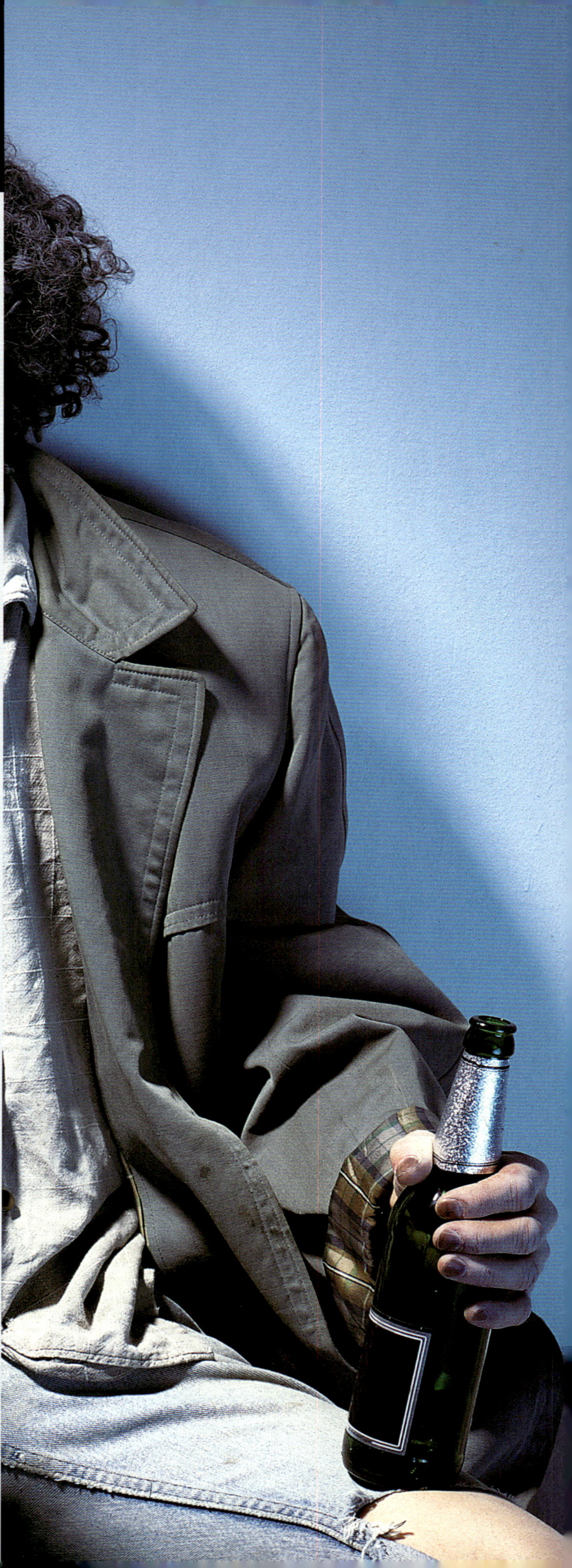

Das Glück ist ein unsteter Gesell. Doch wer träumt nicht vom schnellen Geld, auch wenn er dabei riskiert, alles, selbst das Leben, zu verlieren.

Wagen Sie doch einen Blick in die Halbwelt der Gauner, Strolche und Halunken! Am Spieltisch im Hinterzimmer sitzt das Schicksal mit in der Runde. Mal bringt es Glück, doch häufiger behält das Pech die Oberhand.

Wer einmal auf die falsche Karte setzt, verspielt womöglich seine Träume. Dann trägt das Leben seine Farben selbst auf die Gesichter auf. Der Clochard, so scheint es, trägt es mit stoischer Gelassenheit.

Die Spielregeln sind hart. Schnell wird man zum Außenseiter, vielleicht sogar zum Zerrbild seiner selbst. Der eine trägt seine Maske unfreiwillig, der andere schminkt sich und stellt sich als Punk genüsslich zur Schau.

Wie würde Ihr Gesicht wohl aussehen, wenn Ihnen das Leben übel mitgespielt hätte?

Malen Sie es sich doch auf!
Nur Mut, es ist ja abwaschbar!

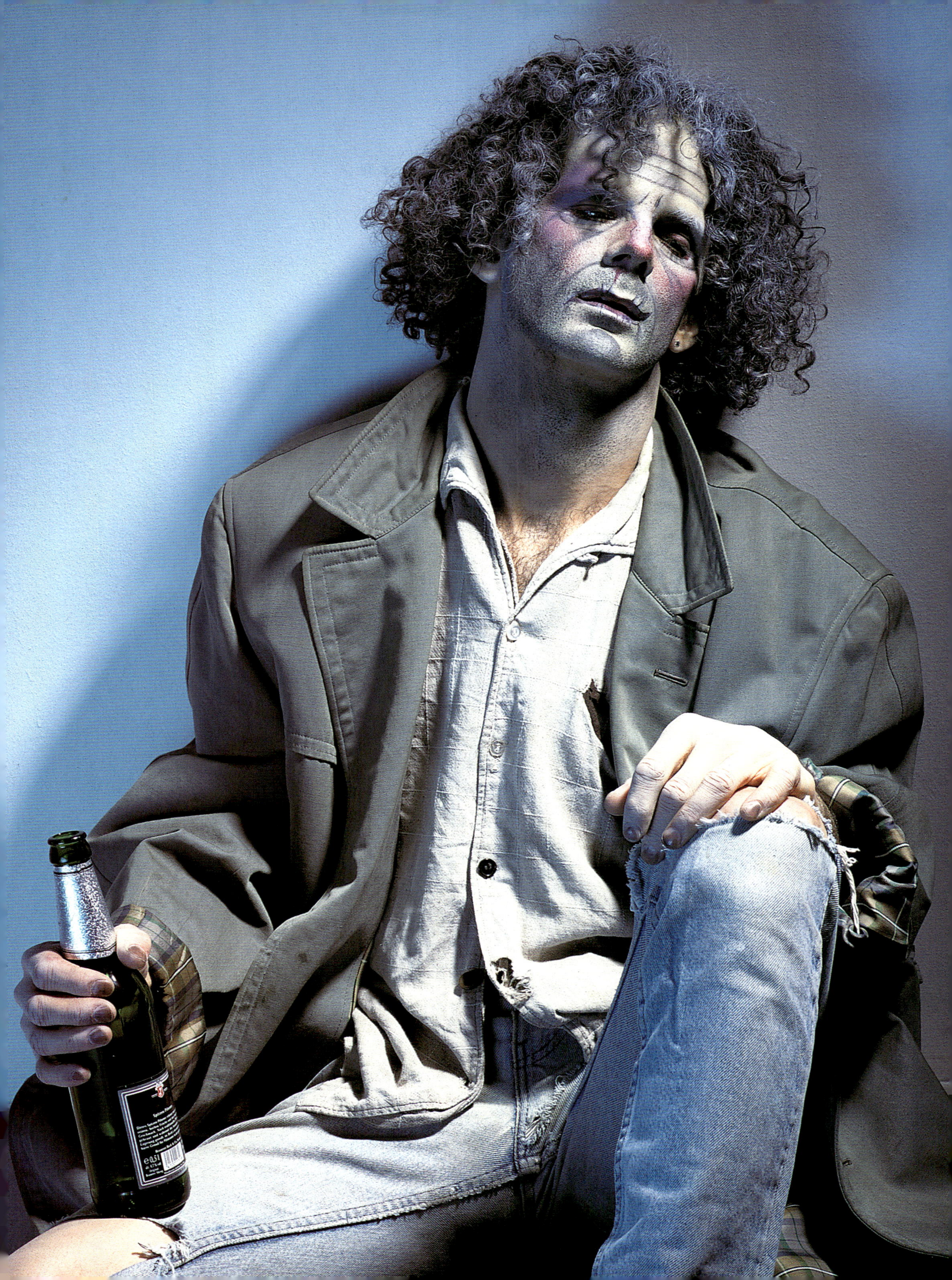

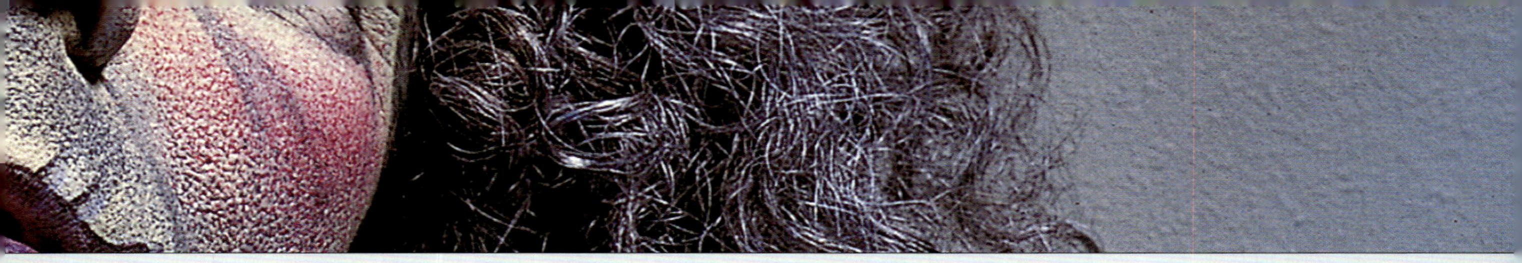

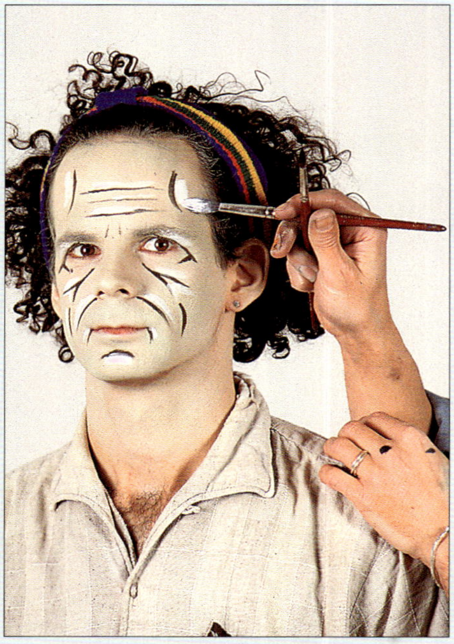

1. Grundieren Sie das Gesicht nebst den Augenbrauen und dem Mund mit einer Mischung aus Beige, Weiß und Grün. Tragen Sie in Schwarz und Weiß die Aufhellungen und Schattierstriche für Schläfen, Stirn-, Augen-, Nasen-, Mund- und Kinnfalten grob auf.

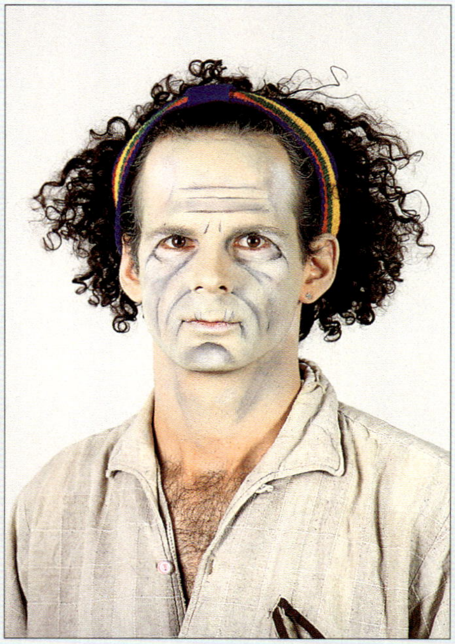

2. Schattierungen in die Grundierung einarbeiten: Verwischen Sie die Aufhellungen und Schattierstriche leicht mit Schwamm und Pinsel. Die Stirnfalten sollten sich kontrastreich abheben. An Schläfe und Wange können die Töne ineinander übergehen. Den Hals in der Grundierung abtönen und eine v-förmige Schattierung anbringen.

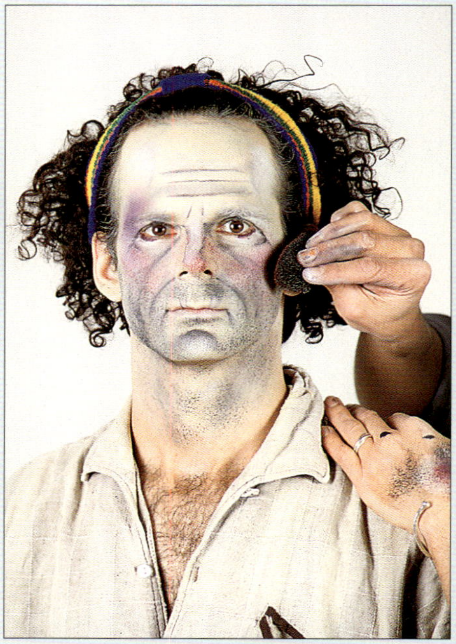

3. Ein Stoppelschwamm mit schwarz getupfter Schminke sorgt für den Stoppelbart. Mit einem blaustichigen Rot – ebenfalls mit dem Stoppelschwamm – tupfen Sie Rötungen auf Wangen- und Nasenpartie. Dieses Rot tragen Sie auch mit einem Pinsel am unteren Wimpernrand auf. Mit einer gleichmäßigen Mischung aus Rot und Blau tupfen Sie einen blauen Fleck an die Schläfe.

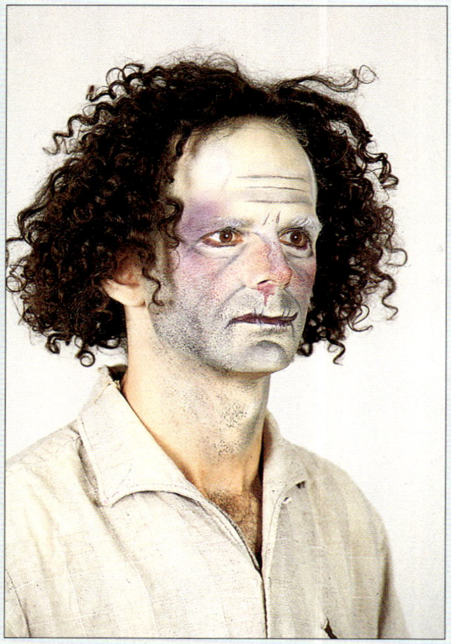

4. Der Mund wird mit einem dünnen violetten Pinselstrich verschmälert. Ein leicht eingeschwärzter Aufwärts- und Abwärtsstrich an den entgegengesetzten Mundwinkeln verleiht diesem ein schiefes Aussehen. Wässriges Hellrot sorgt für das Nasenbluten. Die Haare leicht Grau übersprühen.

CLOCHARD

»GEH MIR AUS DER SONNE!«

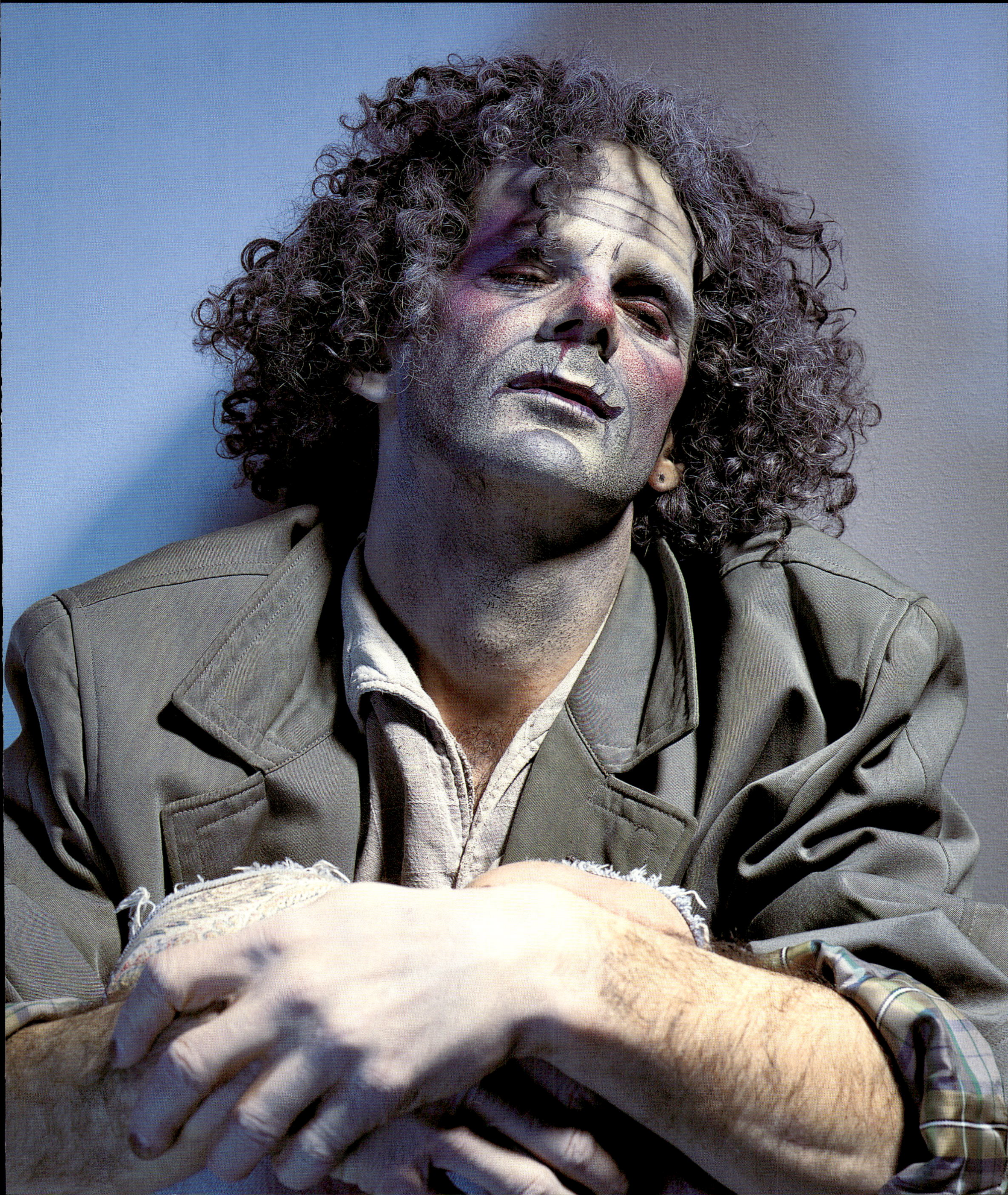

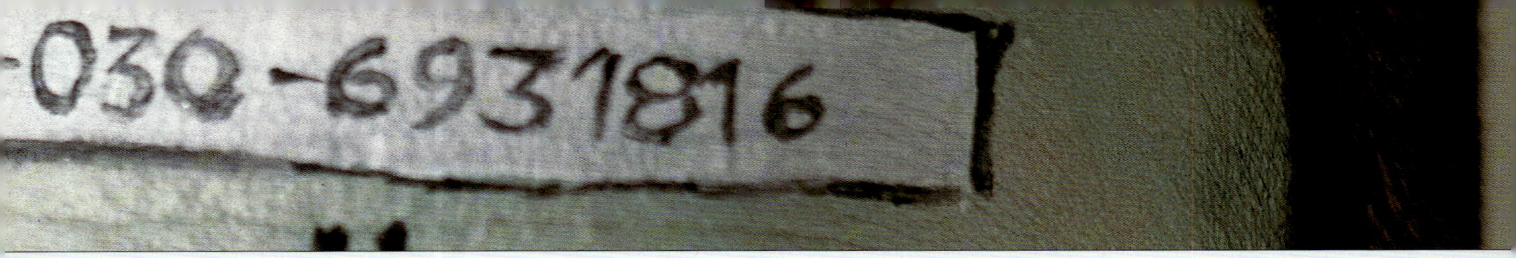

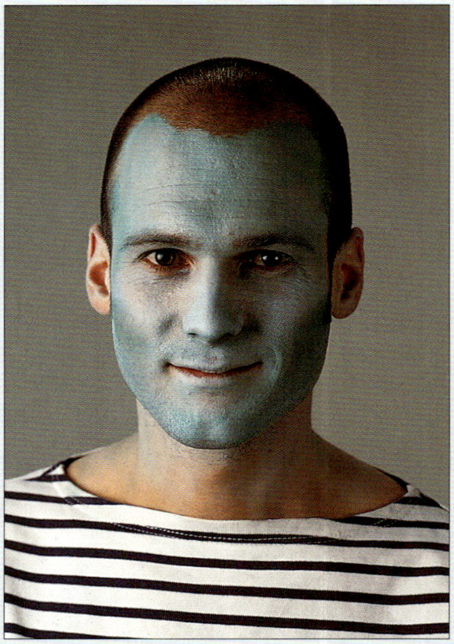

1. Grundieren Sie das Gesicht, den Hals und die Lippen in Beige-Grün, indem Sie beide Farben mit dem Schwamm aufnehmen. Unter den Augen schattieren Sie leicht violett.

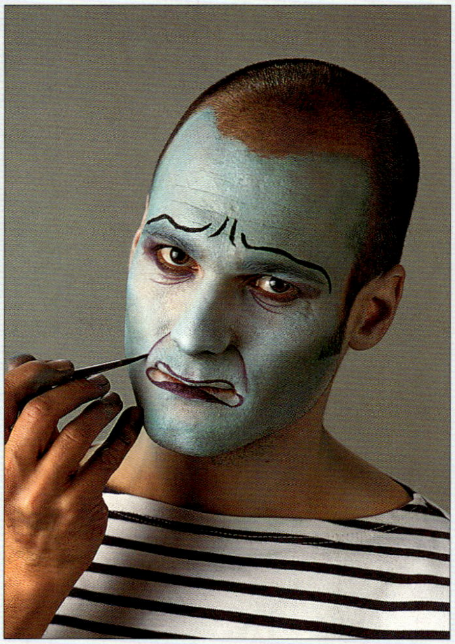

2. Zwei Schlangenlinien führen die Augenbrauen von der Stirn bis neben die äußeren Augenwinkel. Unter den Augen-, unteren Lidrändern und Nasenfalten violette Striche einarbeiten. Orientieren Sie sich an den natürlichen Falten. Die Oberlippe umranden Sie großzügig von der Lippenmitte aus, die vergrößerte Unterlippe von den Mundwinkeln aus mit dunklem Violett. Die Verdickung in der Unterlippe nicht vergessen und die Seiten weiß ausfüllen.

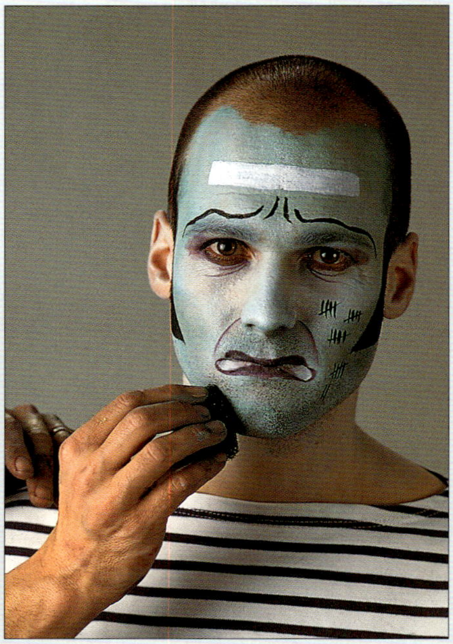

3. Mit einem flachen Pinsel tragen Sie das weiße Rechteck auf der Stirn auf. Die Koteletten werden wie ein umgekehrtes Dreieck nach unten hin mit Schwarz verlängert. Mit dem Stoppelschwamm den Dreitagebart auftupfen. Zuletzt die Striche auf die Wange auftragen.

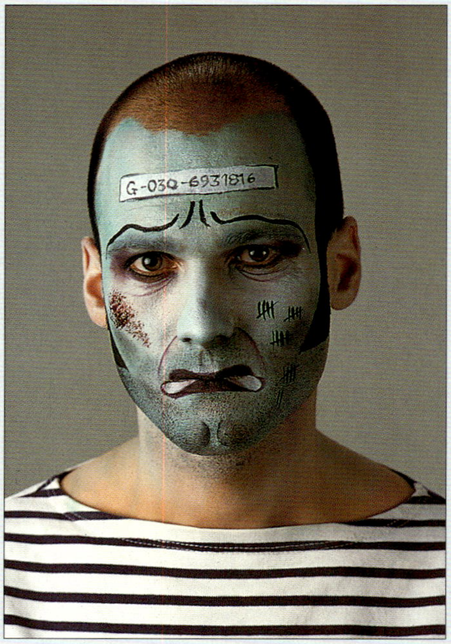

4. Über den Augen wird noch etwas Violett angebracht, das nach außen hin unter den Augenwinkeln endet. Die Zahlen auf die Stirn schreiben. Das Kinn teilen Sie mit zwei Bogen in zwei Teile, die leicht abgedunkelt werden. Mit dem Stoppelschwamm etwas Brombeermarmelade auf die Wange geben.

Tipp Bei langsamen Strichen können Sie sich mit dem kleinen Finger auf dem Gesicht abstützen.

KNASTBRUDER

HINTER SCHWEDISCHEN GARDINEN

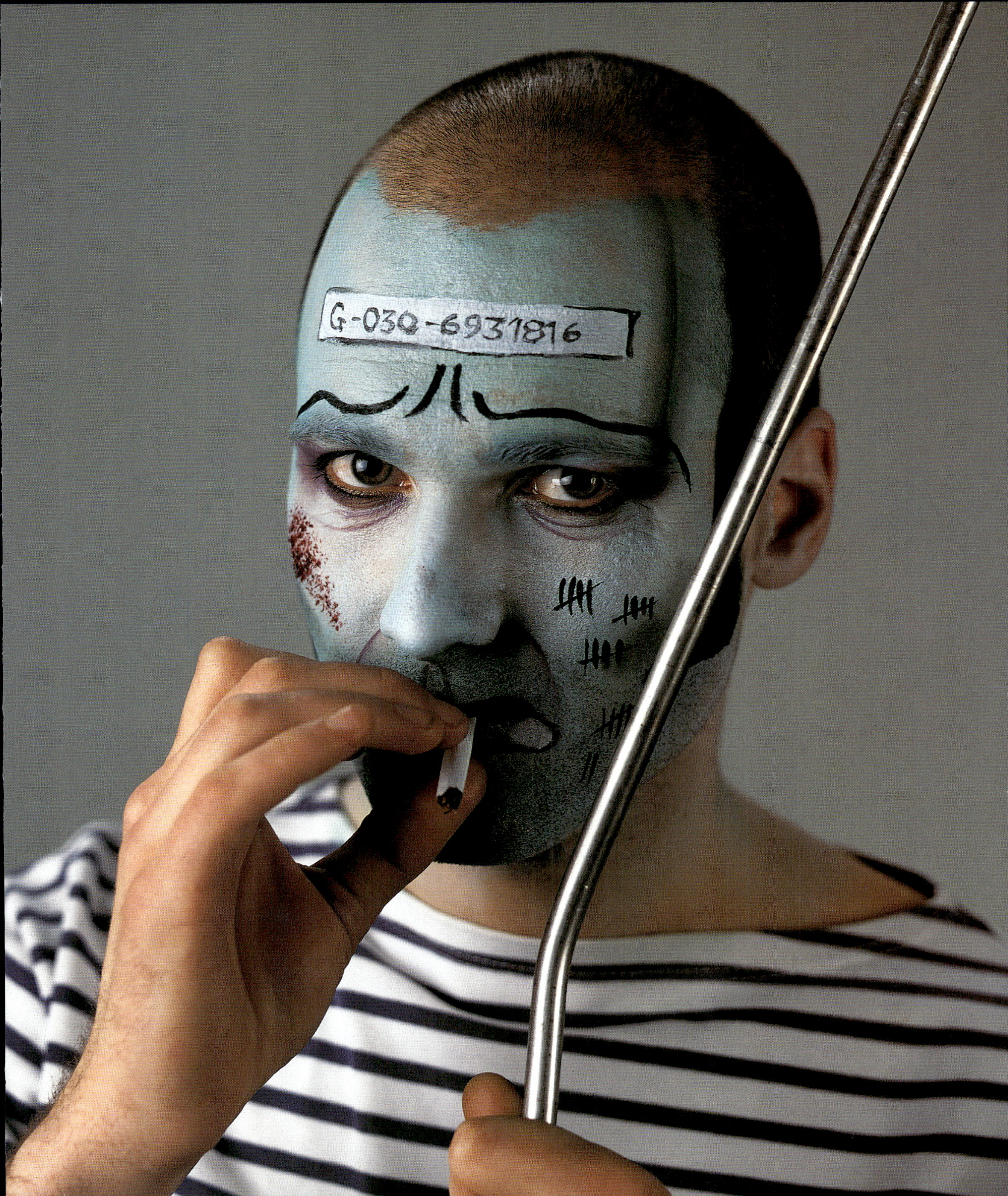

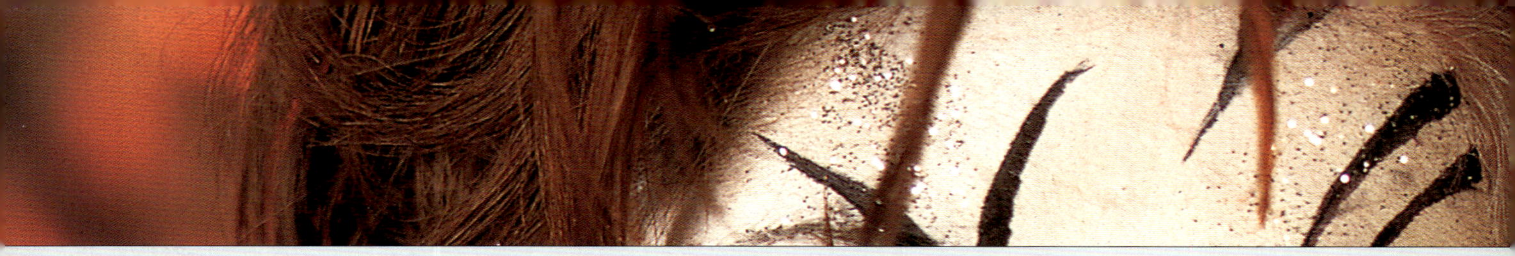

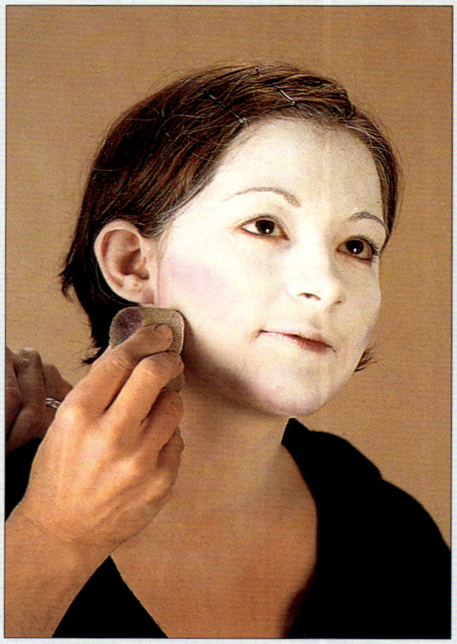

1. Die weiße Grundierung muss sehr sorgfältig über das Gesicht und den Hals verteilt werden. Unter die Wangenknochen tupfen Sie in Rotviolett eine Schattierung, die nach oben hin eine schärfere Linie haben kann.

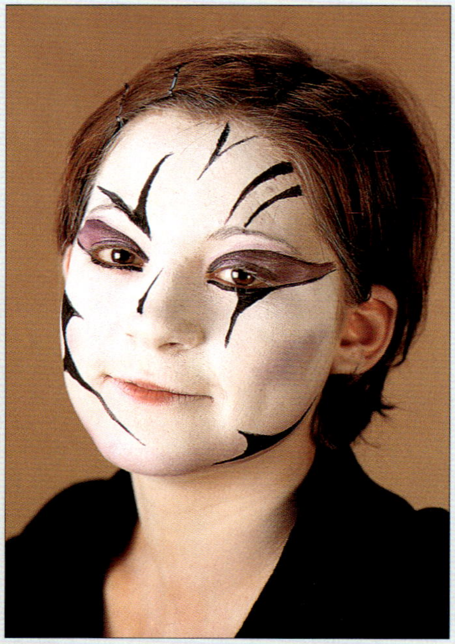

2. Der Verlauf der schwarzen Strukturen ist gut zu erkennen. Am besten zeichnen Sie die Ränder mit einem dünnen Pinsel vor und füllen sie danach aus. Setzen Sie die langgezogenen dunkelvioletten »Lidstriche« am inneren Augenwinkel an. Mit einem größeren Pinsel werden die Zwischenräume in einem helleren Violett ausgefüllt.

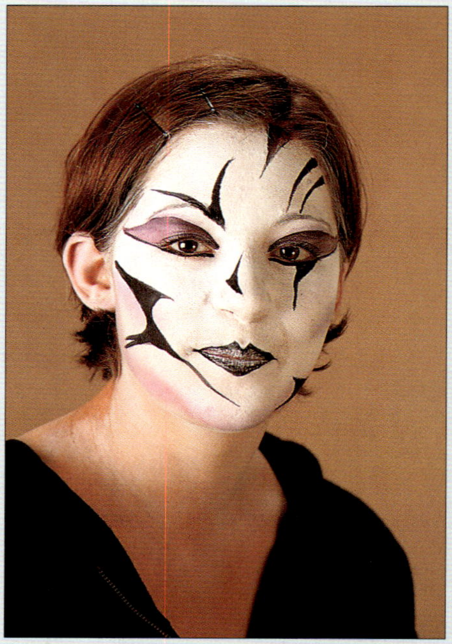

3. Der Mund erhält an der Oberlippe eine v-förmige Spitze, wird schwarz umrahmt und violett ausgefüllt.

Tipp Um die Partie der Oberlider symmetrisch zu gestalten, können mit der Pinselspitze entlang des Bogens und am Endpunkt kleine Hilfsmarkierungen gesetzt und dann übermalt werden.

EDELPUNK

KEINE MACHT FÜR NIEMAND

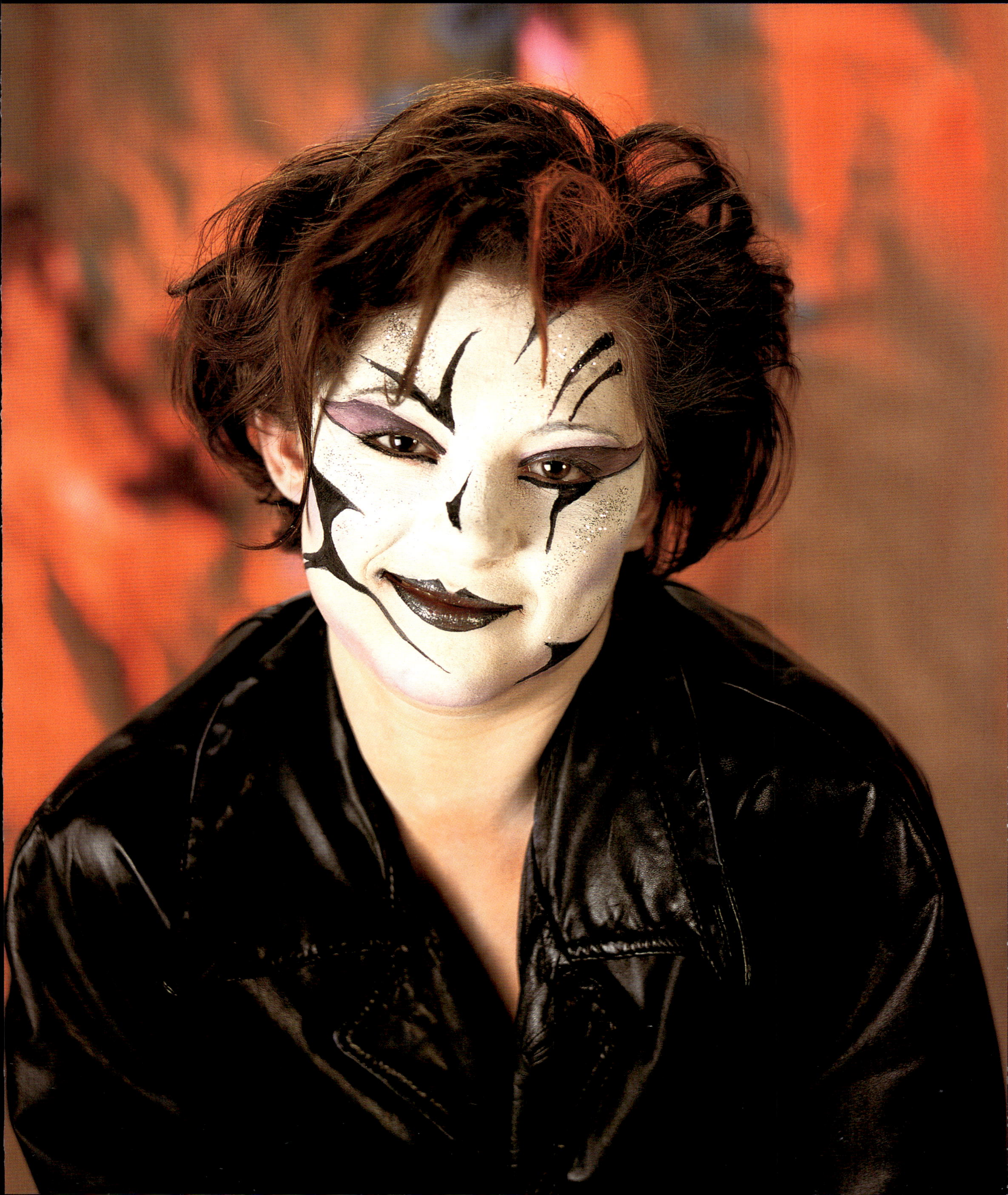

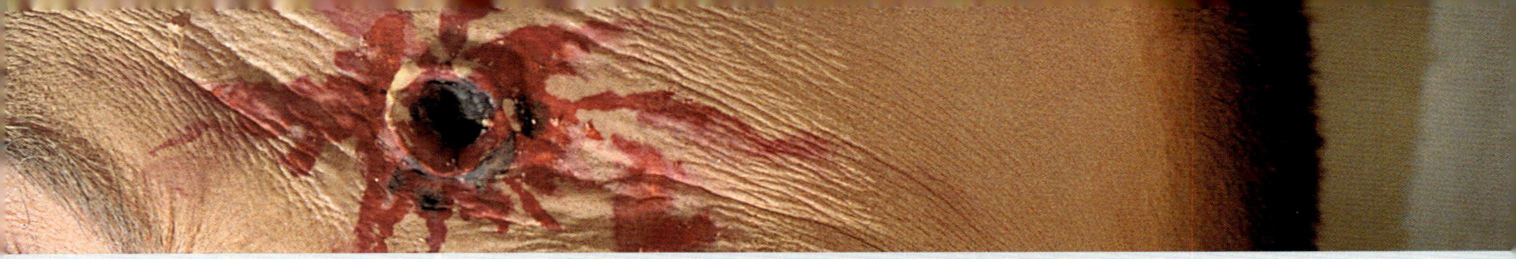

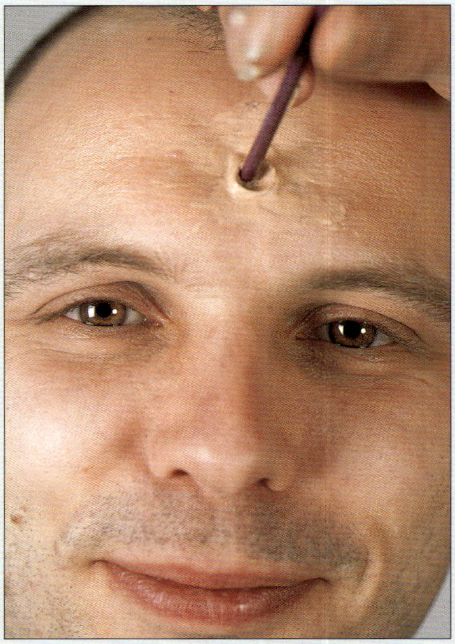

1. Drücken Sie etwas Weichplastik auf die Stirnmitte und verstreichen Sie die Ränder gleichmäßig auf der Haut. Feuchten Sie die Finger bei der Arbeit mit Weichplastik an, sonst bleibt das Material an ihnen kleben. Formen Sie mit einem feuchten Pinselstiel ein Loch.

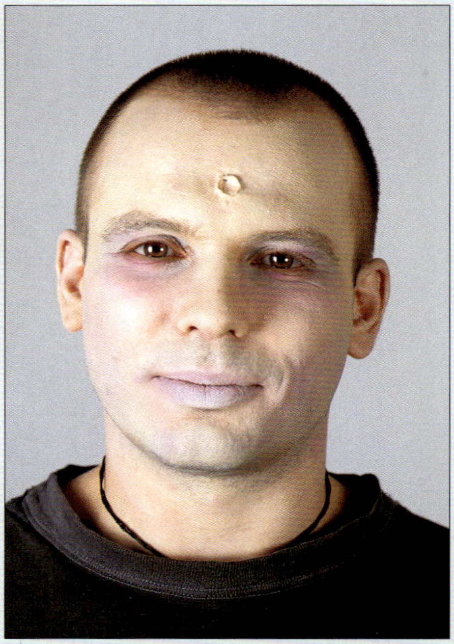

2. Siegeler über das Weichplastik streichen und antrocknen lassen. Grundieren Sie das Gesicht in einem hellen Beige und legen Sie mit einem kleinen Schwamm etwas Violett um die Augenpartie. Den Mund in einem weißlichen Violett einfärben.

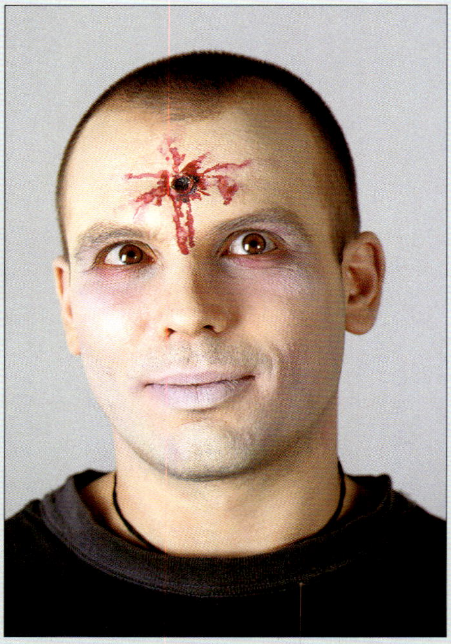

3. Die Mitte des Lochs mit Schwarz ausmalen. Zeichnen Sie mit einem locker geführten Pinsel in mittlerer Stärke die Blutspritzer in wässrigem Hellrot um das Einschussloch. Das Weichplastik lässt sich durch Rubbeln wieder entfernen.

DAS OPFER

BLEIVERGIFTUNG

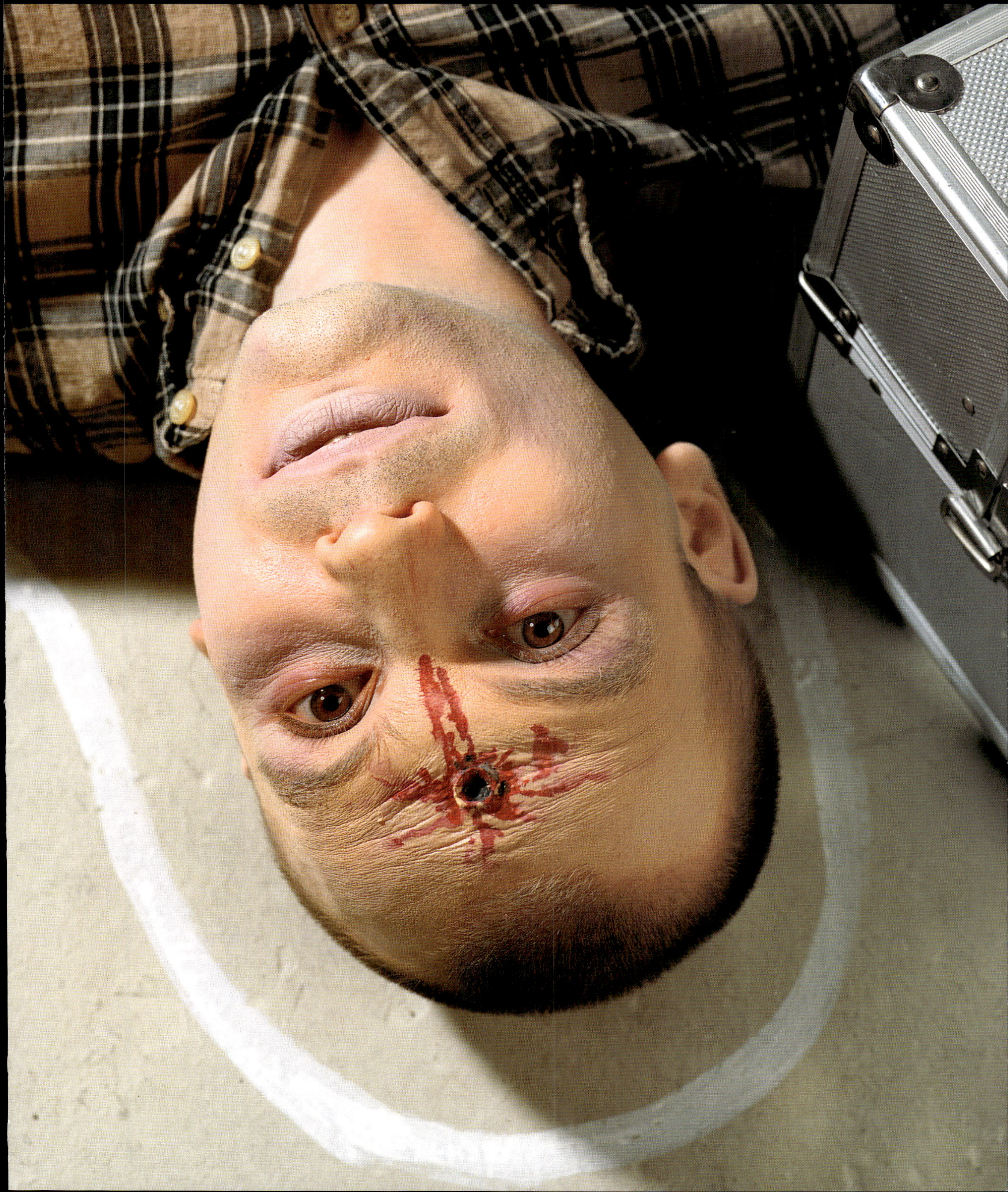

ARCHE NOAH

TIERISCHE BEGEGNUNGEN

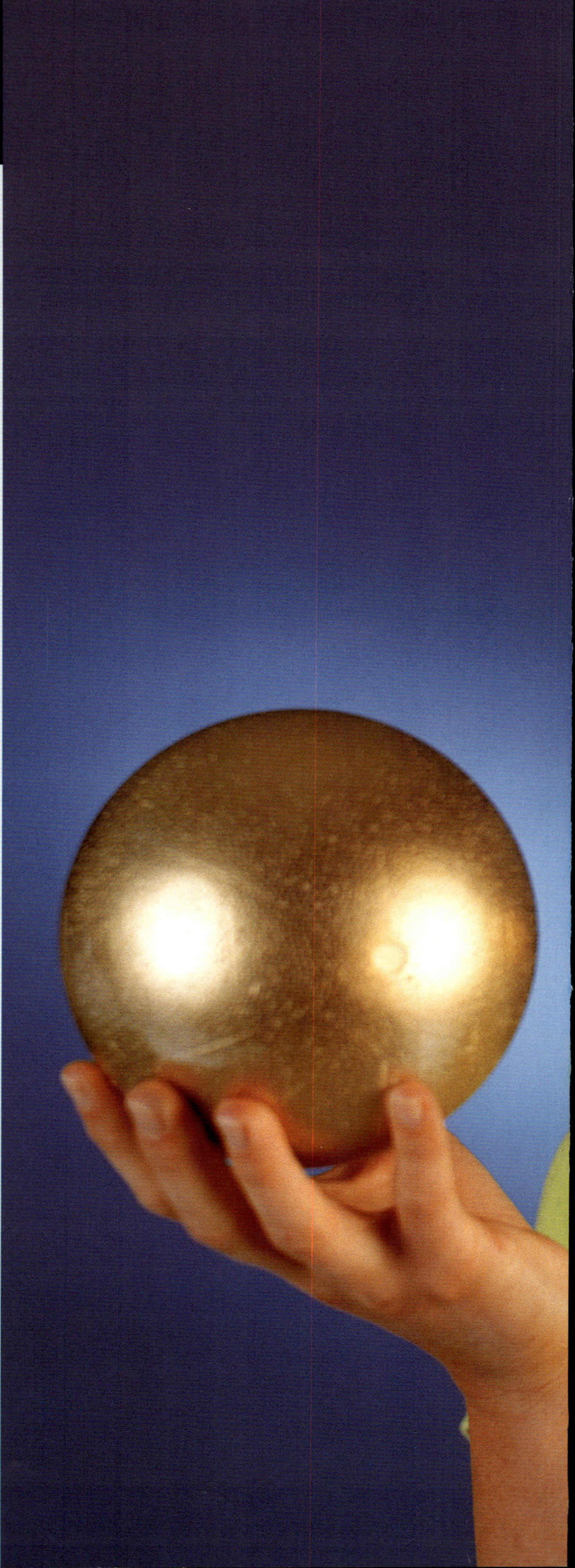

Zu Ihrem großen Glück müssen Sie heute keine Hexe mehr sein, um sich oder jemand anderen in ein Tier zu verwandeln. Ganz ohne Hexerei und Zauberkraft gelingt es Ihnen, denn Sie verfügen ja über den Zauber»pinsel«.

Damit können Sie das ungebändigte Tier in sich zum Leben erwecken, ihm zumindest zum Verwechseln ähnlich sehen. Fassen Sie die Gelegenheit beim Schopf und zeigen Sie allen Ihre strahlenden Raubtierzähne.

Seien Sie munter wie der sprichwörtliche Fisch im Wasser. Stürzen Sie sich in die brausenden Wogen und tauchen Sie mit prustender Fontäne ein in das rauschende Fest!

Wer durch einen Kuss zum Prinzen werden will, muss sich zunächst in einen Frosch verwandeln. Ist der Frosch erst geküsst, kommt der Prinz oder die Prinzessin wie von selbst zum Vorschein. Aber Vorsicht, Sie könnten unversehens in den siebten Himmel gelangen oder ins Paradies kommen. Also dorthin, wo all die exotischen Vögel ihr prachtvolles Gefieder kokett zur Schau stellen.

Der Garten Eden öffnet seine Pforten für ein wahrlich tierisches Spektakel. Treten Sie ein!

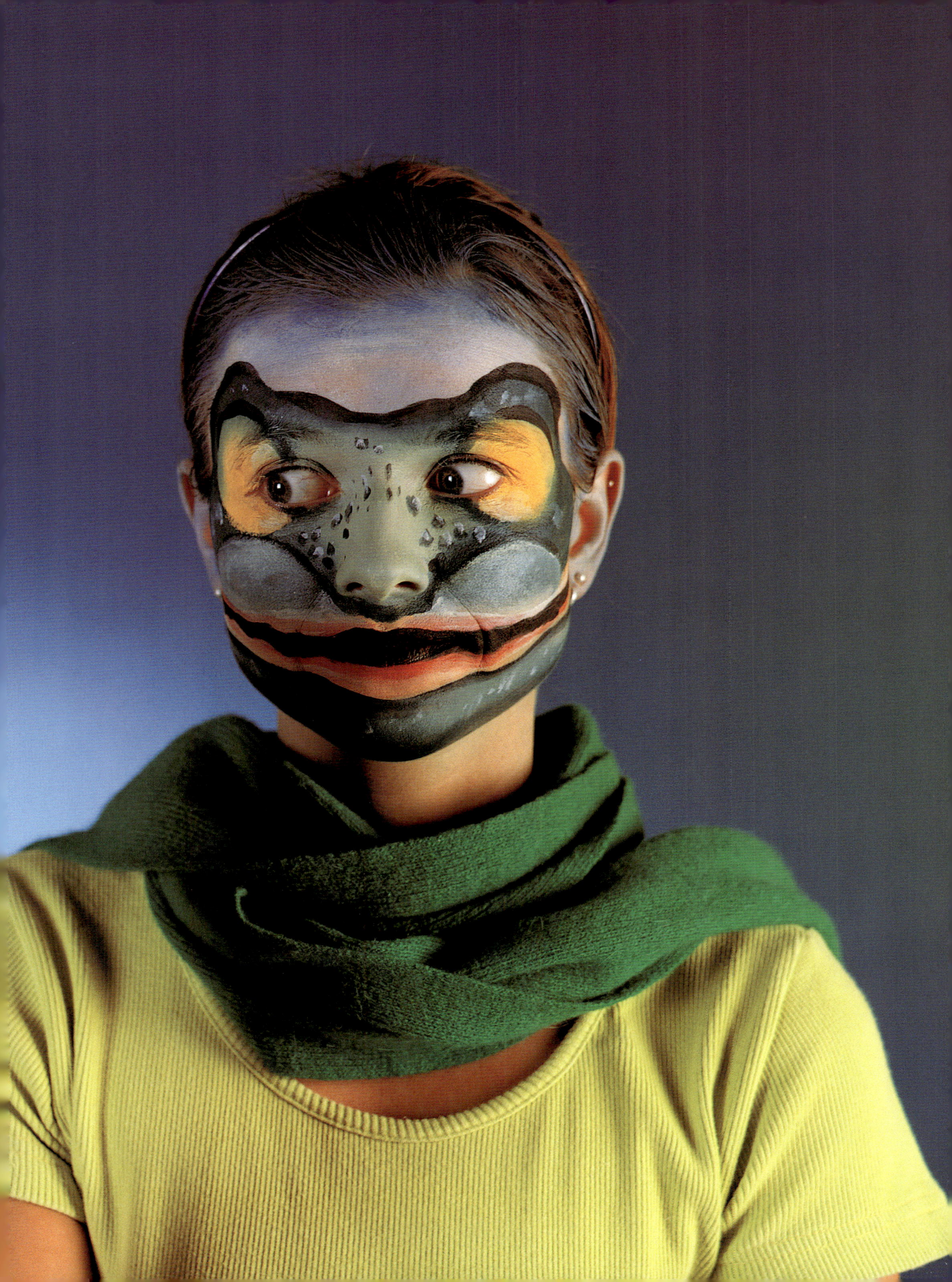

TIGER

WILD THING – YOU MAKE MY HEART SWING

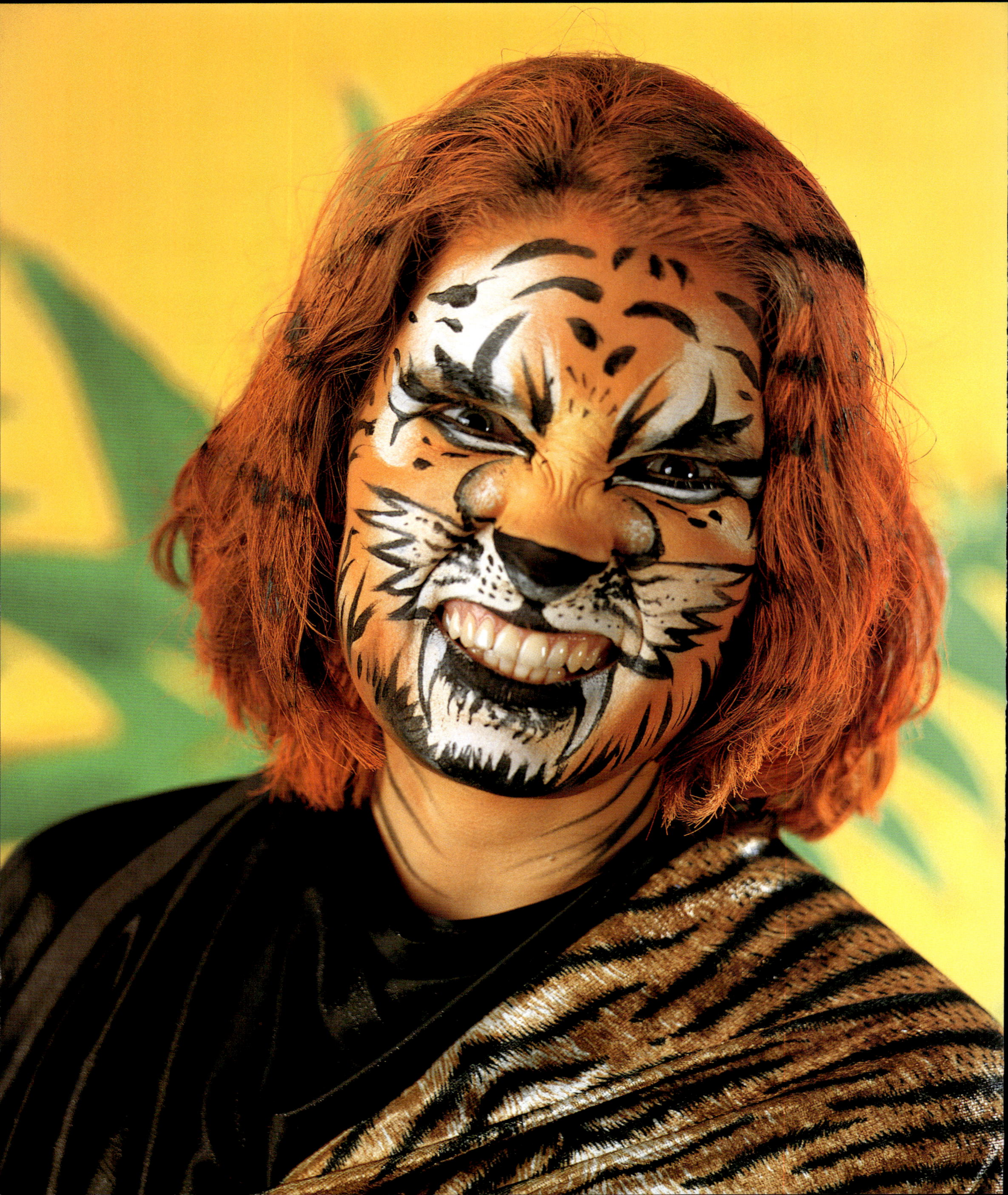

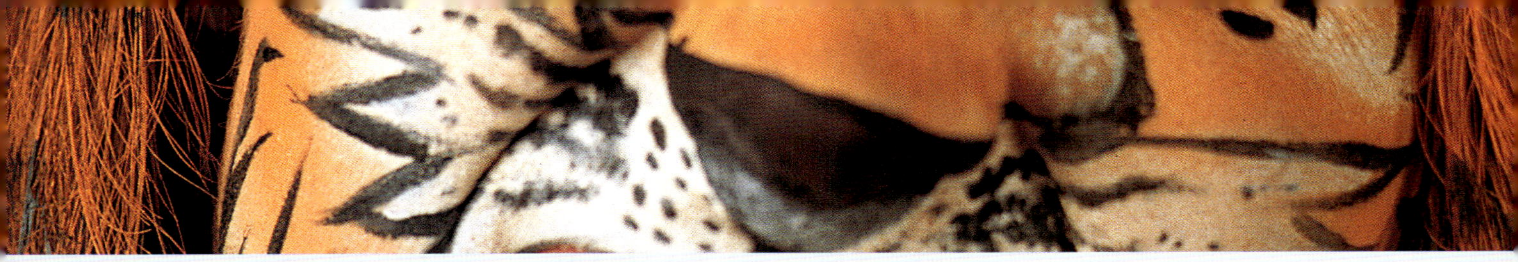

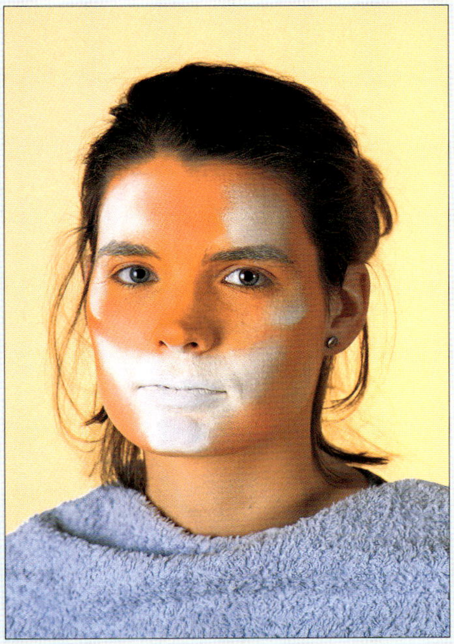

1. Grundieren Sie das Gesicht und den Hals in intensivem Orange. Auf die Schläfen, die Wangenknochen, den Mund und die Mundpartie mit dem Schwamm etwas Weiß auftupfen.

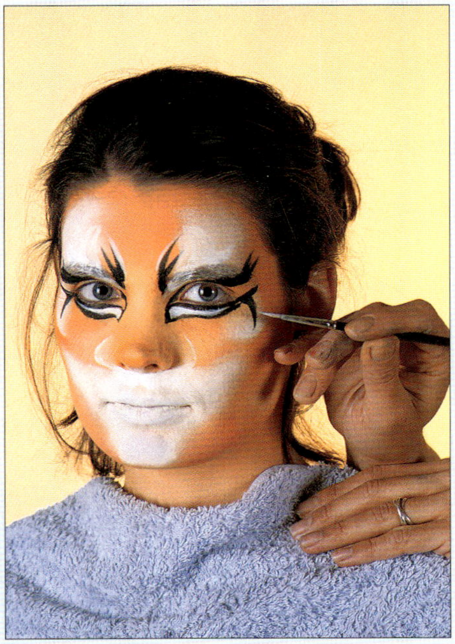

2. An der Nasenwurzel die senkrechten Striche ansetzen. Der obere Lidstrich endet in zwei Spitzen, der untere verläuft parallel und erhält einen kleinen Haken. Den zweiten Strich unter dem Auge geschwungen bis zum unteren Lidstrich zur Schläfe ziehen. Den Zwischenraum weiß ausfüllen.

3. Die Nase schwärzen. Die beiden Bogen an der Nase bilden über dem Mund ein Dreieck. Den Mund und die Reißzähne schwarz umranden. Schwarze Zickzacklinien auf den Wangen vergrößern den Schnurrbart, der unter der Nase mit gepunkteten Linien angelegt wird. Schwarze, unterschiedlich dicke Striche konzentrisch auf die untere Gesichtshälfte und in kleinen Bogen auf die Stirn legen.

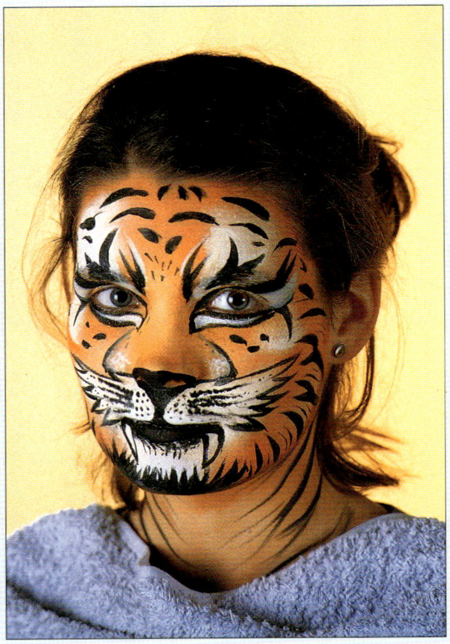

Tipp Sehen Sie sich den Mund des Tigers auch auf Seite 21 an.

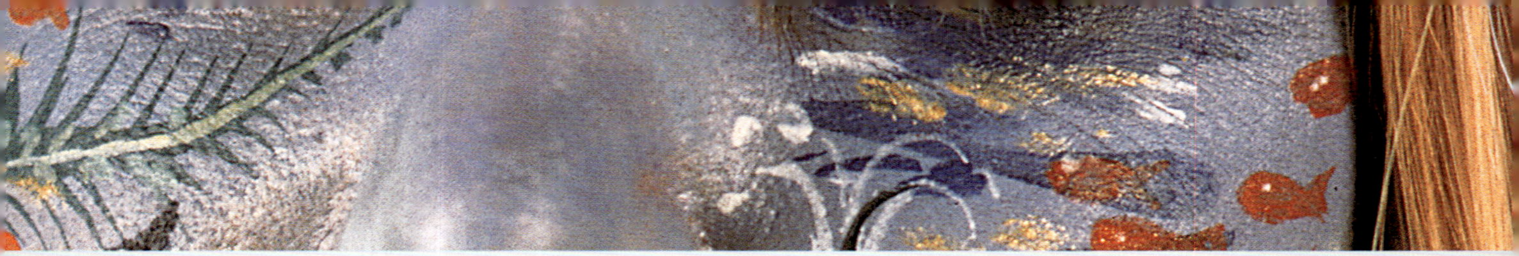

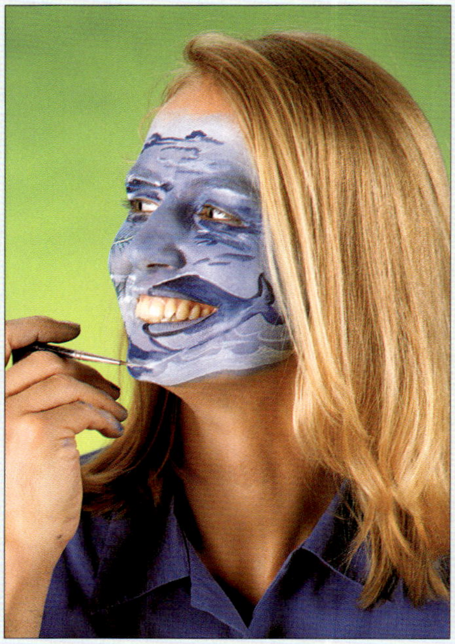

1. Das Gesicht hellblau grundieren. Auf Stirn, Augenlider und Wangen wellenähnliche Formen in Weiß und Blau auftragen. Legen Sie von der Mitte des Mundes die Grundform des Wals an. Den Walrücken blau und den Bauch weiß ausmalen. Die rechte Lippenhälfte schwarz einfassen.

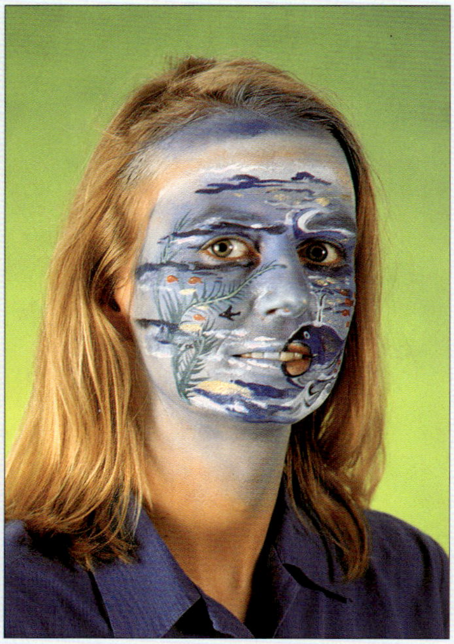

2. Auf der linken Wange zwei bis drei geschwungene grüne Linien ziehen und mit seitlichen Strichen versehen. Dazwischen mit einem sehr feinen Pinsel ovalförmige Fische in Orange malen. Verteilen Sie über das Gesicht einige goldene waagrechte Linien.

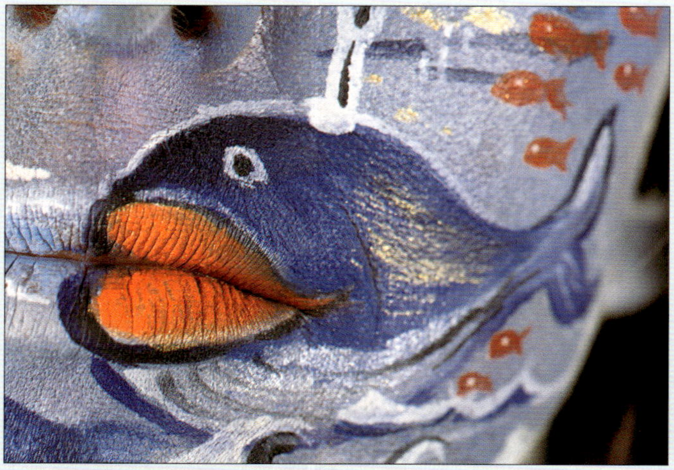

3. Der Wal erhält rötliche Lippen, einen silber-schwarz gestreiften Bauch, etwas Gold auf dem Rücken und ein schwarzweißes Auge. Ein silberner Strich umläuft die Lippen und ein weißer den Walrücken. Weiße Striche an die Flossen setzen.

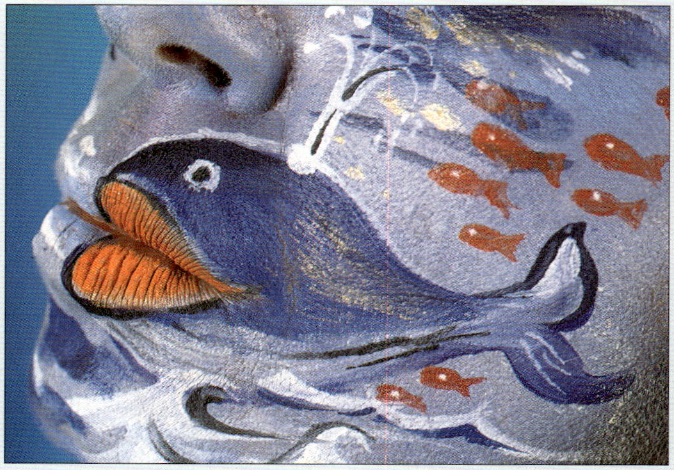

4. Die Fontäne zeichnen Sie mit einigen weißen Schwüngen und einem schwarzen in der Mitte. Malen Sie auf die rechte Wange kleine Fische mit weißen Augen.

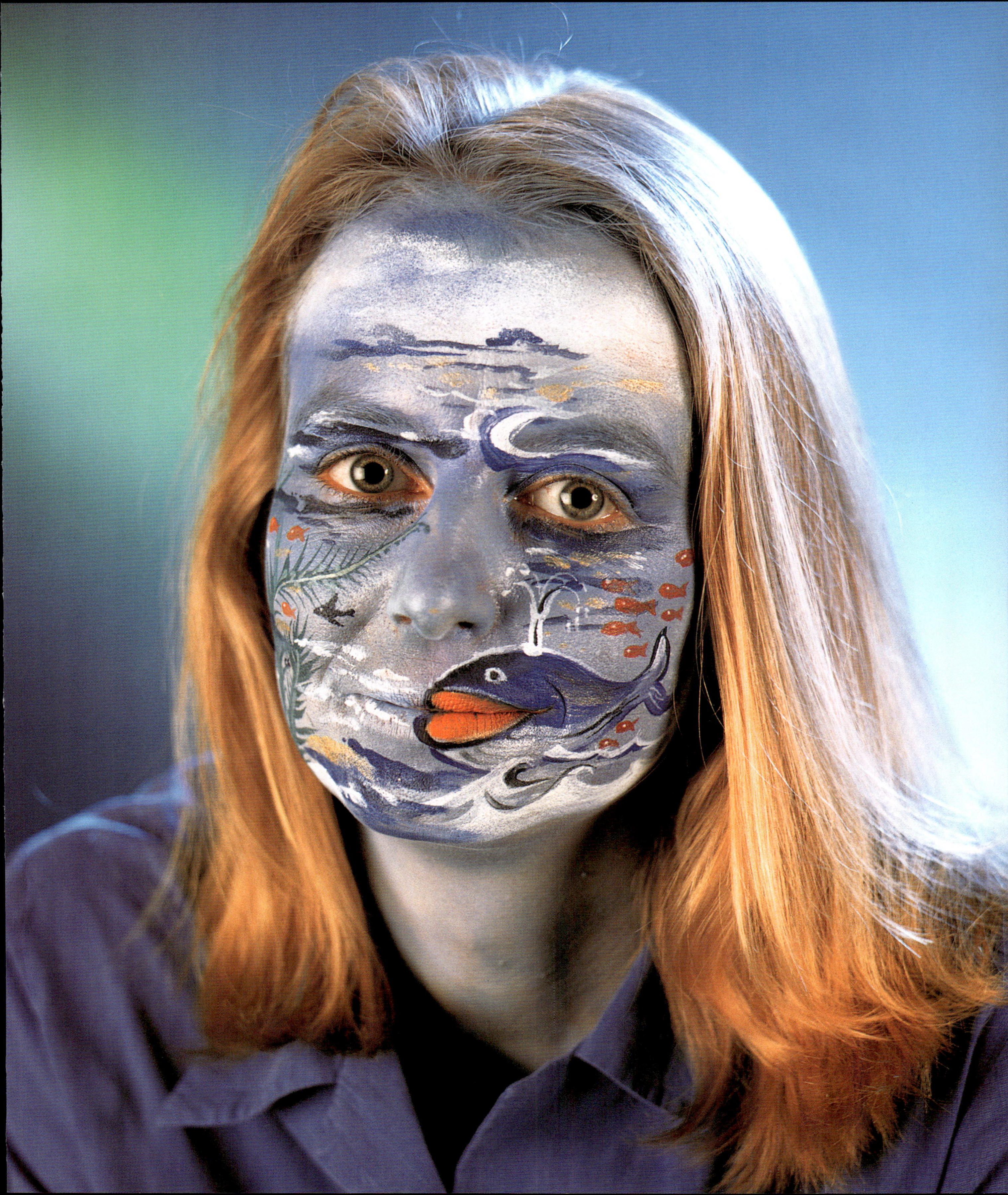

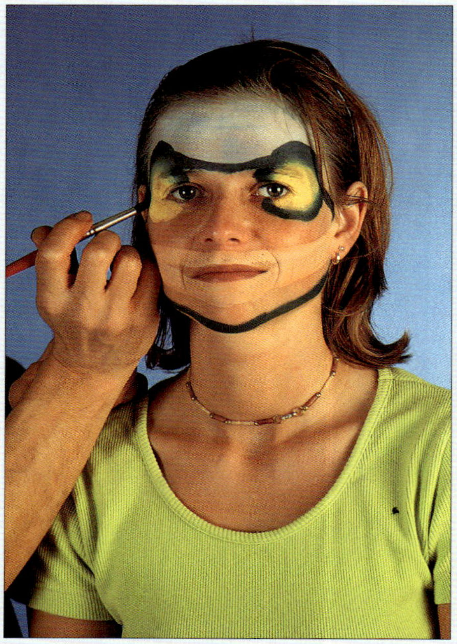

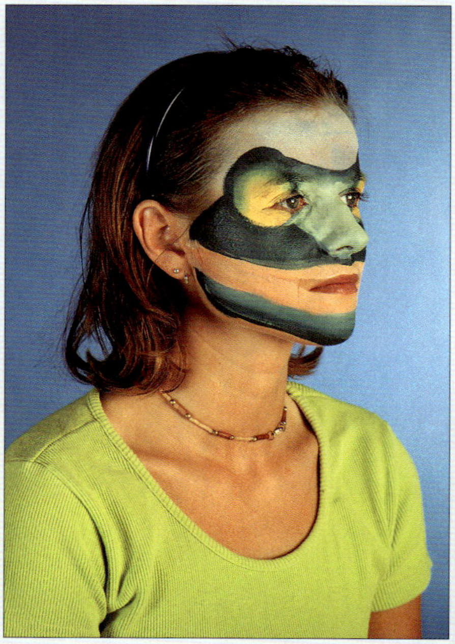

1. Hellblau auf die Stirn und Gelb kreisförmig neben den Augen auftragen. Beide Kreise dunkelgrün mit einem Pinsel umranden. Mit einem Bogen die Kreise verbinden. Eine dicke dunkelgrüne Linie an den Unterkiefer setzen. Ober- und unterhalb des Mundes zwei breite orangefarbene Striche bis zu den Ohrläppchen ziehen.

2. Von der Mitte der Augenbrauen Hellgrün großflächig auf die Nasenpartie auftragen. Die freien Flächen dunkelgrün ausfüllen. Das Dunkelgrün leicht in das Gelb tupfen.

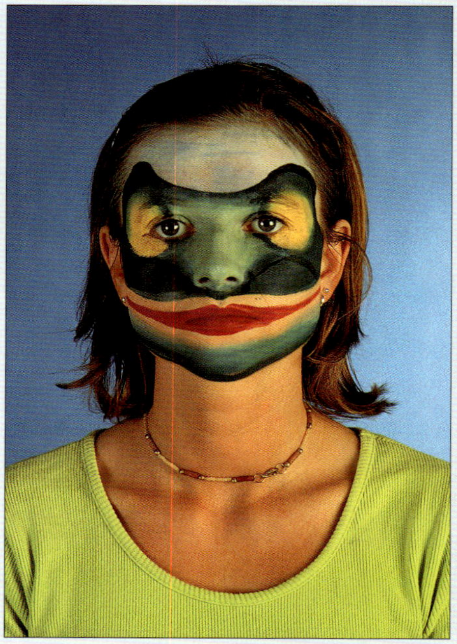

3. Die »Höcker« auf der Stirn umranden Sie mit Schwarz und setzen zwei halbrunde Bogen von der Nase bis auf die Wangen. Den Mund in Rot bis zu den Ohren verbreitern.

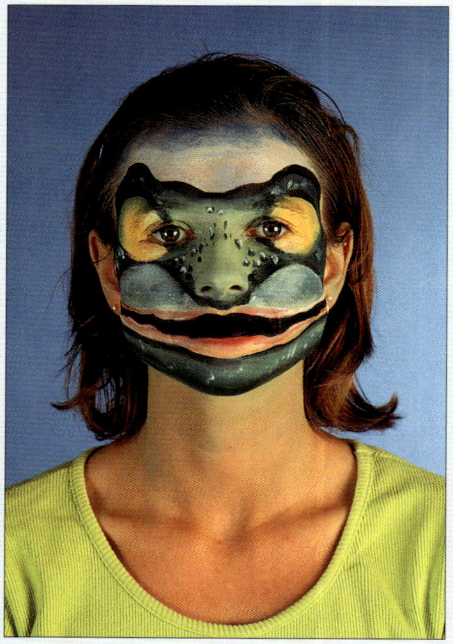

4. Fügen Sie zwei schwarz umrandete kleine Höcker auf der Stirnmitte hinzu. Den Mund bis auf etwas Rot am Rand schwarz übermalen. Verwischen Sie das Rot um die Mundpartie mit dem Orange. Die Wangenbögen leicht aufhellen. Dunkelgrüne und weiße Punkte auf die Nase, über die Augen und auf das Kinn auftragen. Den Hals zart hellgrün abschattieren.

FROSCH

PRINZ(essin) VERZWEIFELT GESUCHT

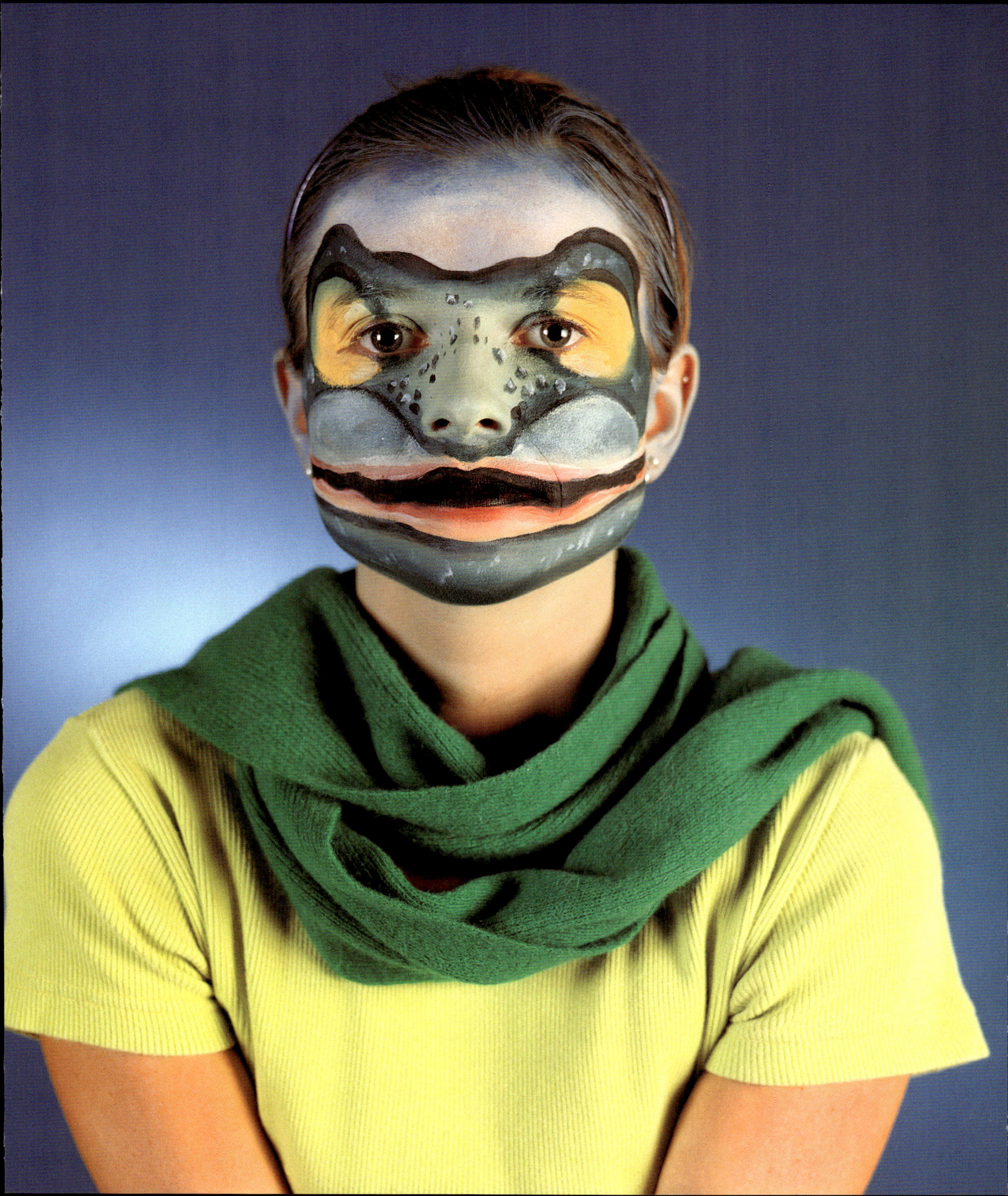

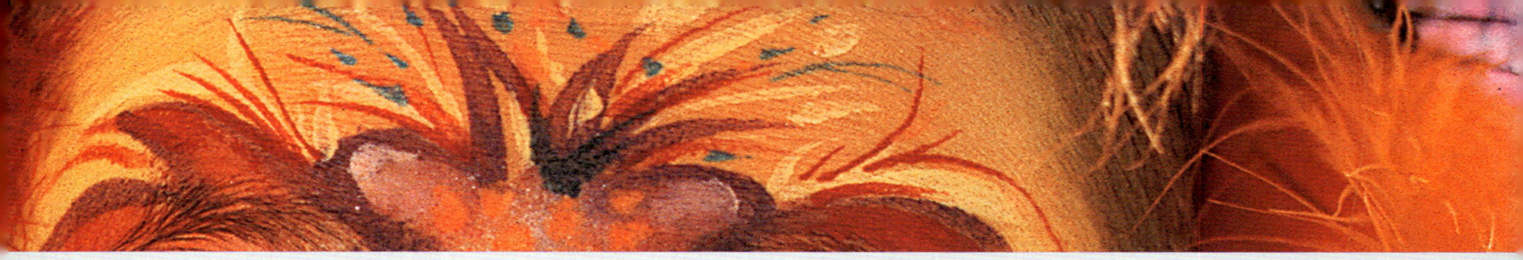

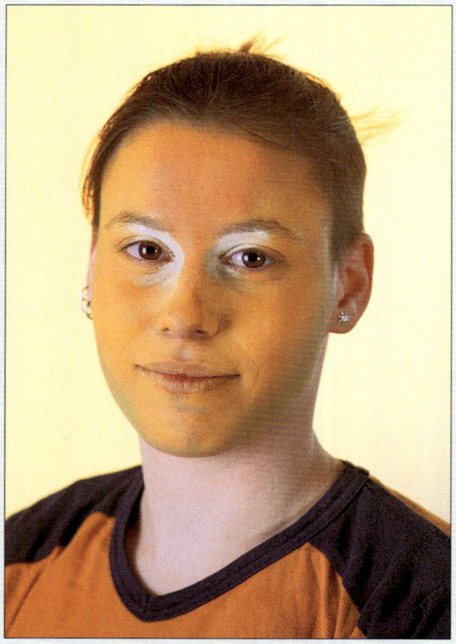

1. Legen Sie etwas Weiß zwischen den Nasenansatz und die inneren Augenwinkel. Grundieren Sie das Gesicht mit einem freundlichen Gelb. Lassen Sie die Farbe antrocknen.

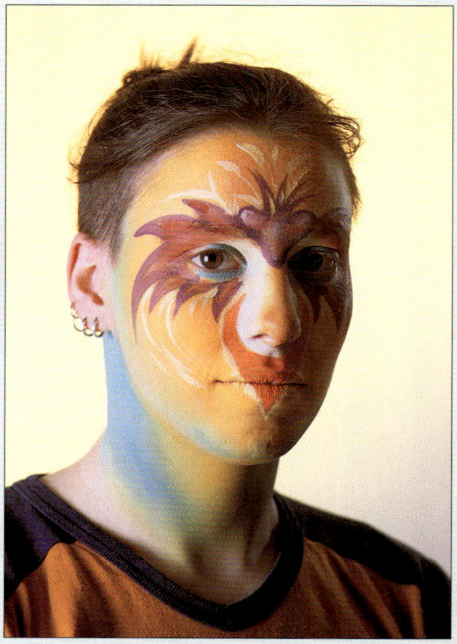

2. Die roten Linien um die Augen setzen und die Flächen mit hellem Rot füllen. Setzen Sie in Höhe der Nasenmitte den Schnabel mit einem knalligen Orange an und lassen ihn spitz über dem Mund zusammenlaufen. Das herzförmige Zeichen auf der Stirn anbringen, den Schnabel weiß umranden und die weißen Striche setzen. Den kurzen Lidstrich anbringen und den Hals vorn gelb und nach hinten türkis verlaufend abtönen. Die Wangen und den Hals leicht türkisfarben abschattieren.

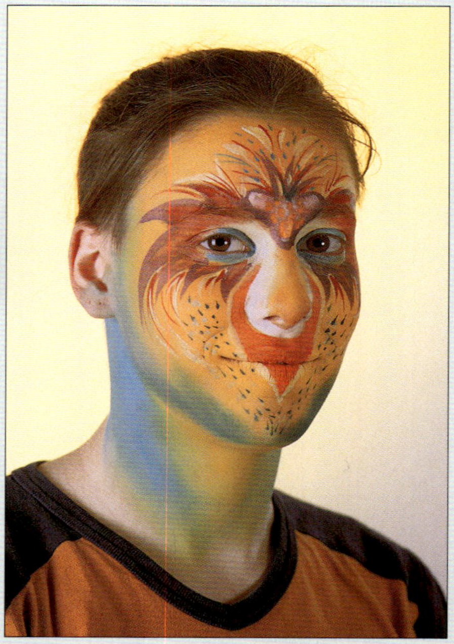

3. Stupfen Sie mit einem Pinsel kleine grüne Tupfer um den Schnabel und auf die Stirnmitte.
Weitere Pinselstriche in verschiedenen Rottönen anbringen. Mit dem Schwamm ein wenig Orange in die Haare geben.

PARADIESVOGEL

FAAARBEEE VERLEIHT FLÜÜÜGEL!

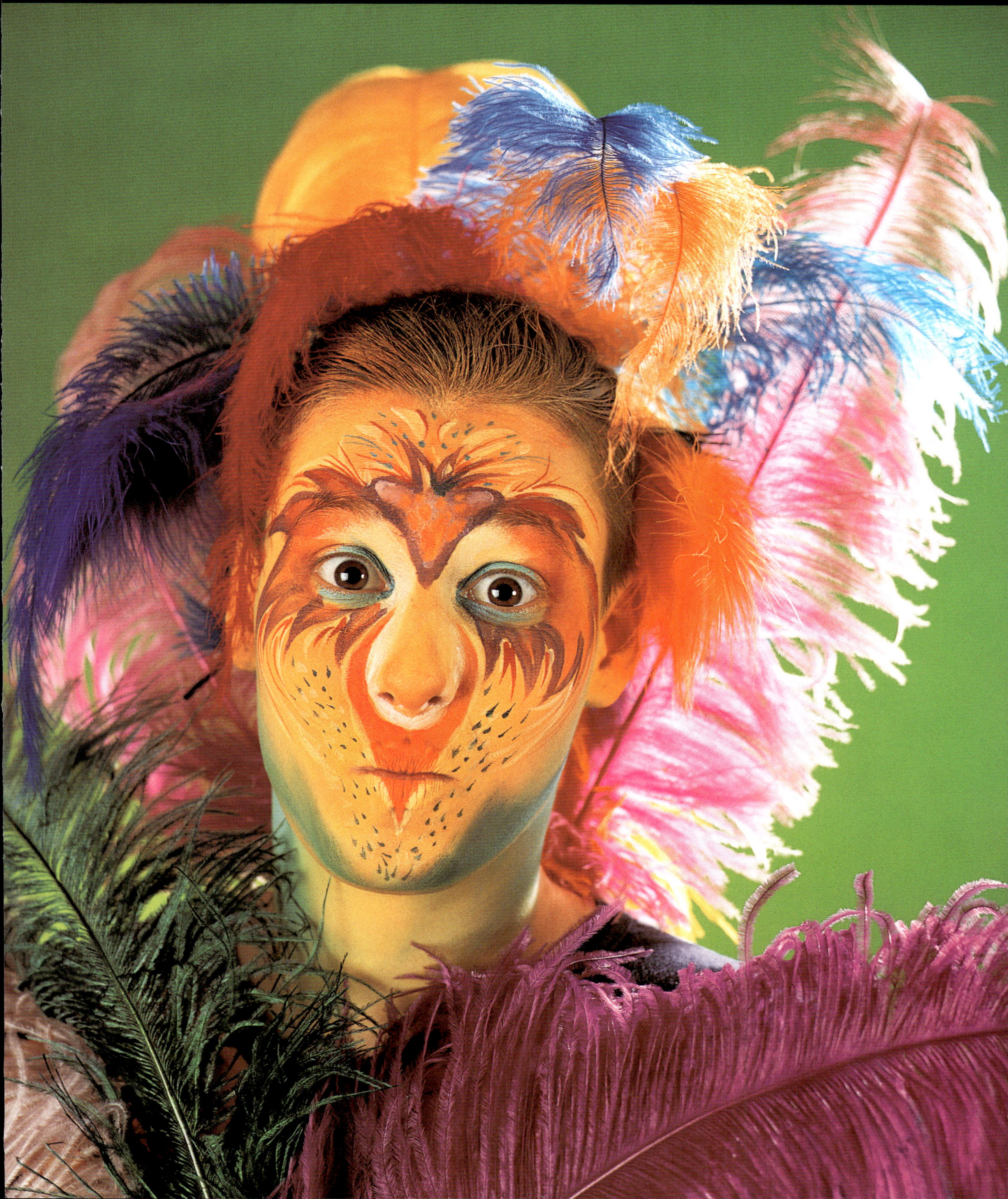

LICHT UND SCHATTEN

SONNENGLANZ UND LICHTERTANZ

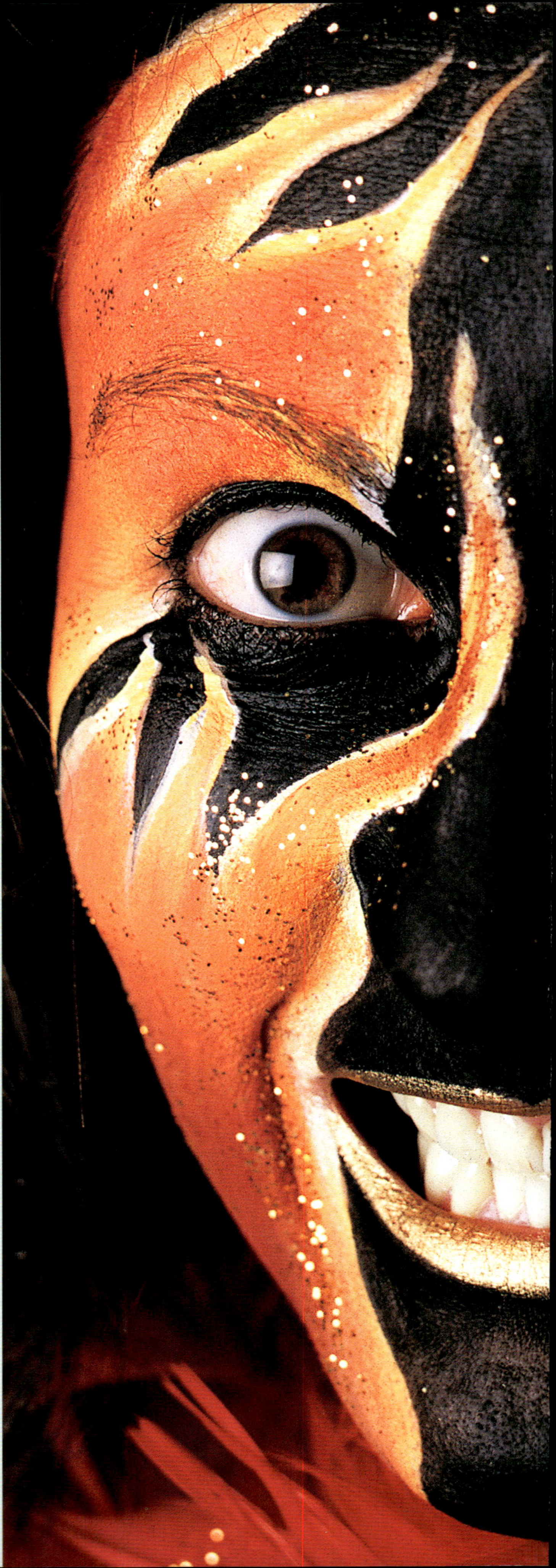

Wer liebt sie nicht, die ersten Sonnenstrahlen, die die Sehnsucht nach sommerlicher Sonne wecken? Sie haben die Wahl: Verwandeln Sie sich in ein Abbild der Sonne oder einen romantischen Sonnenuntergang. Spüren Sie die leuchtenden Orange- und Rottöne auf dem Körper. Öffnen Sie Ihr Herz für die Farben!

Auch ein Regenbogen bringt Farbe in Ihr Gesicht und lässt es besonders bunt aussehen. Und sollte der Wettergott launisch werden, können Sie ihm die andere Wange für seine tobenden Blitze entgegenhalten.

Haben Sie manchmal den Wunsch, Tag und Nacht gleichzeitig zu erleben? Tun Sie's doch! Teilen Sie Ihr Gesicht und erscheinen Sie als Tag und Nacht. Alles ist möglich!

Faszinieren Sie Ihre Umgebung als lodernde Flamme. Ihr feuriger Blick kann zum zündenden Funken des Abends werden. Ein sanftmütiges Hippiemädchen vermag vielleicht ein wenig Ruhe ins knisternde Geschehen zu bringen.

Gehen Sie mit sprühender Fantasie und feurigem Eifer ans Werk. Sie brennen sicherlich schon vor Ungeduld.

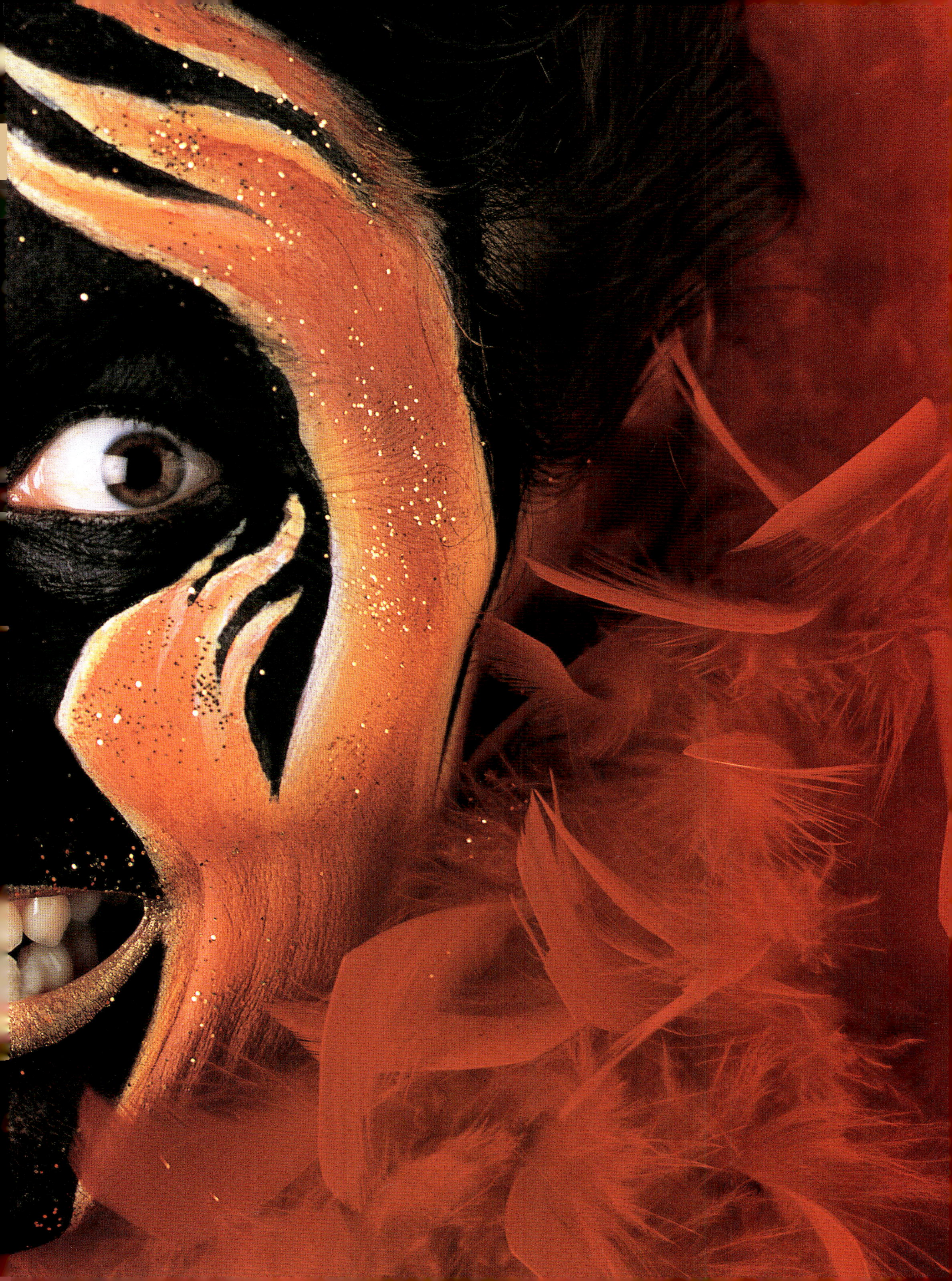

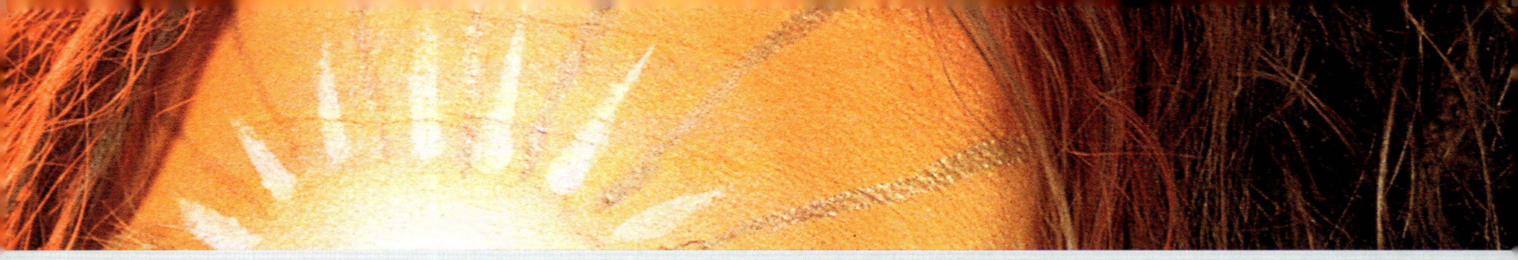

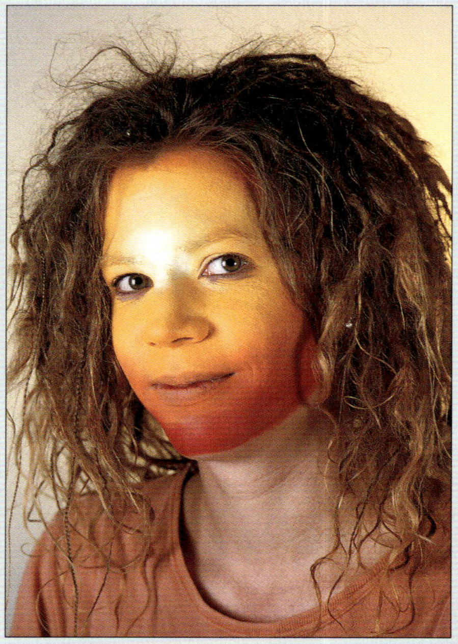

1. Zwischen die Augenbrauen einen weißen, runden Fleck tupfen. Mit einem in Gelb getauchten Schwamm den Kreis bis zum Haaransatz und den Lippen erweitern. Betupfen Sie die Kinnpartie mit hellem Rot. Mit einem sauberen Schwamm die Ränder der beiden Farbtöne verwischen. Das Rot am Haaransatz leicht auftupfen.

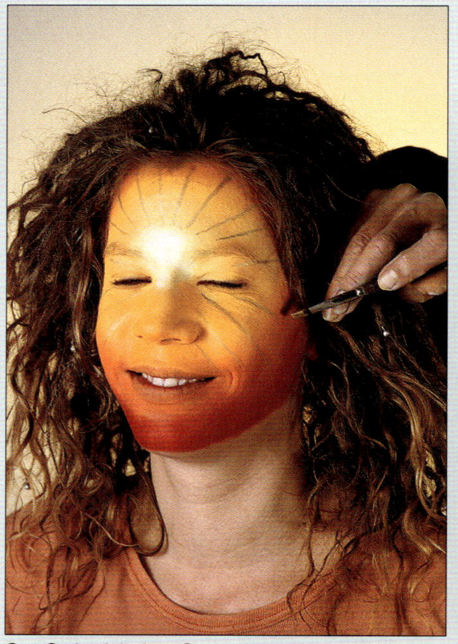

2. Sobald die Grundierung vollständig getrocknet ist, setzen Sie die feinen goldenen Striche an. Beginnen Sie an der Stirnmitte und arbeiten Sie strahlenförmig um das weiße Zentrum.

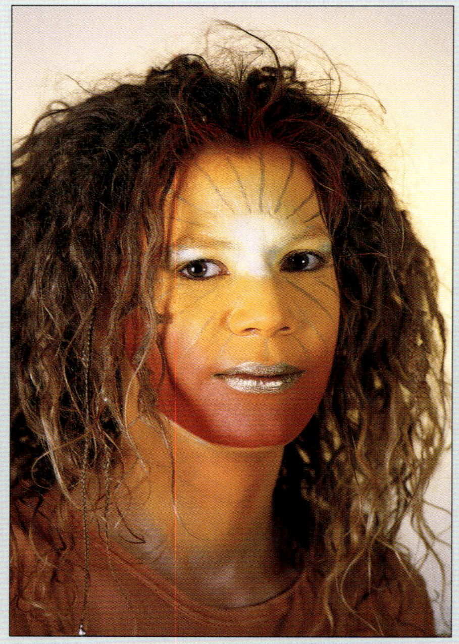

3. Die Lider lassen sich bis hin zu den Augenbrauen mit einem weißen Dreiecksschwamm aufhellen. Ihre freundliche Ausstrahlung erhält die Sonne durch den goldenen Mund und die orange abgetönte Halspartie.

HERE COMES THE SUN ...

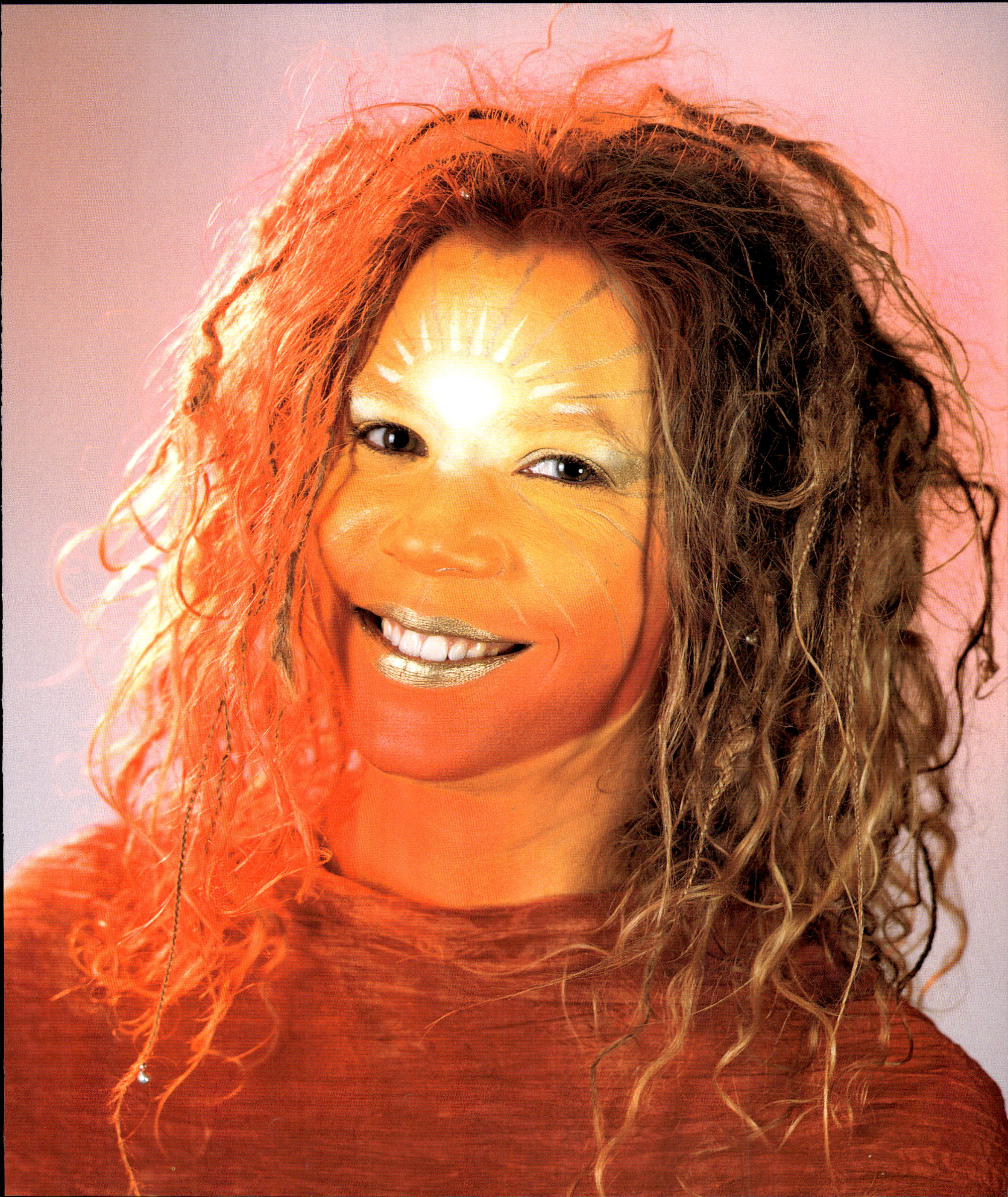

SONNENUNTERGANG

WENN BEI CAPRI DIE ROTE SONNE ...

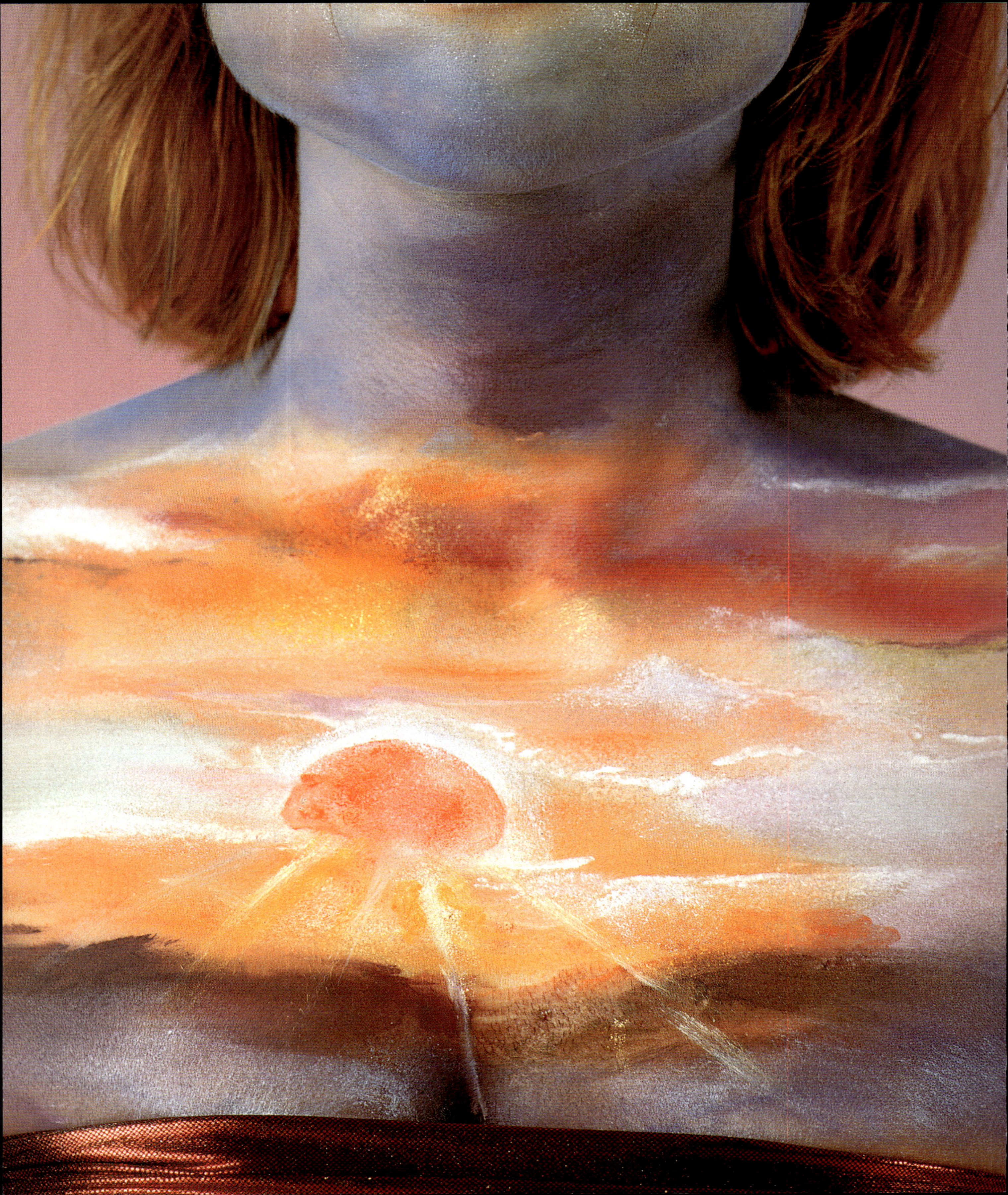

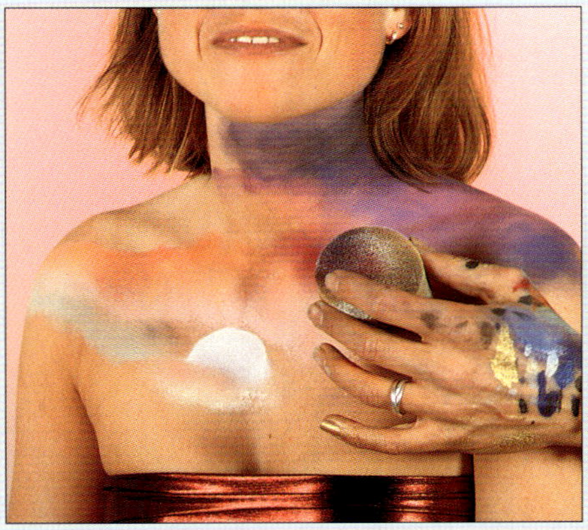

1. Tragen Sie von der rechten Schulter bis zur Mitte des Halses breite dunkle und hellviolette Streifen auf. Darunter eine kleine rote Fläche auftragen. Einen weißen Halbkreis formen, von der linken Schulter mit zarten Rosa- und Orangetönen umschließen. Einen grauen Streifen von links anlegen.

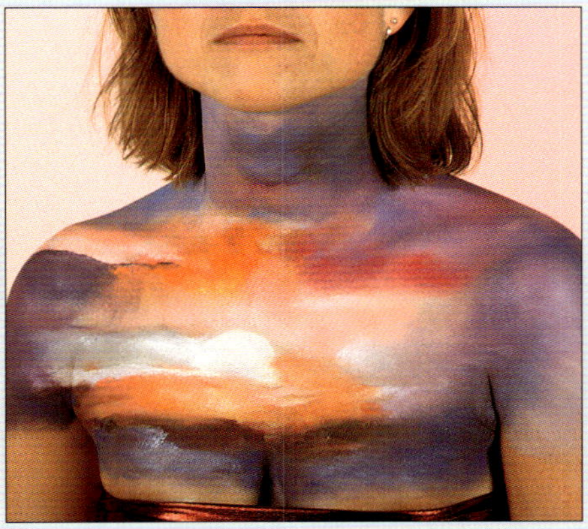

2. Unter die Sonne orangefarbene, dunkelrote und tiefblaue Streifen legen. Leicht mit Weiß überlagern. In etwas helleren blauen bis violetten Tönen den Hals und die obere linke Schulterpartie beenden. Die Schultern und die Oberarme abwechselnd in dunklem Blau und hellem Violett schattieren.

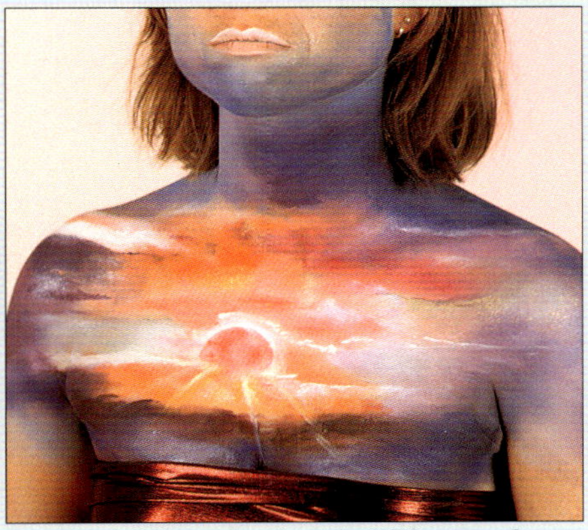

3. Ein hell verlaufendes Blau auf die Kinnpartie geben. Die Lippen in hellem und dunklem Orange schminken. Die Sonne tieforange einfärben. Zeichnen Sie einen weißen Rand und Strahlen. Verwischen Sie die Farben vorsichtig miteinander. Mit einem dünnen Pinsel weiße Konturen herausarbeiten.

Tipp Führen Sie die Arbeitsschritte mit einem runden Schwamm aus.

UND JIMMY GING ZUM REGENBOGEN

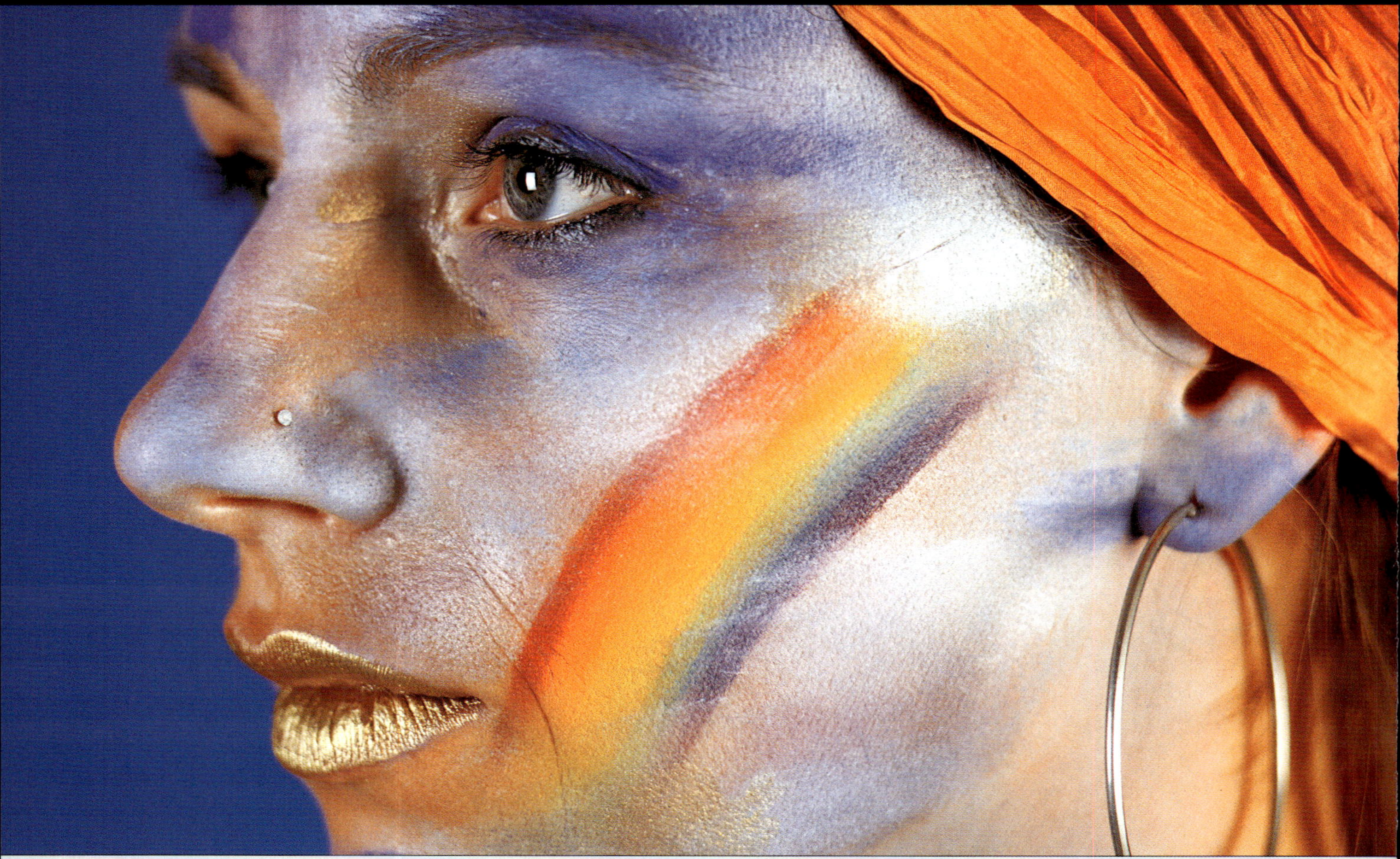

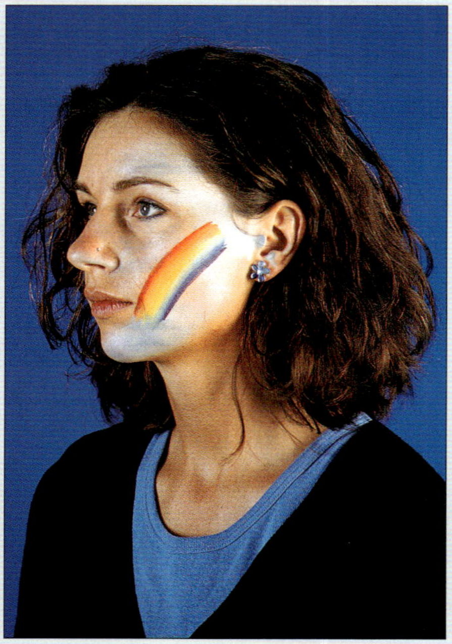

1. Verteilen Sie das Blau hauchdünn auf der rechten Gesichtshälfte. Legen Sie mit dem Pinsel einen roten Bogen vom Mundwinkel zum Wangenknochen. Schließen Sie Orange und Gelb an, das Sie wie alle anderen Farben knapp übereinander legen.

2. Es folgen Grün, Blau und Violett (in der gleichen Technik) auf die gleiche Art. Verteilen Sie Blau und Weiß auf der Gesichtshälfte. Verwischen Sie beide Farben mit je einem Schwamm bis in die Enden des Bogens hinein. Tragen Sie Gold auf die Lippen auf und verteilen Sie es leicht zwischen den Blautönen.

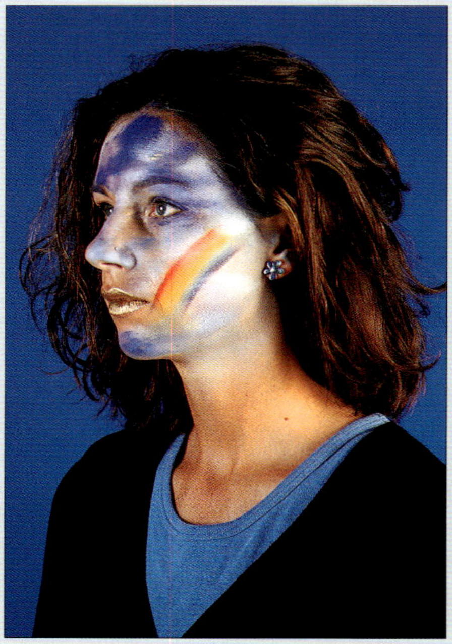

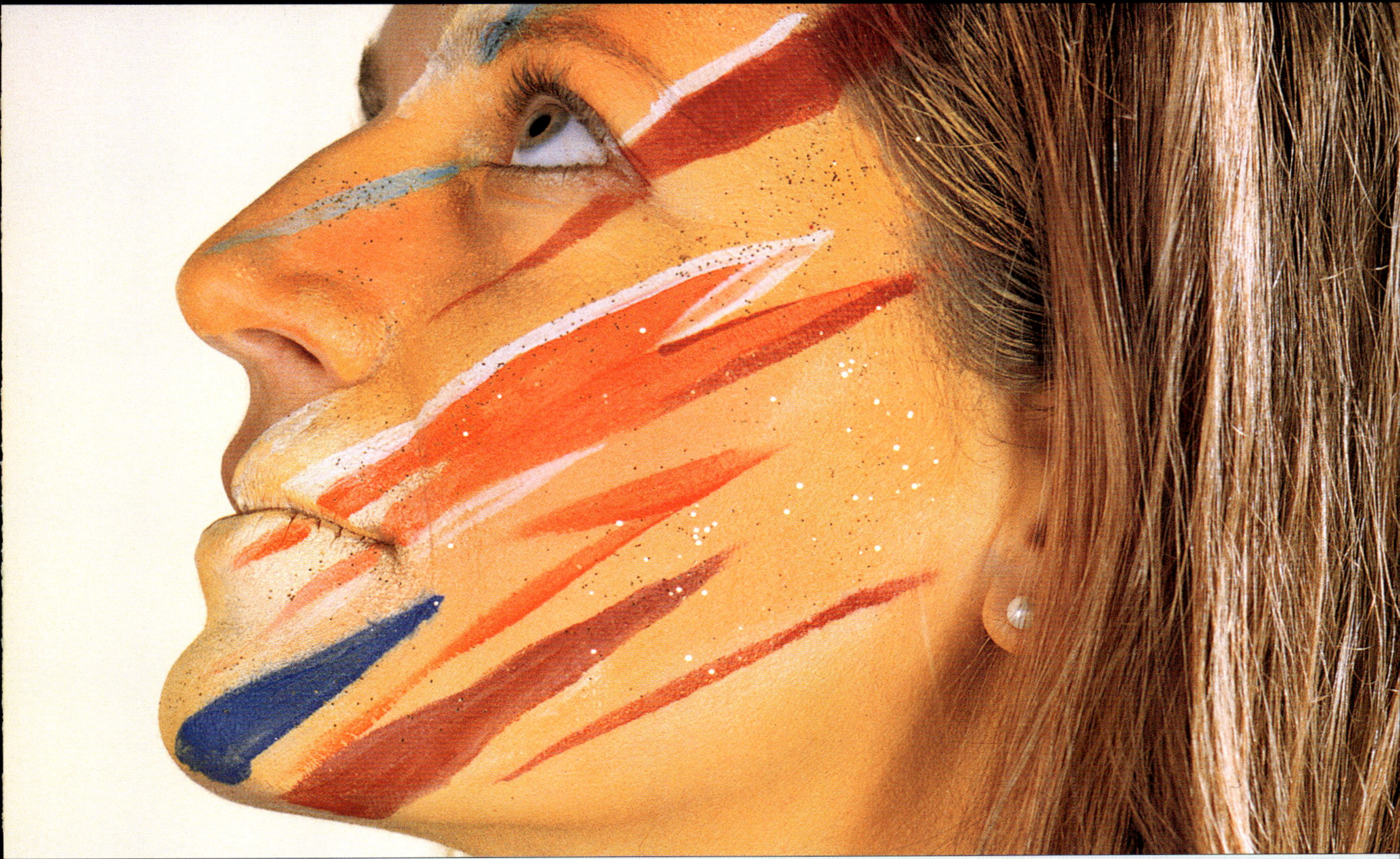

1. Zwei weiße Striche schwungvoll über Stirn und Lippen ziehen. Grundieren Sie eine Gesichtshälfte in einem hellen Gelb. Setzen Sie in den Farben Rot, Orange, Türkis und Blau parallel eckige Zacken über die Wange, die Stirnpartie und den Mund bis auf den Kiefer. Umranden Sie einige mit Weiß. Zum Schluss noch etwas Glimmer – bei geschlossenen Augen – darüber streuen.

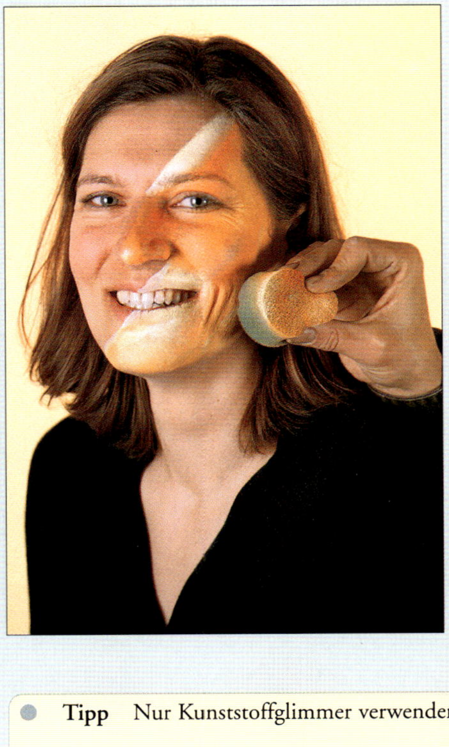

Tipp Nur Kunststoffglimmer verwenden.

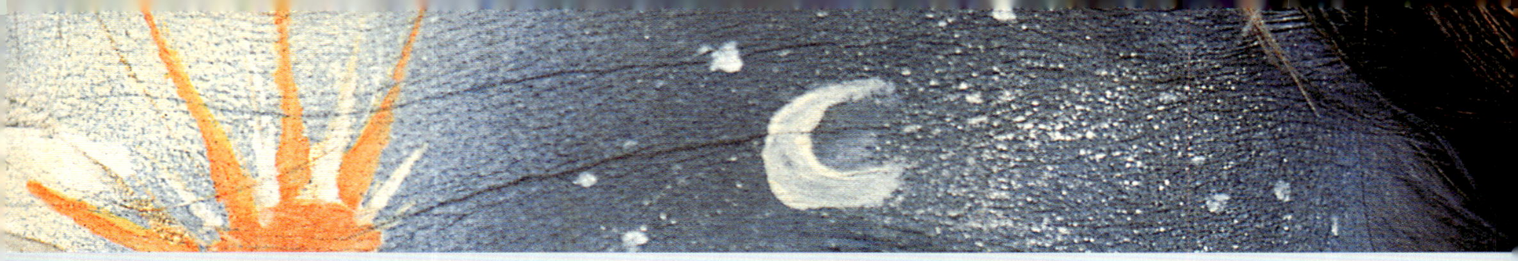

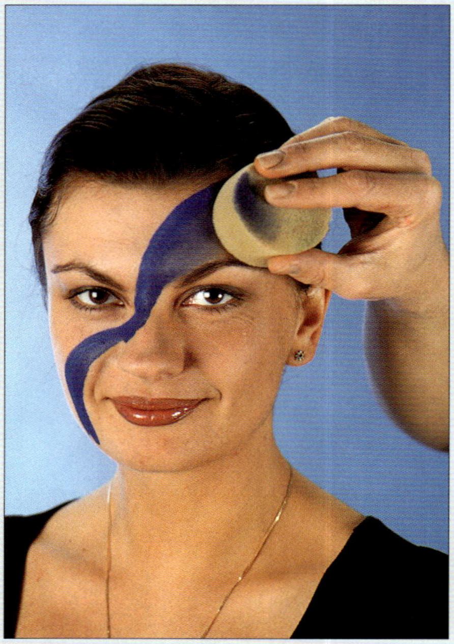

1. Ziehen Sie mit dem Schwamm eine blaue geschwungene Linie vom Kinn über die Nasenwurzel bis zum Haaransatz.

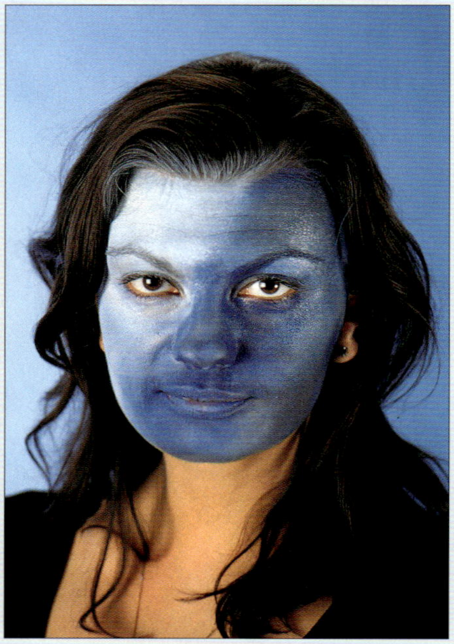

2. Grundieren Sie das Gesicht rechts von der Linie in einem dunklen und links in einem hellen Blau. Mit dem Pinsel die Augenpartie in den gleichen Farben anlegen.

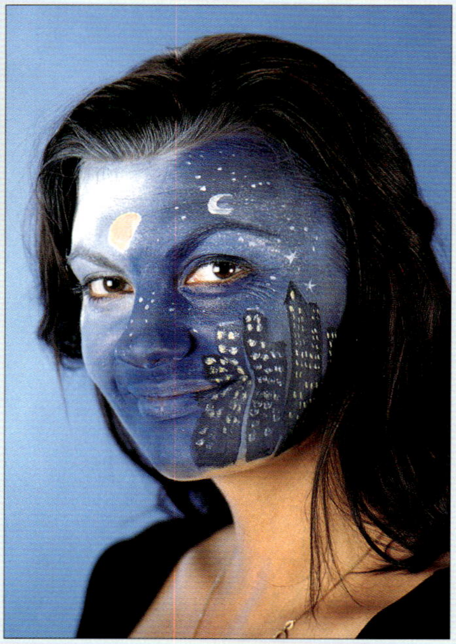

3. Auf der Nachtseite schwarze Striche zu Wolkenkratzern nebeneinander setzen. Mit einem Wattestäbchen oder dünnen Pinsel gelbe Fenster eintupfen. Kleine weiße Tupfer mit Strichen zu Sternen erweitern. In Weiß den sichelförmigen Mond auf die Stirn zeichnen.

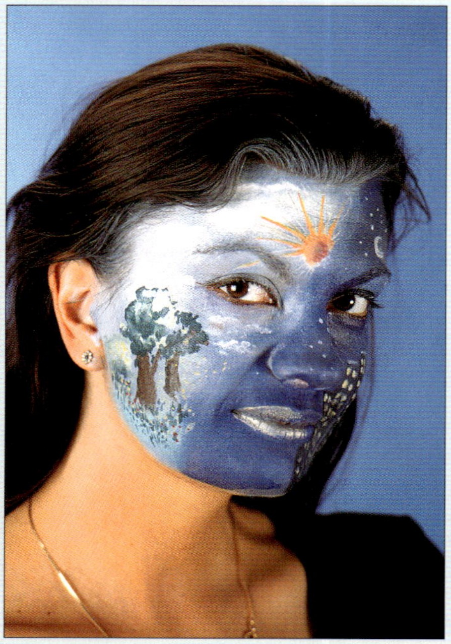

4. Am linken Kiefer etwas helles Grün aufbringen, braune Baumstämme darüber setzen und die Krone in Dunkelgrün mit dem Pinsel auftupfen. Kleine grüne Striche und bunte Punkte als Wiese auftragen. Etwas Weiß auf die Stirn geben, einen orangeroten Halbkreis an die blaue Linie setzen und die Sonnenstrahlen zeichnen.

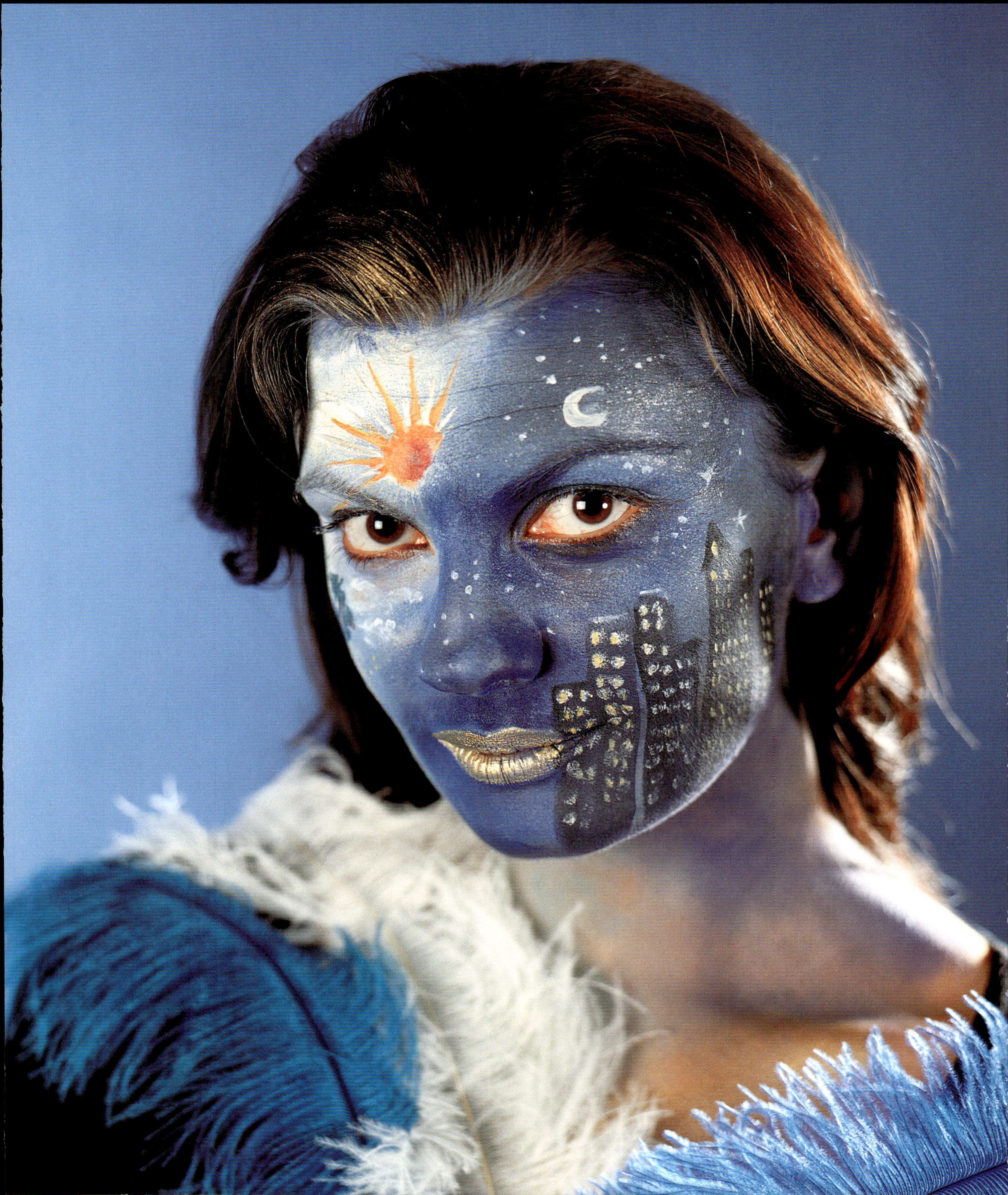

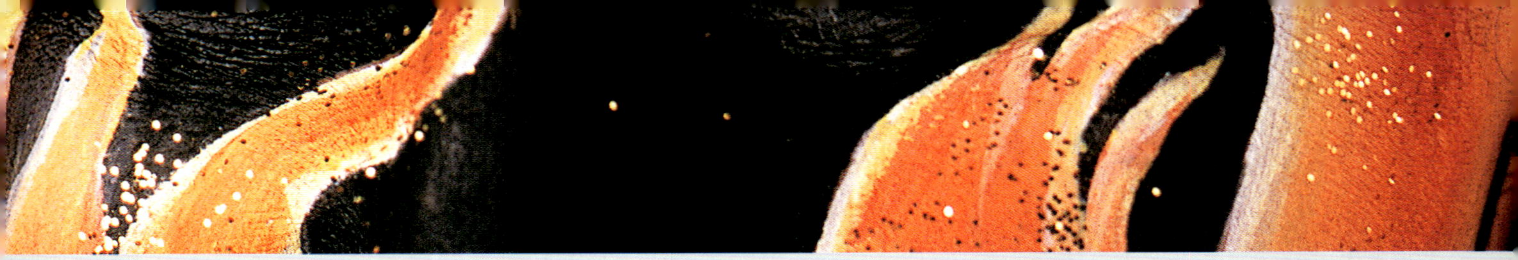

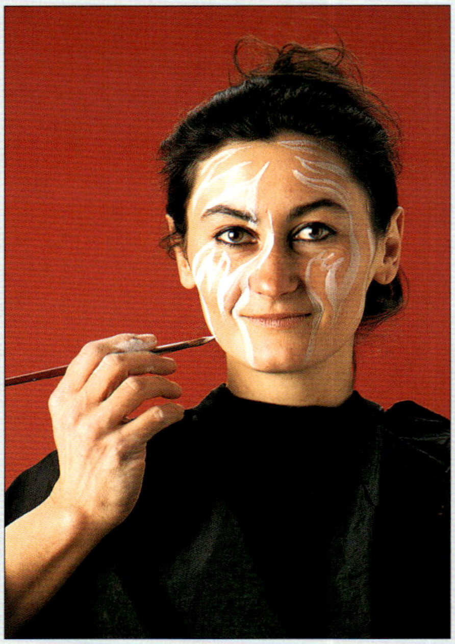

1. Zeichnen Sie mit einem Pinsel in Weiß die Flammenstruktur auf das Gesicht auf.

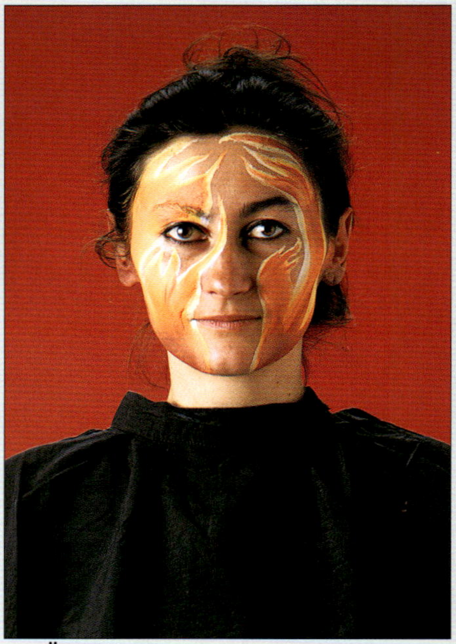

2. Übermalen Sie die weiße Struktur mit gelber Farbe und legen Sie mit einem Schwamm und Pinsel hellrote Farbe in die Flammen. An der Kinnpartie tupfen Sie ein dunkleres Rot auf, das in die Flammen übergeht.

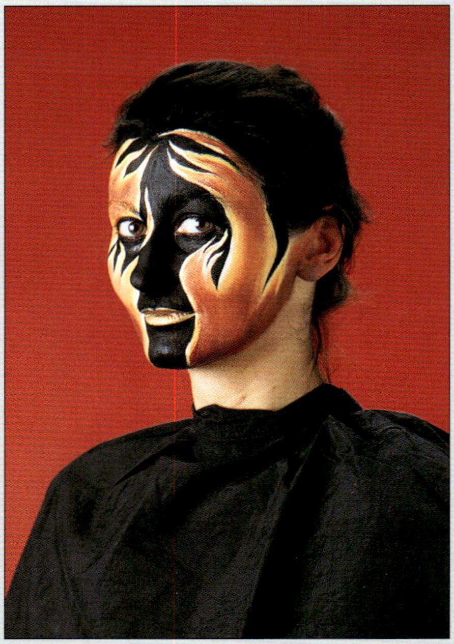

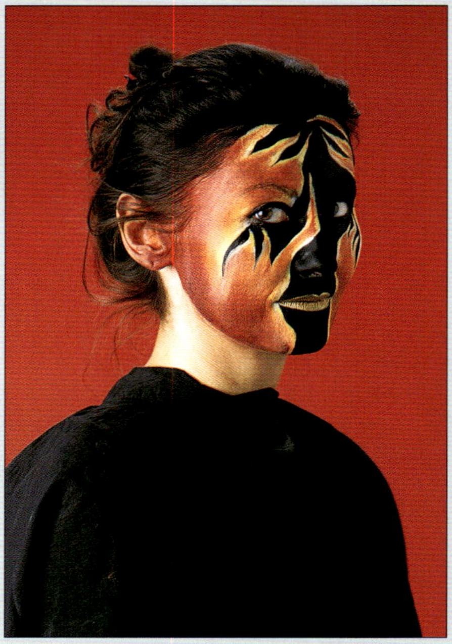

3/4. Der Rest des Gesichts wird mit einem Pinsel schwarz ausgemalt. Sie können auf den beiden Ansichten die Flammenführung erkennen. Den Mund betonen Sie mit goldener Schminke.

FEUERGESICHT

TOTAL ENTFLAMMT

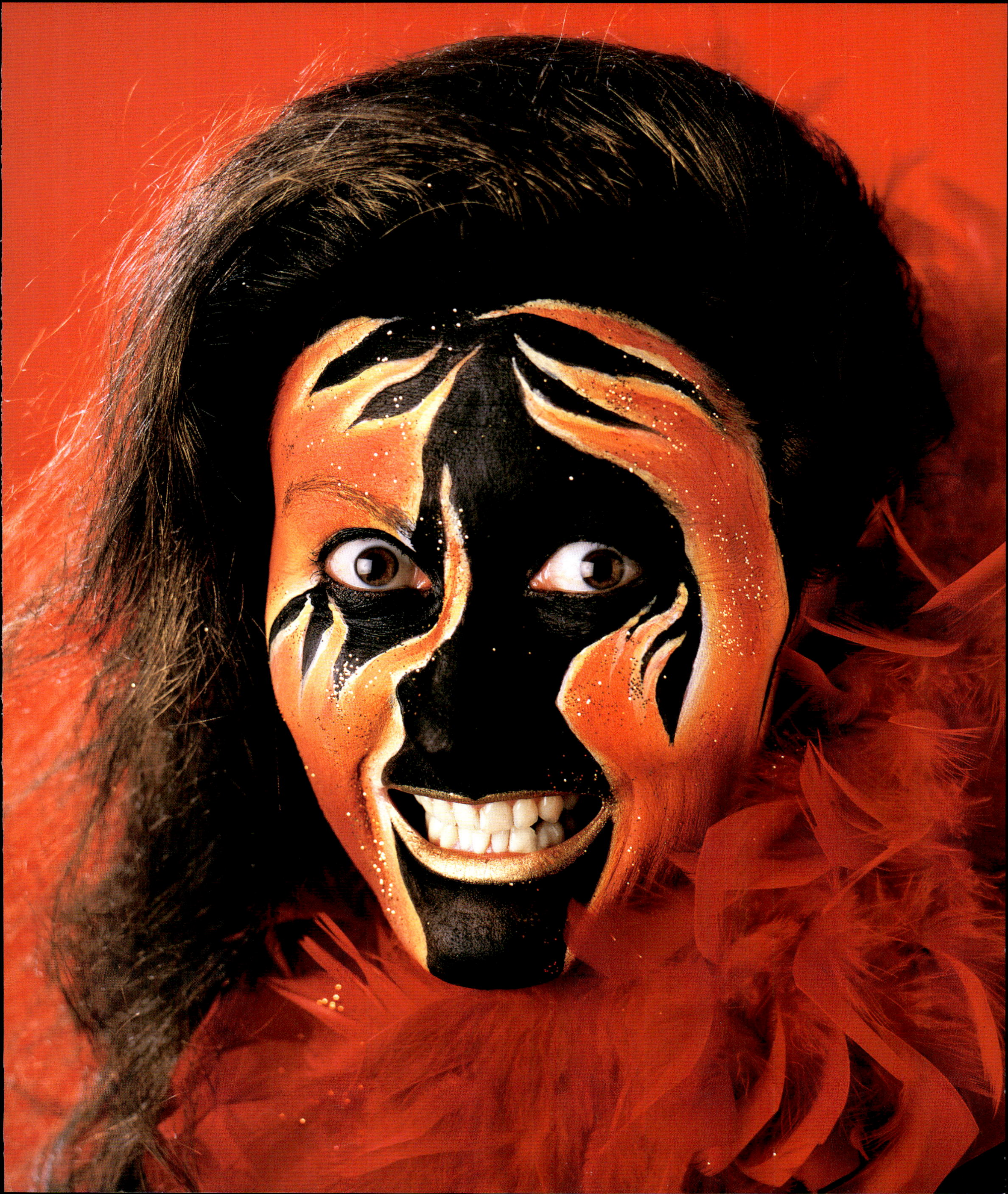

HIPPIE

SAG MIR, WO DIE BLUMEN SIND

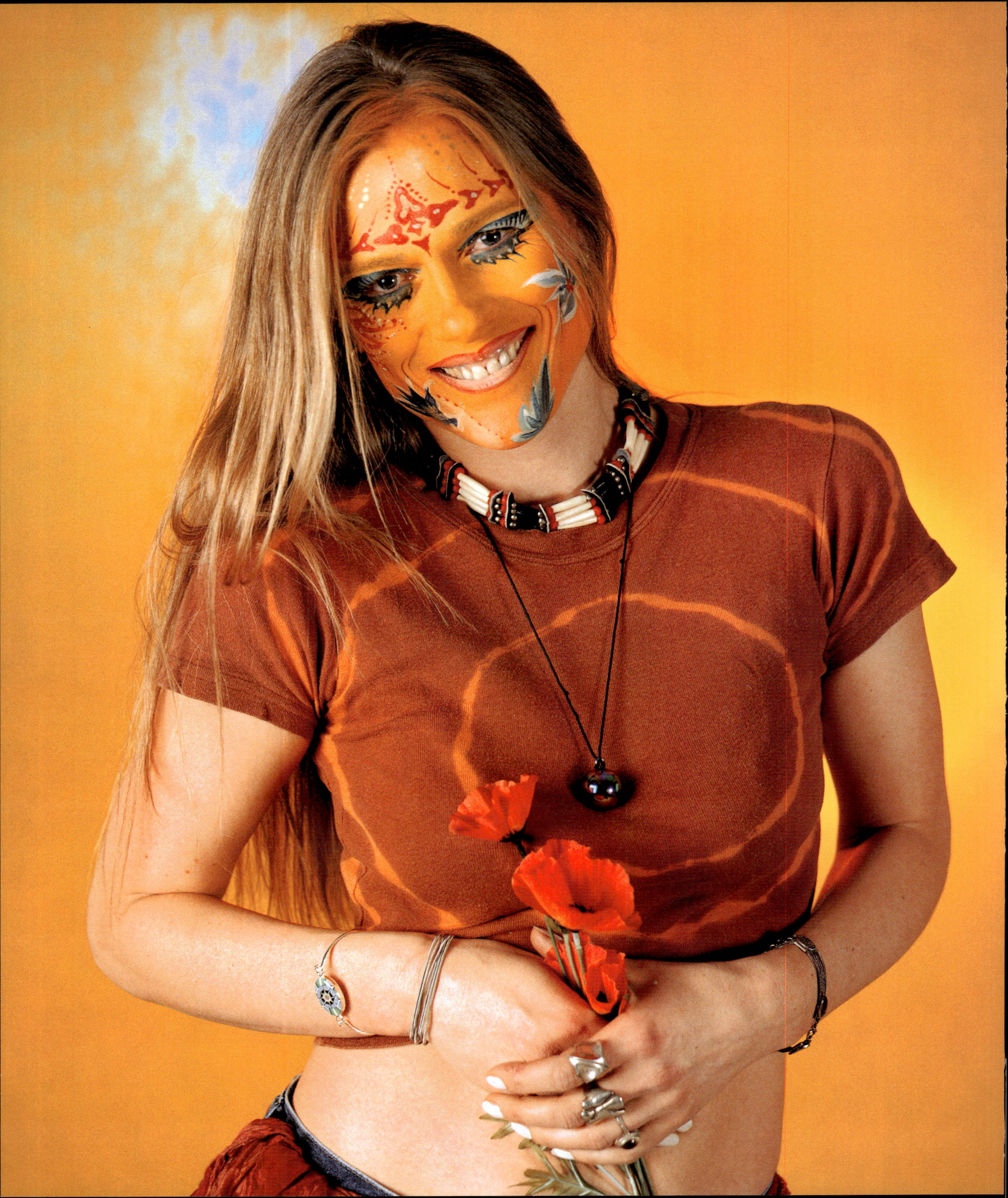

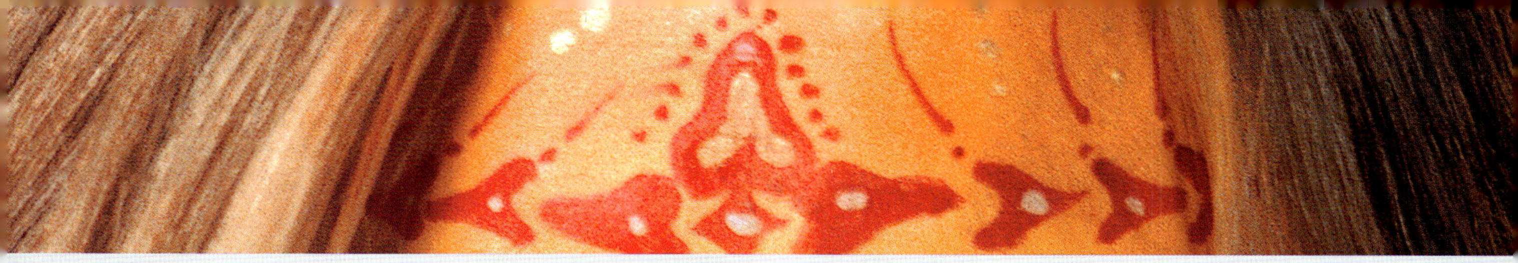

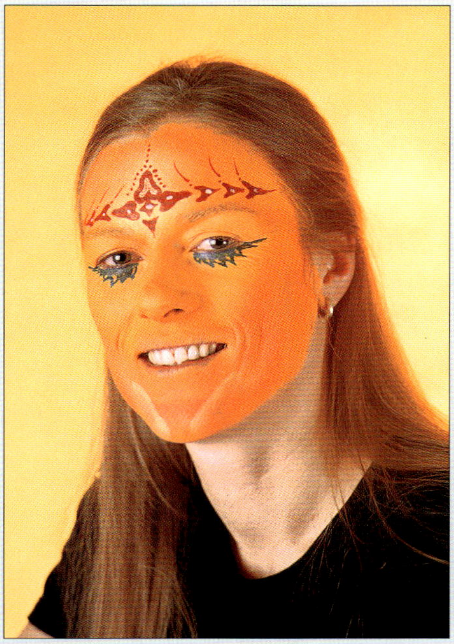

1. Die Grundierung besteht aus einem Gelbton, der an Stirn und Kinn von Orange gerahmt wird. Mit dem Schwamm in der Stirnmitte und am Kinn ein wenig Weiß zugeben. In kleinen Halbbögen eine blattähnliche Form unter die Wimpern setzen.

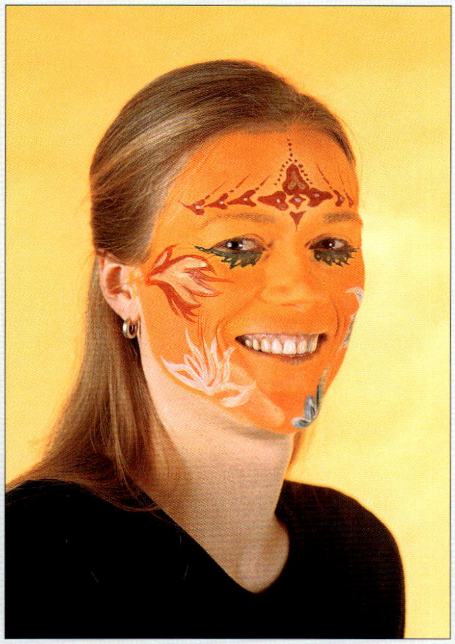

2. Ein kleines rotes Karo auf die Stirn und langgezogene Herzen als Stirnband mit einem dicken Pinsel zeichnen. Malen Sie über den Wangenknochen ein rotes zackiges Blütenblatt und umgeben Sie es mit Strichen sowie kleinen weißen Punkten. Ziehen Sie von der Mitte aus in Weiß die Form eines Blütenblattes. Lassen Sie dabei die Pinselstriche am Ende spitz zulaufen.

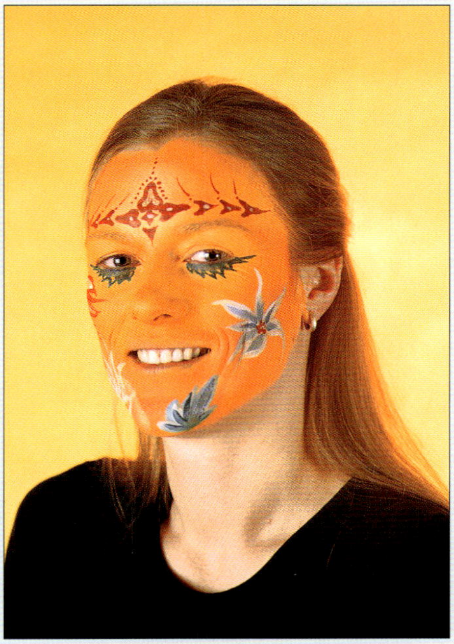

3. Formen Sie die Blätter am Kinn ähnlich wie die Blütenblätter. In Türkis- oder Grüntönen werden die Blüten und Blätter ausgemalt. Zum Schluss kommt ein Tupfen Rot in die Mitte.

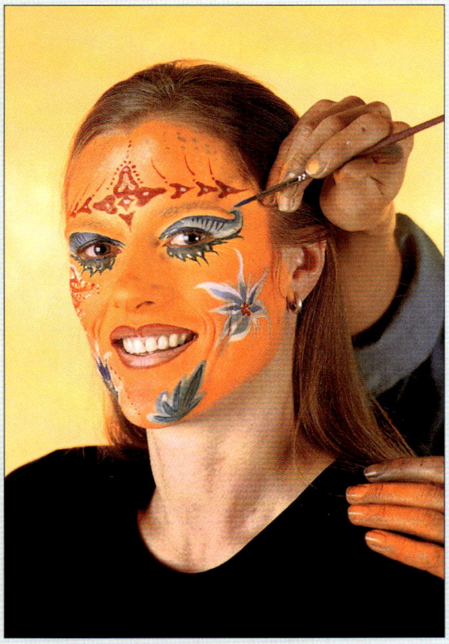

4. Tragen Sie auf die Augenlider hellgrünen Lidschatten auf. Der langgezogene untere Lidstrich wird mit kleinen Blättern gesäumt. Die Lippenform betonen Sie in einem deutlich umrahmten Rotorange. Abschließend den Hals in einem hellen Orangegelb abtönen.

Tipp Mit einem dickeren runden Pinsel können die Herzbögen beim Stirnband einfach aufgetupft und mit einem kleinen Pinsel zu den Spitzen hin verlängert werden.

FANTASIEVOLLES

MACHEN SIE DOCH, WAS SIE WOLLEN

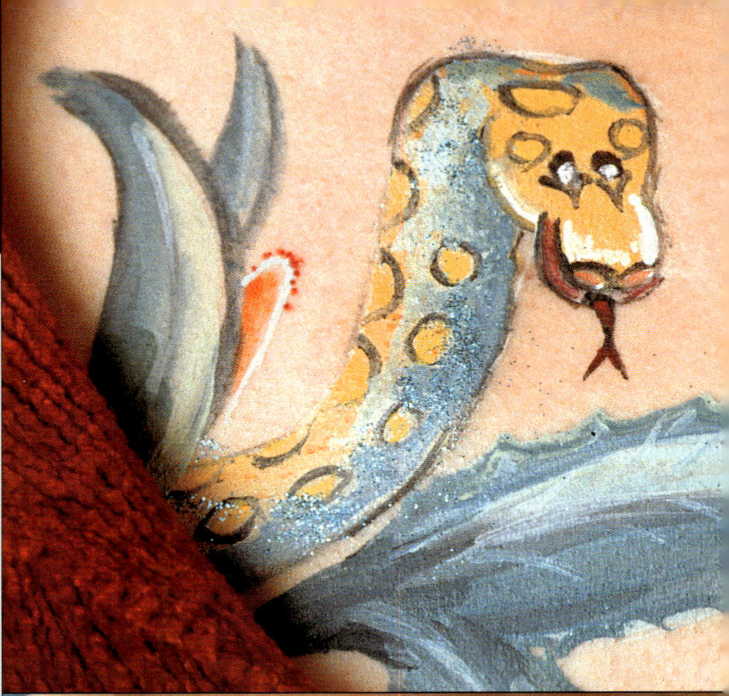

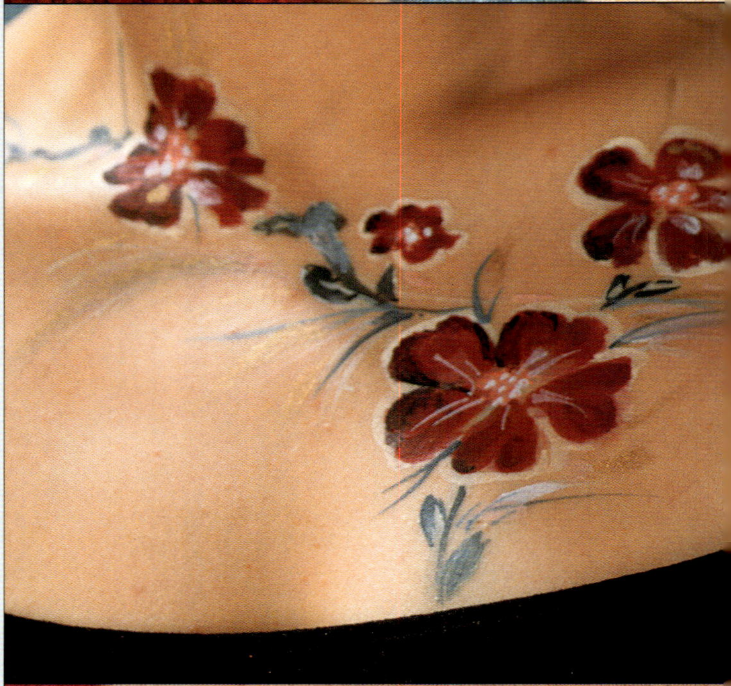

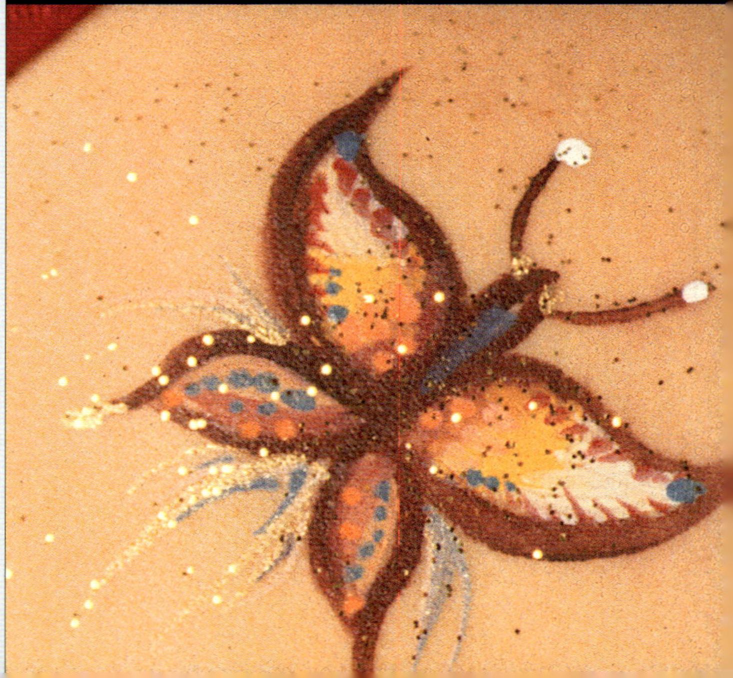

Nun aber Schluss mit den Vorlagen. Jetzt sind Sie selber dran!

Geben Sie allem, was so kreucht und fleucht, die Chance, sich auf Ihrer Haut ein fröhliches Stelldichein zu geben. Schmetterlinge, Spinnen oder Schlangen können Ihr fantastischer Hautschmuck sein. Wählen Sie aus der Vielfalt der Arten, was immer Ihnen behagt.

Wo die Tierchen es sich dann behaglich machen, entscheiden Sie: Ob am Bein, auf dem Dekolletee, um den Bauchnabel herum, am Arm – geben Sie ihnen auf Ihrer Haut ein neues Zuhause. Doch Vorsicht: Giftig kann die Schlange aus dem Ausschnitt züngeln!

Wenn Sie eher Blumenranken und Blüten vorziehen, lassen Sie die florale Pracht ranken. In einem aparten Blumendekolletee wird sich so mancher Blick verfangen.

Geben Sie auch der Liebe eine »hautnahe« Chance. Nur Mut, zeigen Sie der Welt ein gebrochenes Herz. Mit Herzmotiven, ob offen gezeigt oder auch etwas versteckter, können Sie Gefühle offenbaren.

Womit auch immer Sie Ihre Haut schmücken wollen, greifen Sie einfach zum Pinsel und lassen Sie Ihrer Fantasie freien Lauf.

Greifen Sie beherzt zur Farbe.
Erlaubt ist, was gefällt.

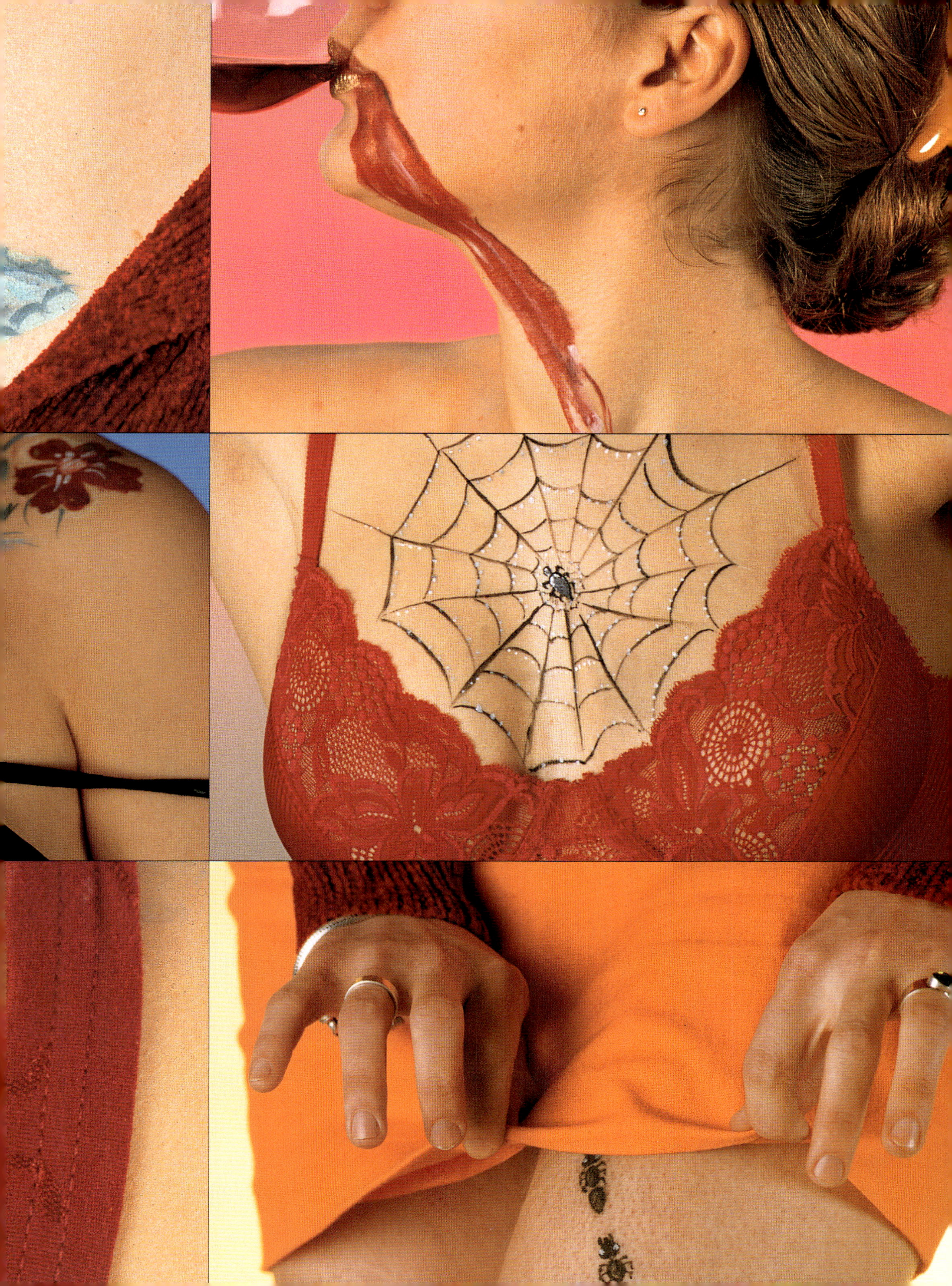

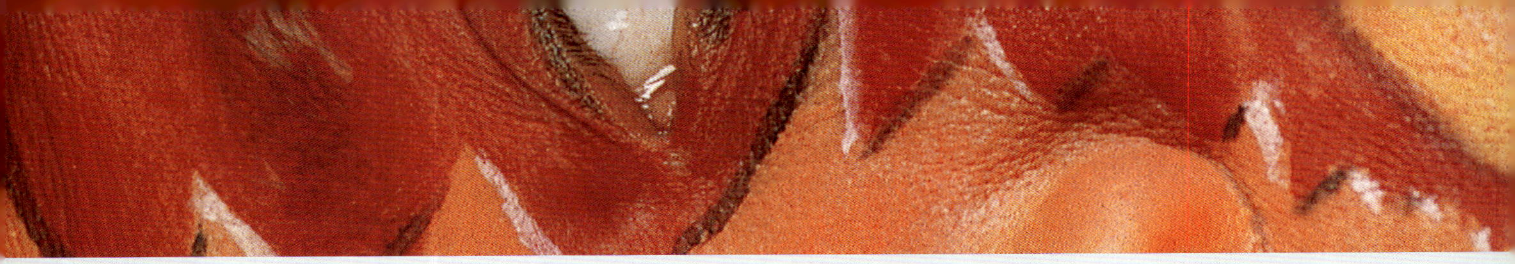

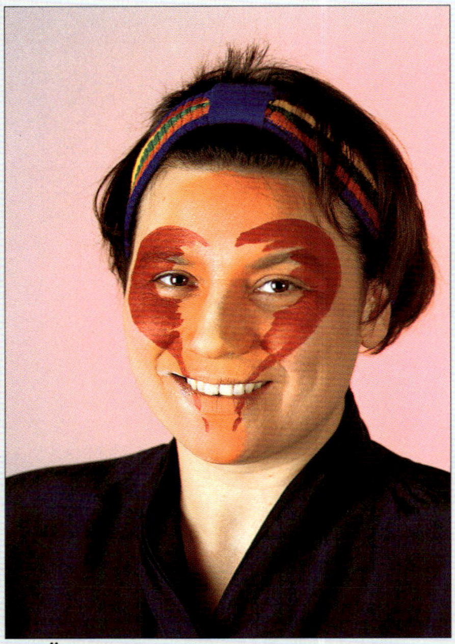

1. Über die leicht mandarinfarbene Grundierung an Stirn und Kinn zwei Herzbögen zeichnen. Diese verlaufen über die Schläfen und die Wangenknochen bis über die Mundwinkel. Zeichnen Sie mit dem Pinsel die Zacken in etwas Abstand zur Nase.

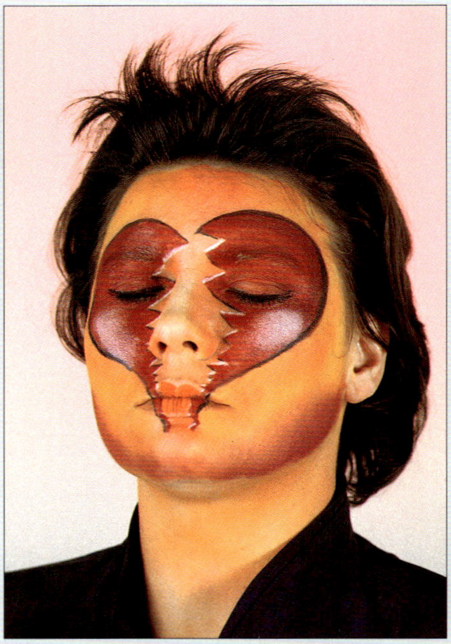

2/3. Grundieren Sie das übrige Gesicht gelb und die Wangenpartie orange. Das Herz mit Schwarz umranden. Die Nase mit einer Mischung aus Weiß und Orange einfärben. Das Kinn und der Kieferknochen erhalten ein dunkles Rot.

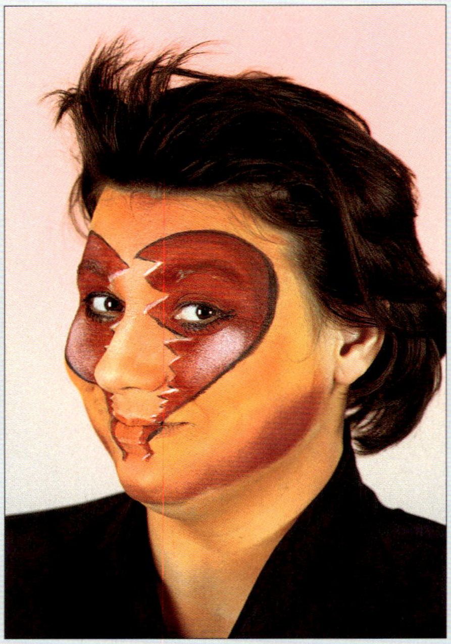

Formen Sie die roten Zacken der beiden Hälften so aus, dass sie ineinander passen und setzen Sie für beide Teile gegenläufig schwarze und weiße Striche auf die Ränder. Die zwischen den Herzspitzen liegenden Lippen orange bemalen.

GEBROCHENES HERZ

LIEBESKUMMER LOHNT SICH NICHT, MY DARLING

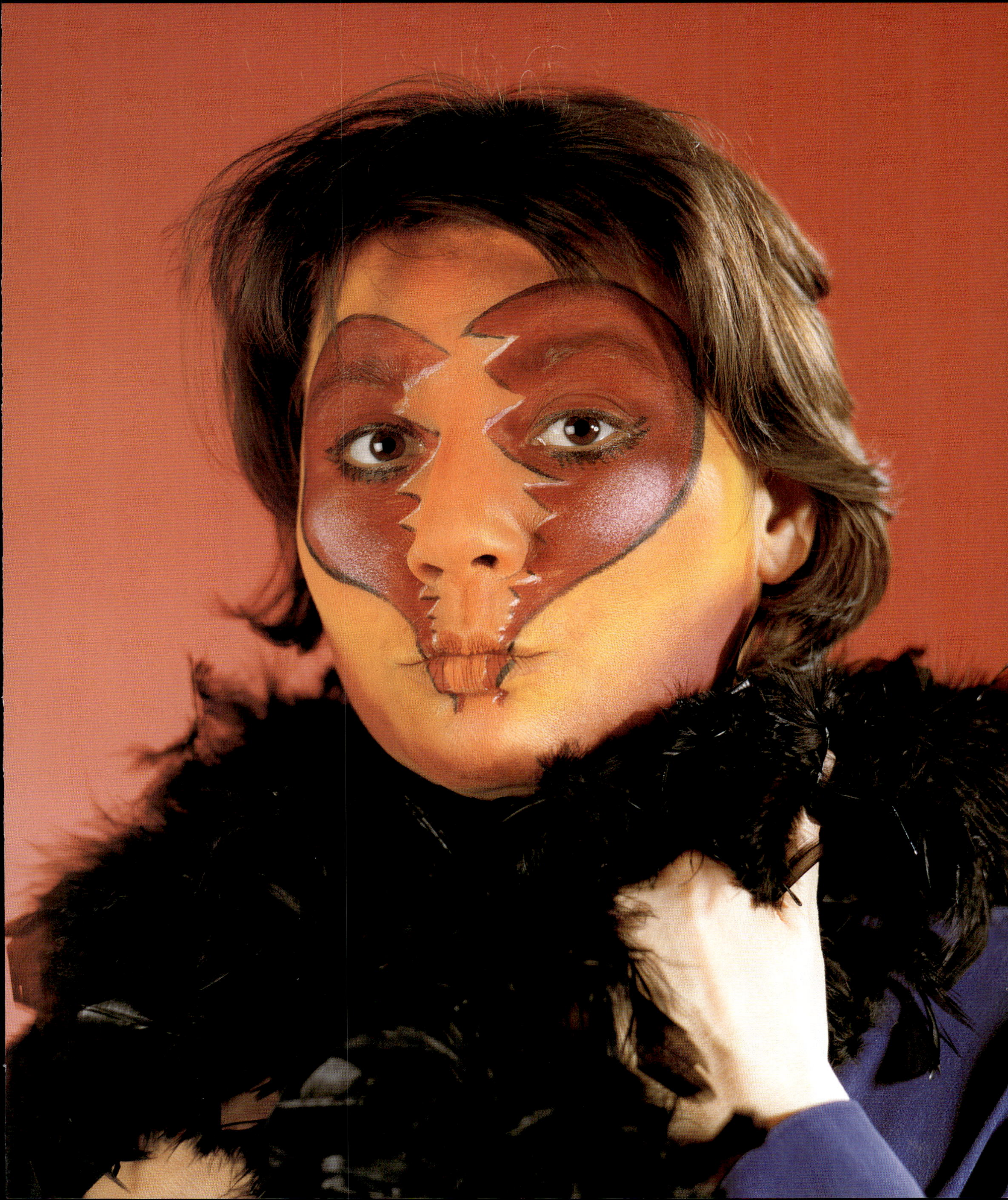

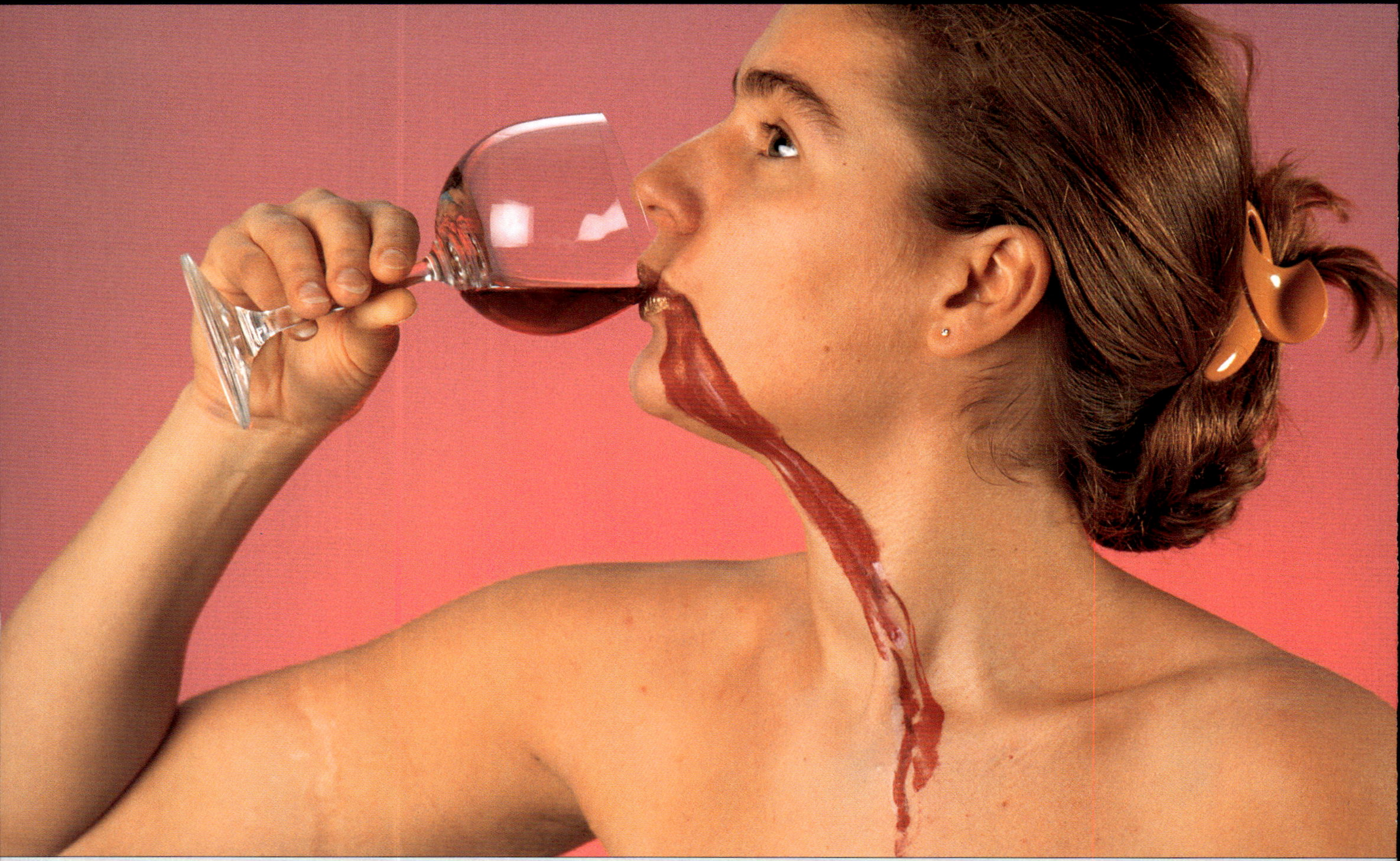

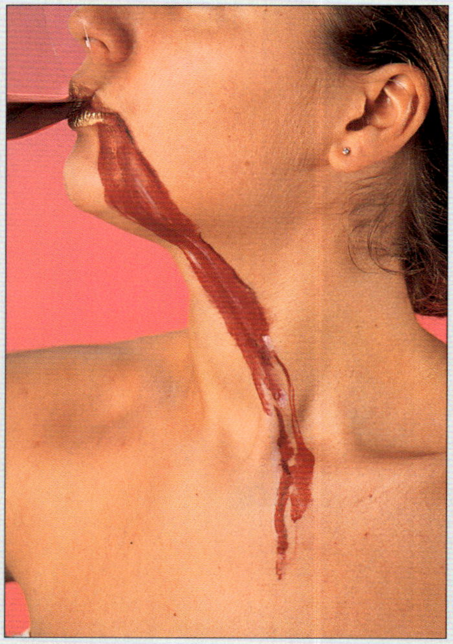

Mit einem wässrigen Pinsel tragen Sie vom Mundwinkel aus das Rot über das Kinn und den Hals bis auf das Dekolletee auf. Setzen Sie einen zweiten Verlauf daneben und formen Sie mit einem runden Pinsel die unteren Enden tropfenförmig aus. An einigen Stellen im Mund- und Halsbereich kann der Strichrand dunkelrot begrenzt werden. Fügen Sie einige weiße Striche in Fließrichtung der Farbe hinzu.

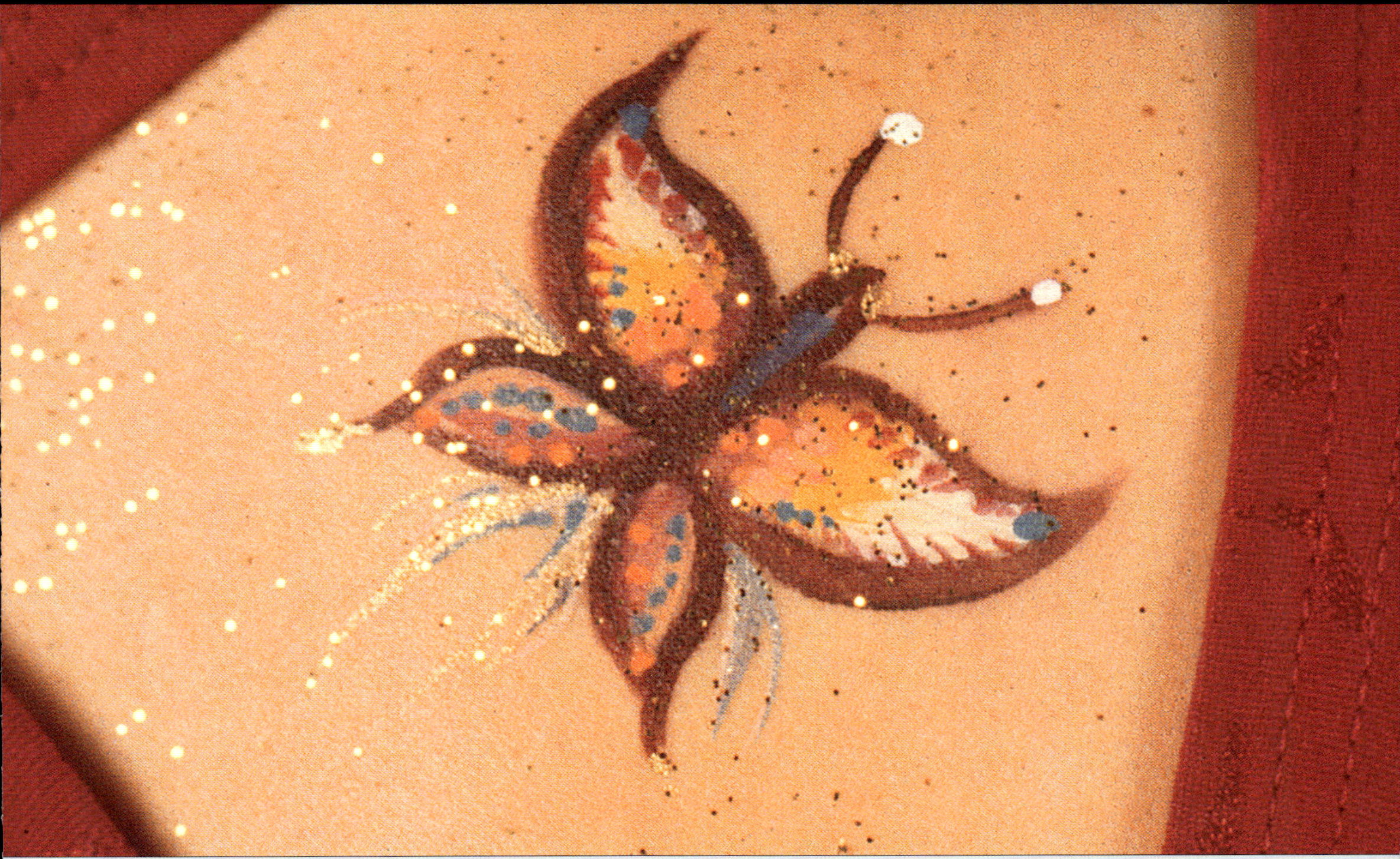

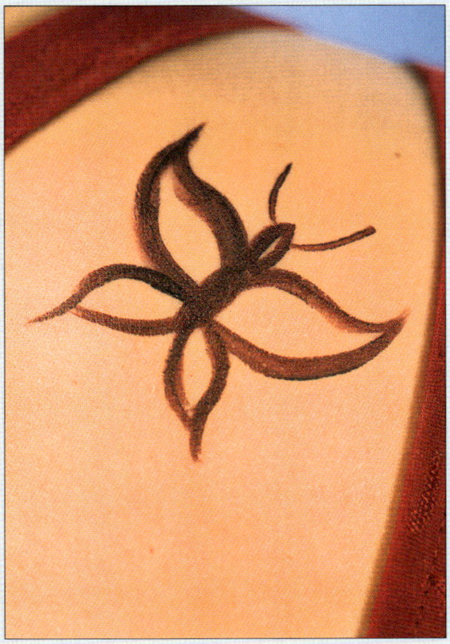

1. Malen Sie die oberen Flügel in Dunkelrot und setzen die unteren Flügel mit einer kleinen Spitze an. Mit einem Pinselstrich in mittlerer Stärke den Körper in die Mitte setzen. Eine kleine Stelle am Kopf bleibt frei. Die Fühler mit zwei dünnen Strichen anfügen.

2. Die oberen Flügel werden mit dem Pinsel in Gelb, Orange und Weiß, die unteren in Orange und Rot ausgefüllt. Kurze rote Zacken an den Flügelenden, blaue, gold- und orangefarbene Tupfen parallel zu den Flügelstrukturen auftragen. Mit weißen, goldfarbenen und hellblauen dünnen Fahrern, weißen Fühlerspitzen und goldenem Glimmer vervollständigen Sie das Gesamtbild.

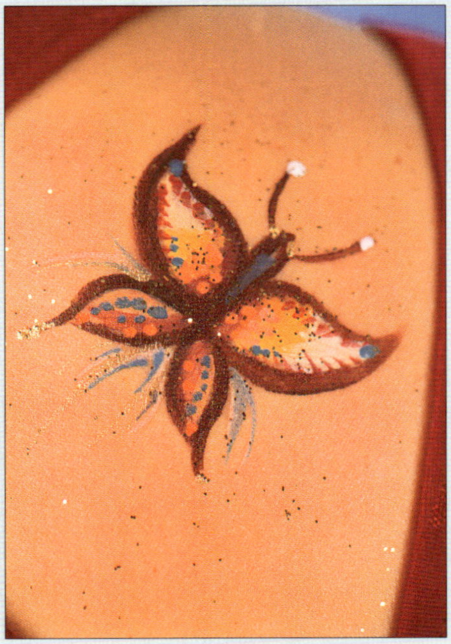

SCHLANGE

VERFÜHRERISCH ZÜNGELT DIE SCHLANGE

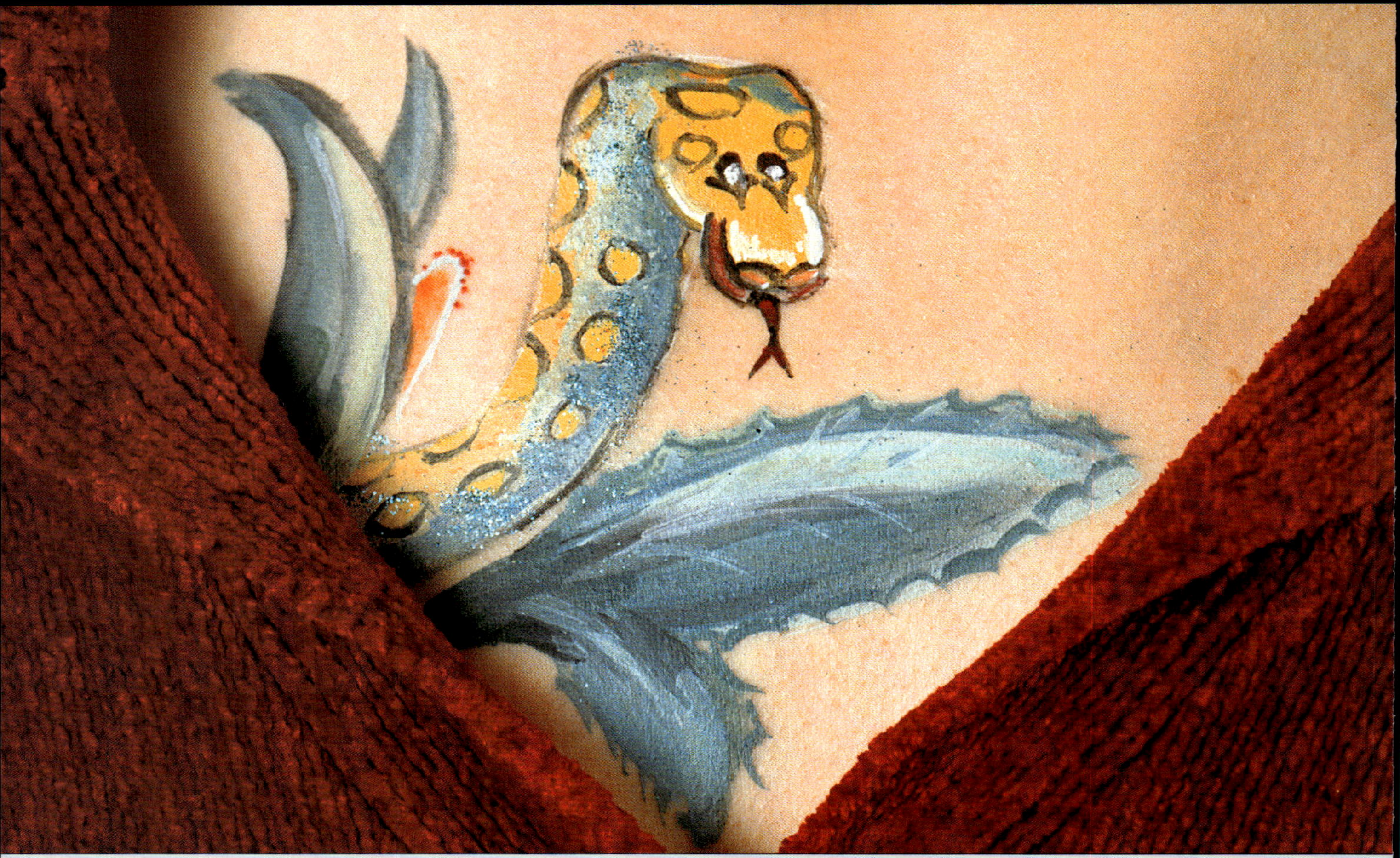

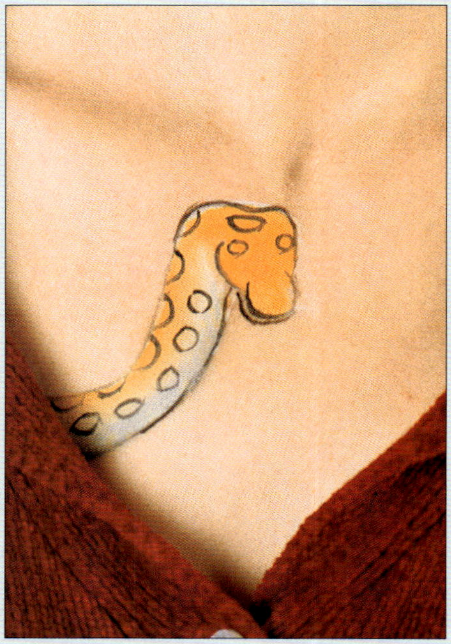

1. Zwei parallele Bogen formen den Schlangenkörper. Die linke Linie verlängern und mit einer doppelten S-Form den Kopf bilden. Führen Sie den Schwung weiter bis auf die Höhe des zweiten Körperbogens. Ein nach oben geöffneter kleiner Bogen wird zum Kiefer. Zeichnen Sie zwei u-förmige Kurven als Maul. Malen Sie den Kopf und den Schlangenrücken schwach gelb, die Unterseite grau und setzen Sie kleine Kreise und Halbkreise auf die Schlangenstruktur.

2. Den Unterkörper und Hinterkopf mit Grün ergänzen, die Kreise mit Gelb füllen. Zeichnen Sie mit kleinen schwarzen Kreisen und einem V darunter die Augen und mit zwei aneinander liegenden Ovalen die Nasenlöcher. Geben Sie etwas Weiß in die Augenkreise und die Ränder des vorderen Schlangenmundes. Gestalten Sie den Mund, die Nasenlöcher und die gespaltene Zunge in verschiedenen Rottönen.

3. Zeichnen Sie mit aneinander gesetzten dunkel- und hellgrünen Schwüngen die Blätter. Diese schwarz umranden und mit kleinen Zacken hervorheben. Ein kurzer orangefarbenen Strich dient als Blüte. Darauf kleine roten Punkte setzen.

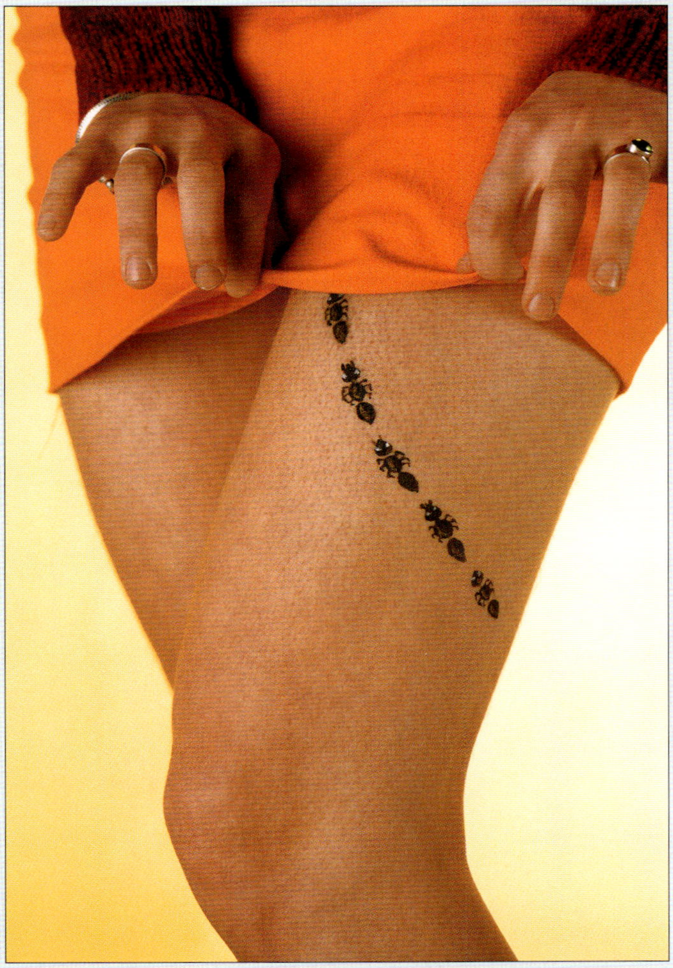

Den Körper einer Ameise folgendermaßen zusammensetzen: ein kleines waagerechtes Oval als Kopf, ein kleines senkrechtes Oval mit Strichen als Beine und ein spitz zulaufendes Oval als Körper. Zwei feine Striche als Fühler an den Kopf zeichnen. Tupfen Sie weiße Punkte als Augen auf. Mit goldenen Strichen die feinen Rundungen auf dem Körper betonen.

Tipp Damit die Ameisen auf dem richtigen Weg sind, kann in einer Hautfarbe eine kaum sichtbare Linie angelegt und dann mit dem Schwamm wieder weggewischt werden.

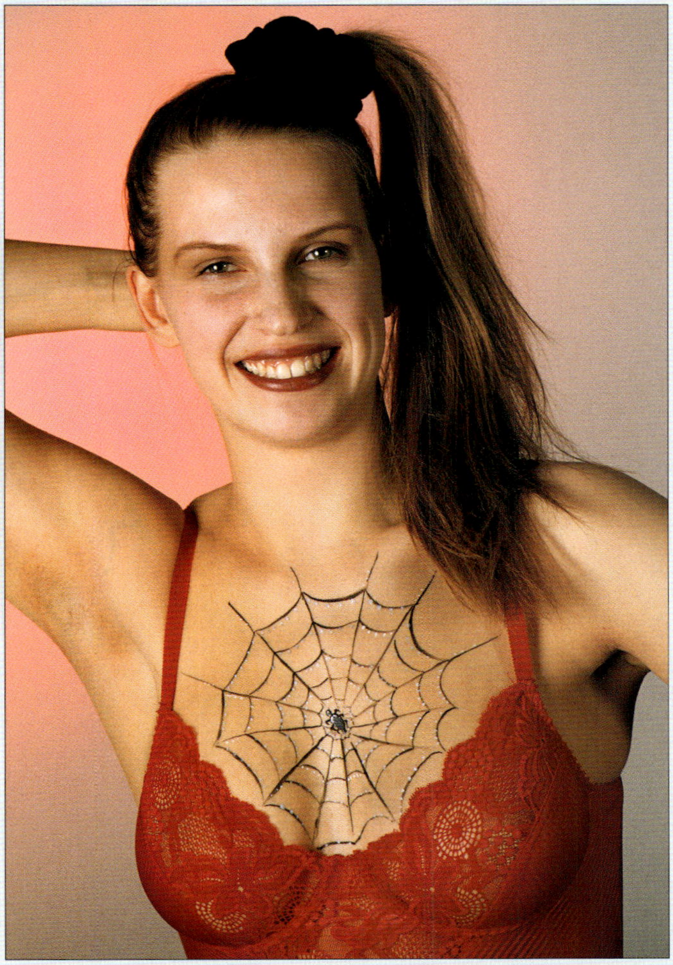

Legen Sie den Punkt fest, an dem die Spinne sitzen soll. Zeichnen Sie den Körper mit einem spitzen Oval und einem runden Kopf. Setzen Sie die Beine an. Das Netz können Sie freihändig zeichnen. Beachten Sie den Tipp.

Tipp Für die sternförmigen Linien kreisförmig um die Spinne in gleichem Abstand etwa 13 kleine helle Hilfspunkte setzen. Weitere Hilfspunkte in einem größeren Abstand setzen. Die beiden hintereinander liegenden Punkte vom Zentrum aus mit einem Strich in beliebiger Länge verbinden. Von innen nach außen mit einem dünnen Pinsel in kurzen Schwüngen die Bögen in das sternförmige Grundgerüst setzen. Weiße Tupfer auf den Bogen runden das Gesamtbild ab.

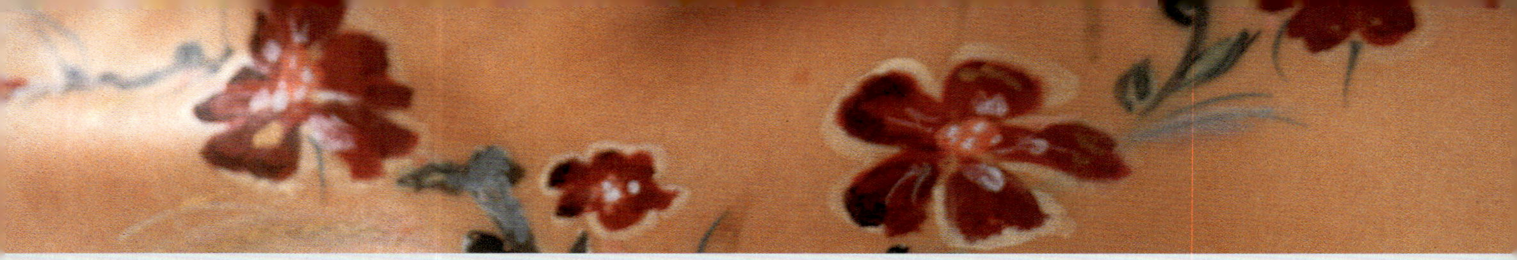

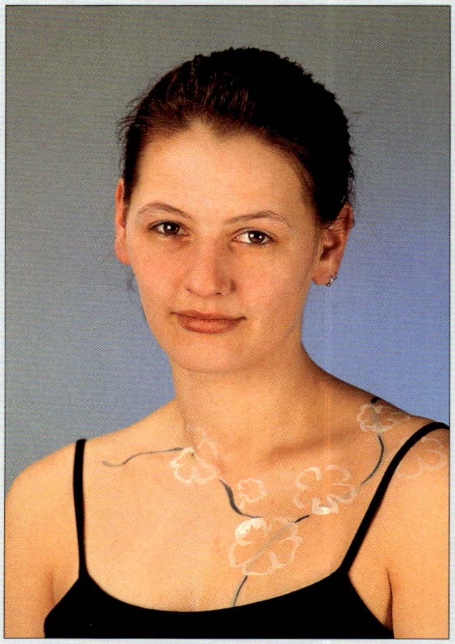

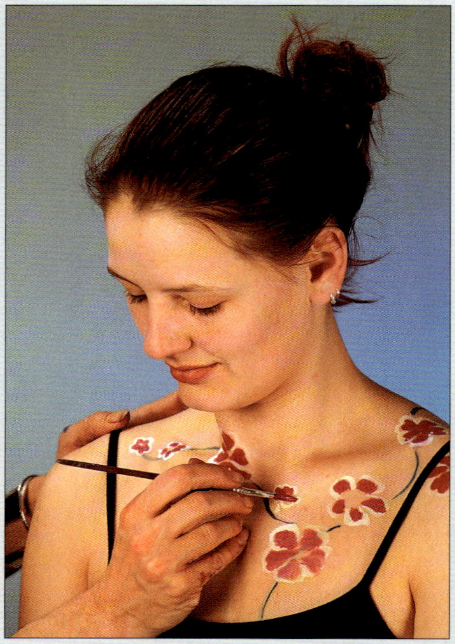

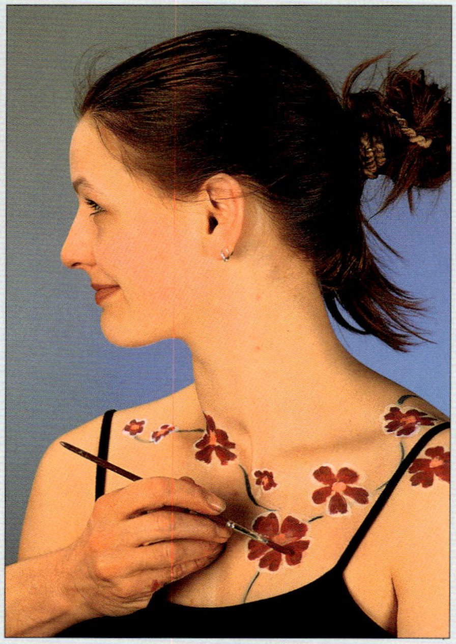

1. Eine geschwungene, verzweigte Linie in Dunkelgrün anlegen und darüber die Konturen der Blüten in Weiß zeichnen.

2. Die Blütenblätter in hellem Rot ausfüllen, den weißen Rand stehen und die Mitte freilassen. Mit einem runden Pinsel an den Rand der Blütenblätter zwei nebeneinander liegende Halbkreise tupfen

3. Ein dunkles Rot kräftig in die linken und leicht in die rechten Blütenblätter tupfen. An den Rand der links liegenden Blüten kleine schwarze Striche setzen und in das Rot einarbeiten. In die Blütenmitten Orange tupfen.

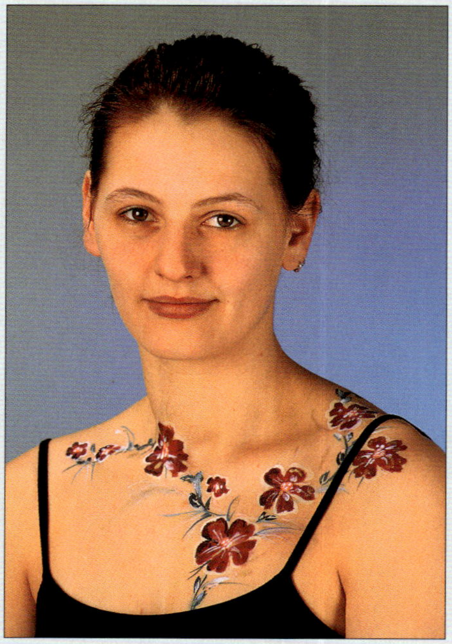

4. Hellgrüne spitz zulaufende Striche als Blätter an die Stiele setzen und mit dunklem Grün umranden. Das dunkle Grün in die Blätter übergehen lassen. Das Muster von den Stielen aus mit goldfarbenen und dunkelgrünen Strichen verzieren. Setzen Sie in die Mitte der Blüten kleine weiße Tupfer mit nach außen verlaufenden Strichen. Gold auf die äußeren Ränder legen.

BLUMIGES DEKOLLETEE

LASS BLUMEN SPRECHEN

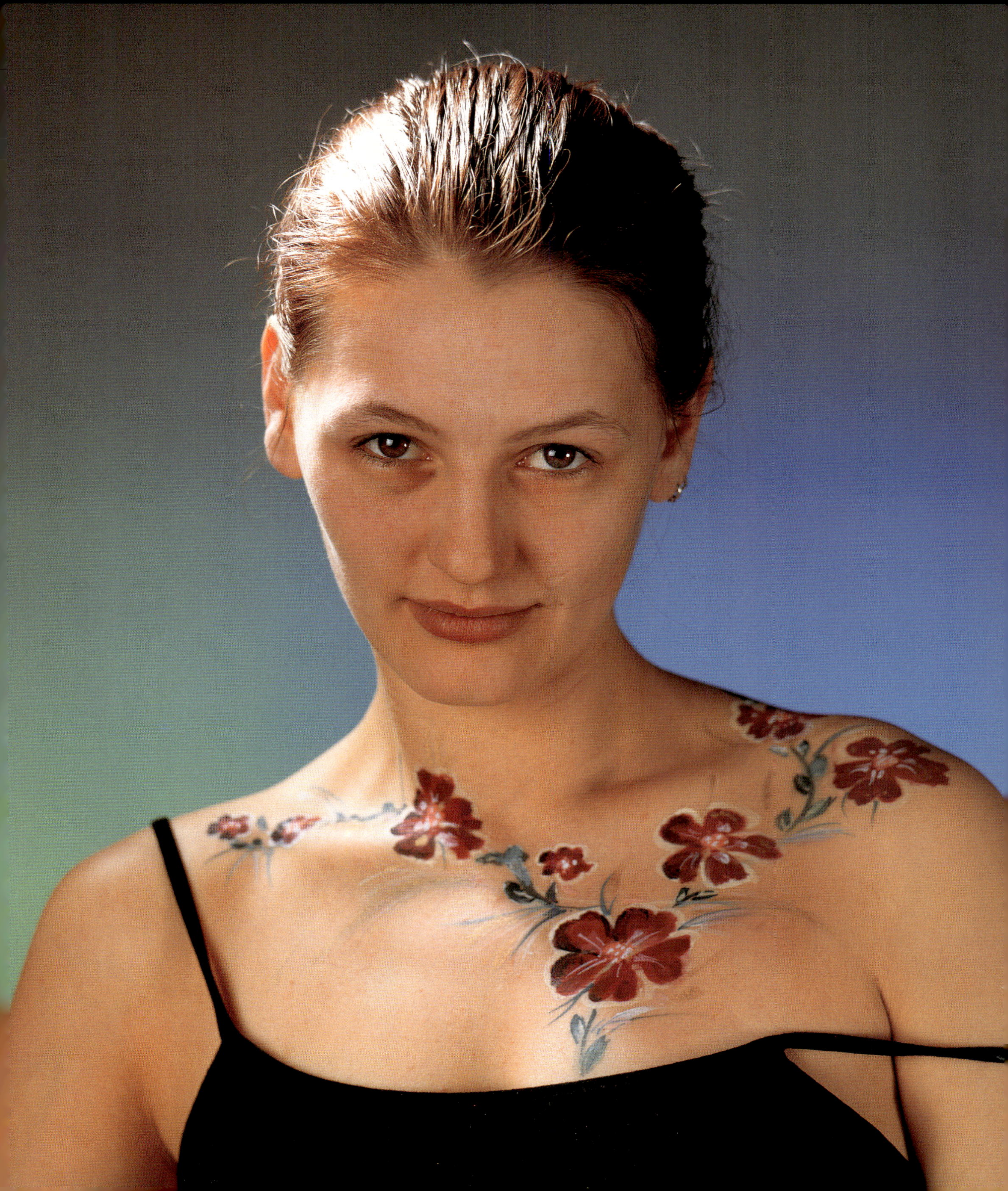

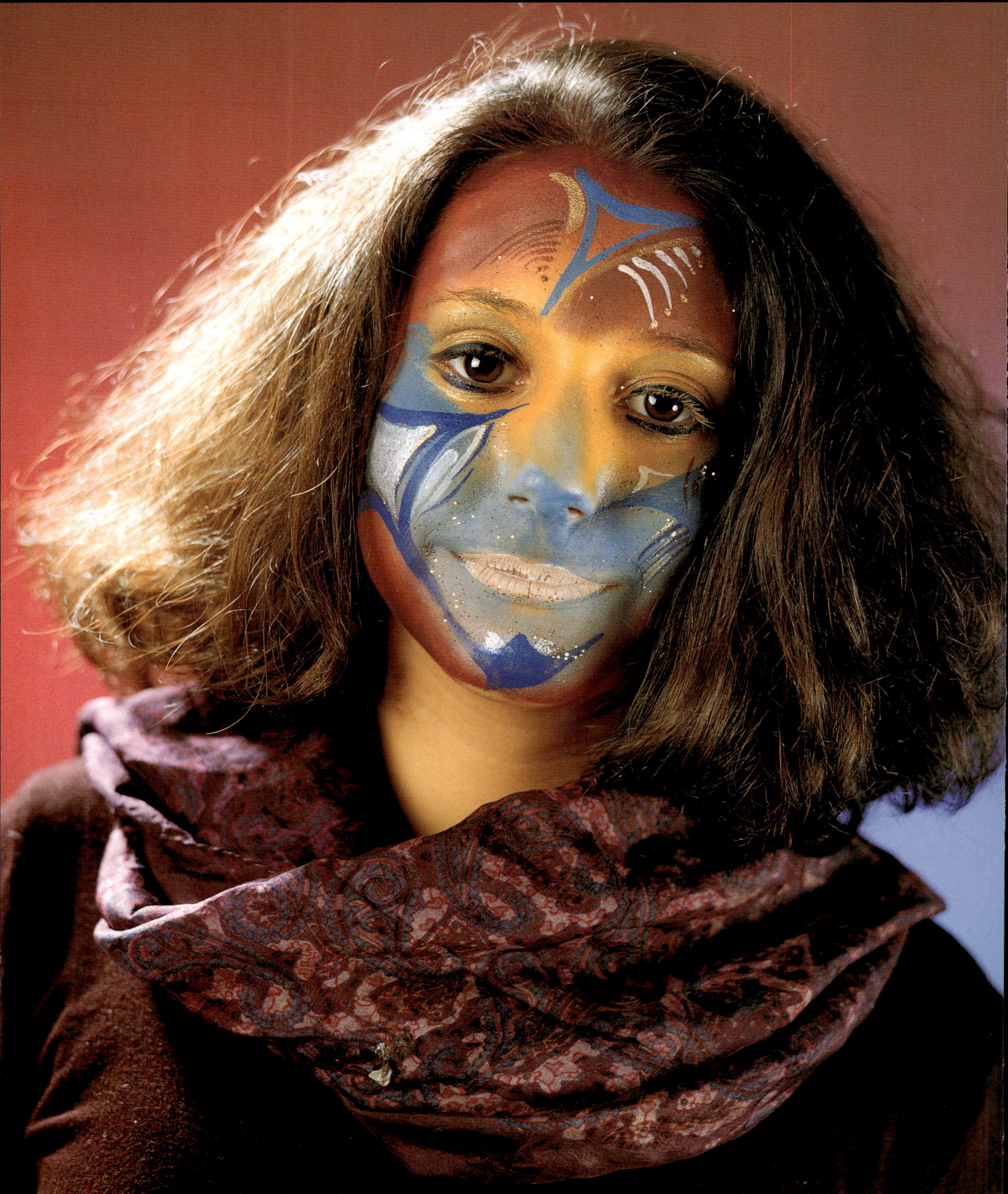

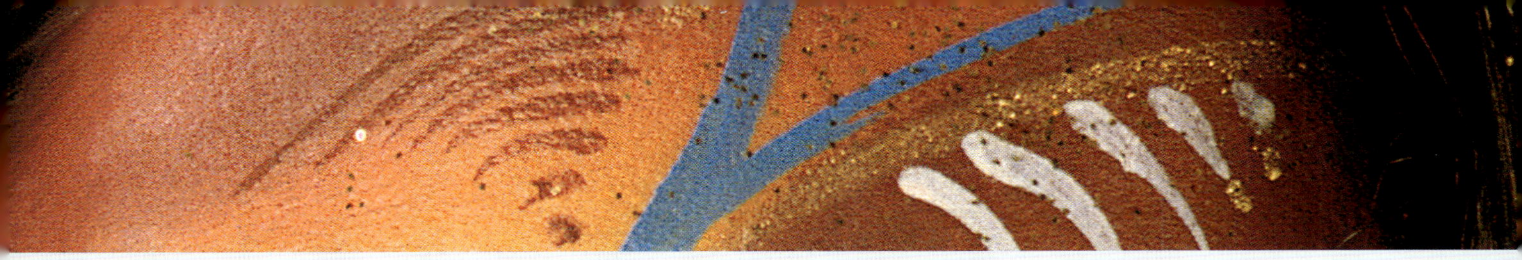

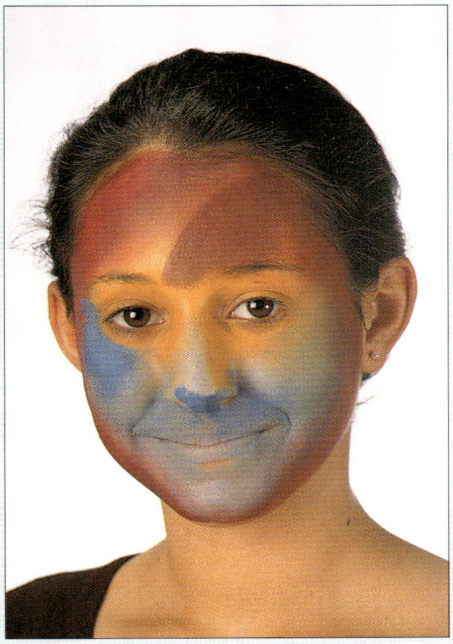

1. Das Gesicht in einem hellen und dann in dunklem Rot mit dem Schwamm umrahmen. Stirn, Augenpartie und obere Wange in Gelb abschattieren. Auf die linke Wange, die Mundpartie und die Nasenspitze ein kräftiges Hellblau auftragen. Den dunkelroten Bogen auf die Stirn setzen.

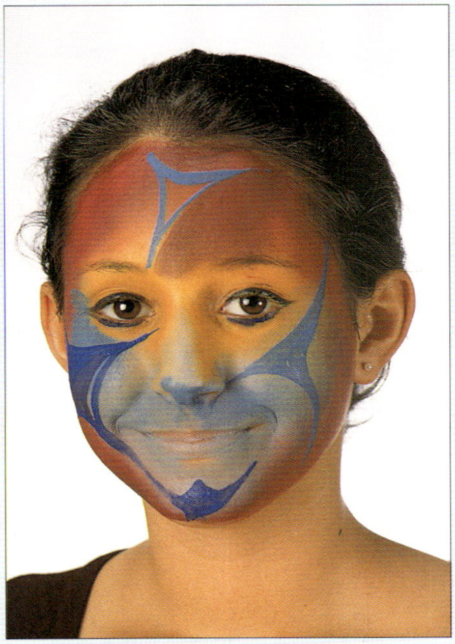

2. Die spitz zulaufenden Bogen auf der Stirn, den Wangen und dem Kinn in unterschiedlichen Blautönen anlegen. Die dreieckigen, geschwungenen Formen auf den Wangen und dem Kinn in verschiedenen Blautönen ausfüllen.

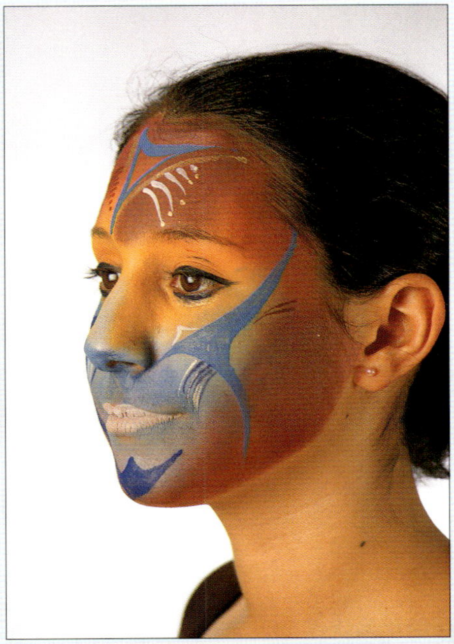

3. In Dunkelblau parallele Striche unter den Bogen auf der rechten Wange setzen und die Augen umranden. Rechts und links auf die Stirn parallele weiße und dunkelrote Striche setzen. In Weiß und Gold die Struktur auf der linken Wange ausfüllen, gebogene Striche daneben setzen und die Punkte am Kinn sowie das kleine Dreieck auf der rechten Gesichtshälfte ergänzen. Ein helles Orange auf den Mund auftragen. Goldpunkte und Striche auf dem Gesicht verteilen.

DAS ALTER

ZURÜCK IN DIE ZUKUNFT

Es gibt etwas, das noch keiner gesehen hat und auf das auch Sie gespannt sein können. Es ist Ihnen näher, als Sie glauben. Manche fürchten es sogar. Einige wollen es nicht wahrhaben oder verkennen den eigentümlichen Reiz, der ihm innewohnt. Es ist Ihr Gesicht im Alter. Ein Gesicht, das sich wie eine Landschaft im Laufe der Zeit verändert hat.

Schon heute können Sie sich so begegnen und den Falten des Alters Gestalt geben. Werden Sie zum Zeugen einer fast natürlichen Verwandlung. Ist es nicht das, was Sie sich schon immer gewünscht haben: Eine Zeitreise in die Zukunft? Spielen Sie Schicksal. Drehen Sie am Rad der Zeit. Die Jahre rasen vorbei. Nur wenige Augenblicke später sehen Sie sich wieder und schauen dennoch in ein fremdes Gesicht: Jung und alt zugleich.

Malen Sie die Spuren der Zeit. Vielleicht erblicken Sie im Spiegel eine freundliche alte Frau oder einen Greis, die versonnen das Treiben der Welt betrachten.

Formen Sie die bereits vorhandenen Falten ein wenig aus und blicken Sie dann mit verschmitztem Lächeln auf die verrückte Jugend um sich herum.

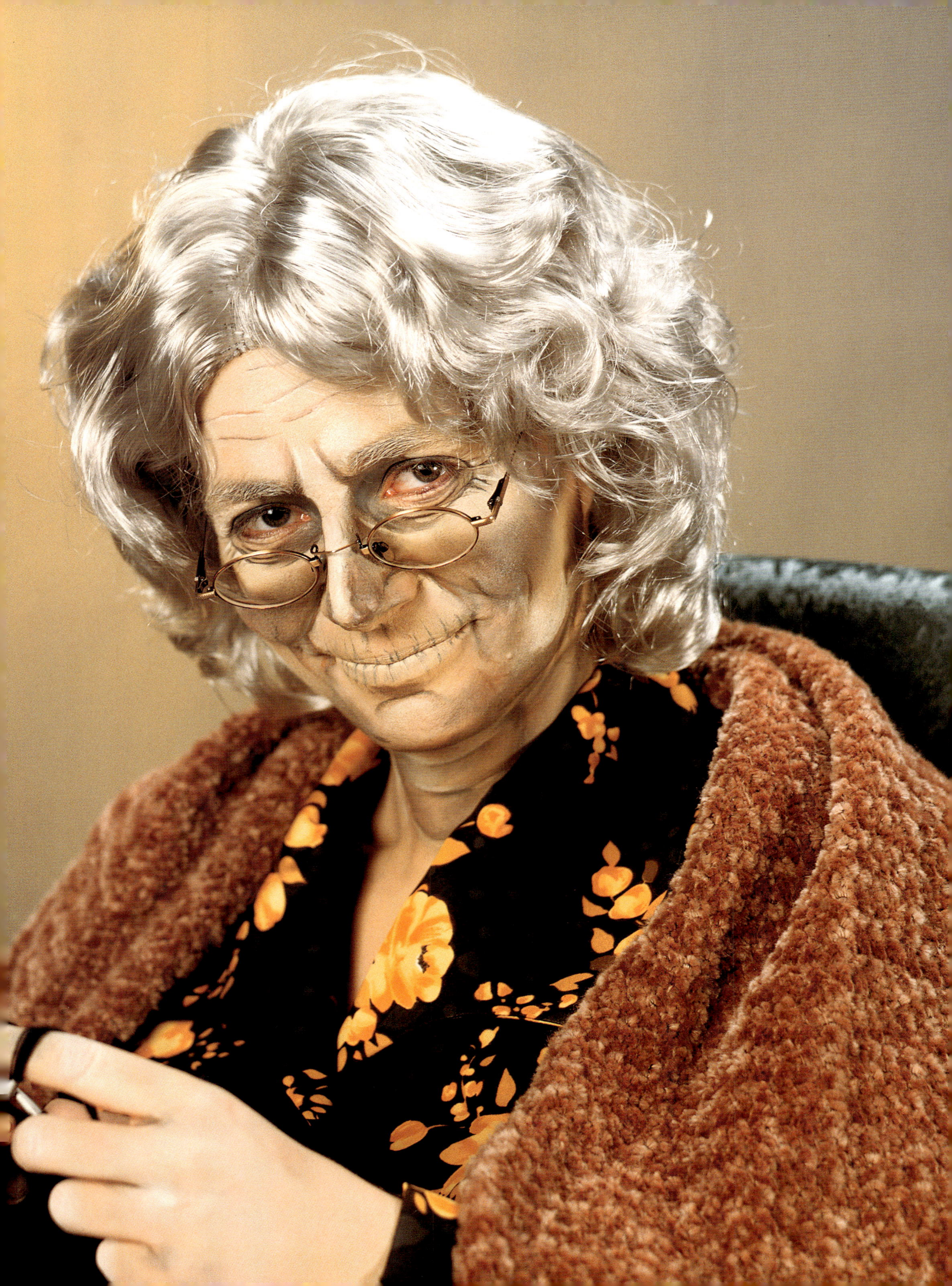

ÄLTER SCHMINKEN

VON ZEIT ZU ZEIT SEH ICH DIE ALTE GERN

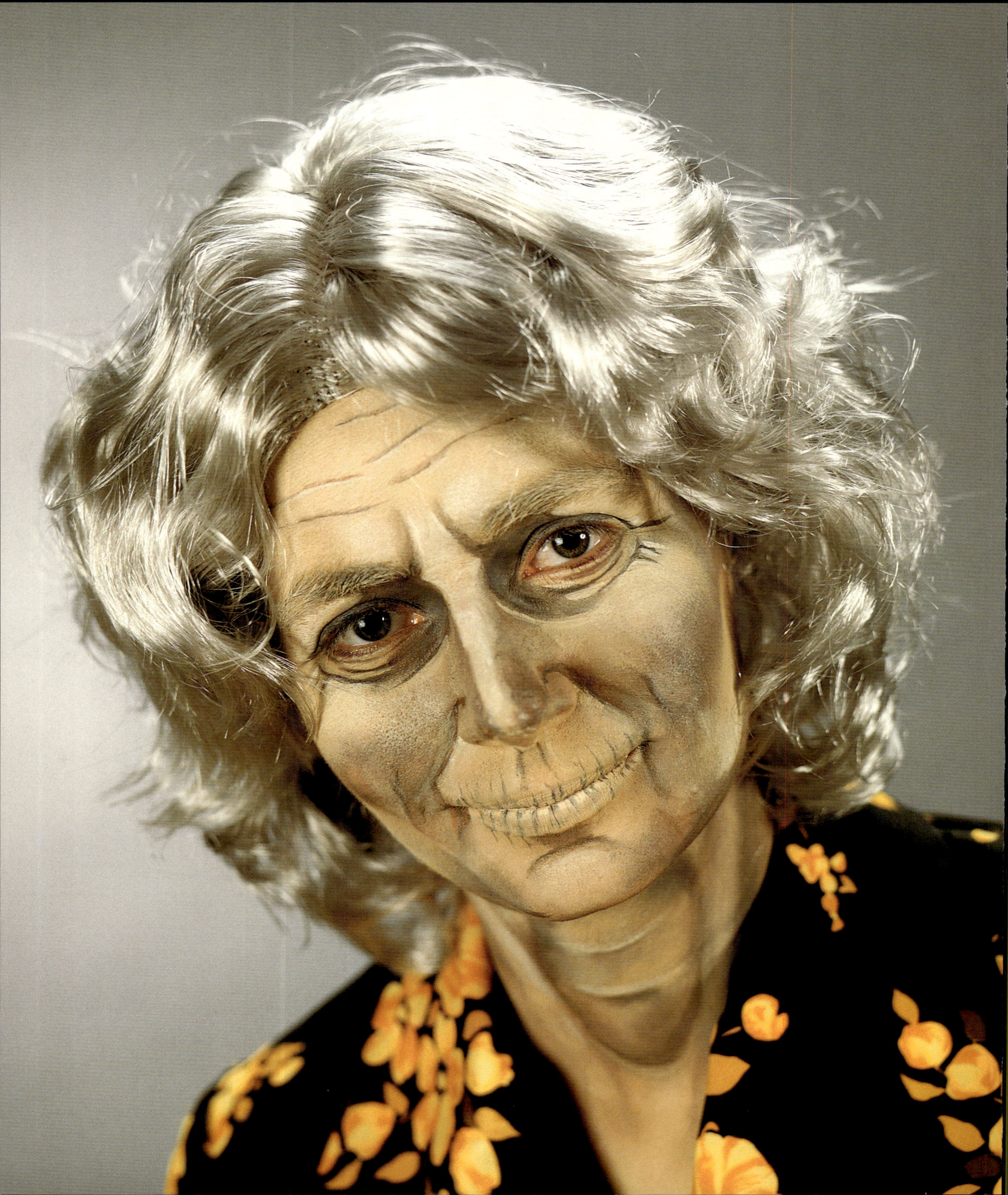

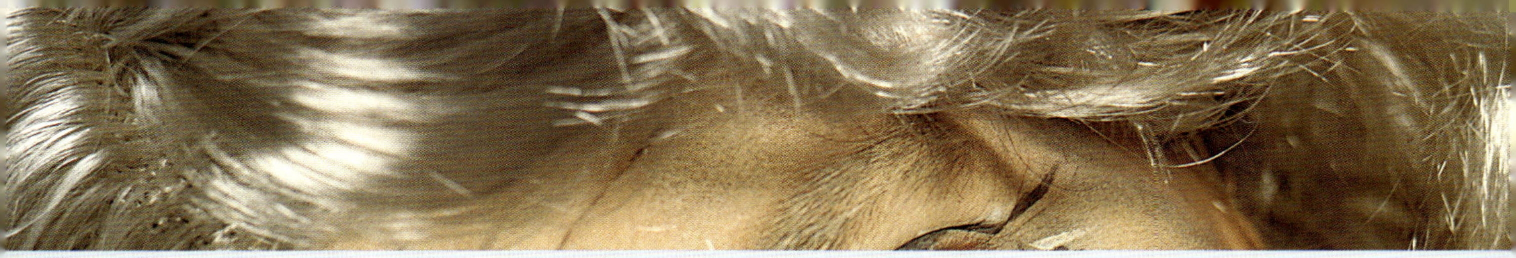

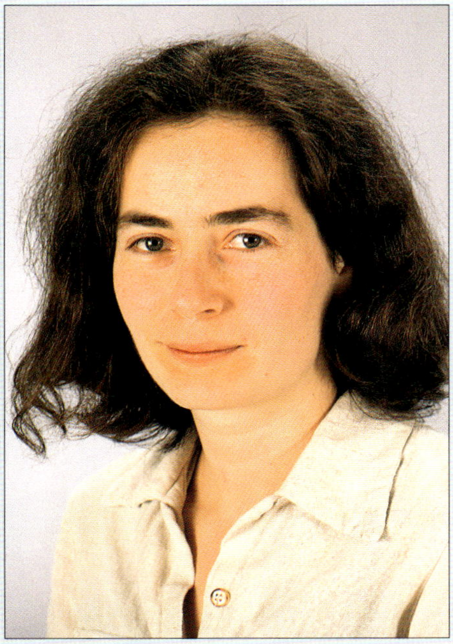

1. Hier sehen Sie das Modell ungeschminkt in jugendlichem Alter. Erst nach den nächsten zwei Schritten erfolgt die Grundierung.

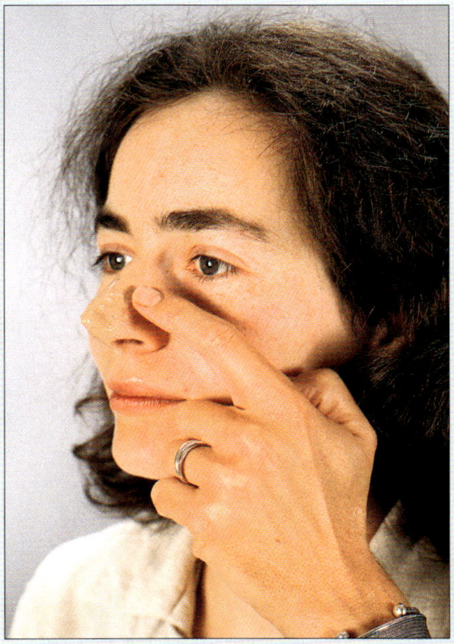

2. Benetzen Sie die Finger mit etwas Wasser oder Gel und formen Sie mit Weichplastik auf einer glatten sauberen Fläche eine »Verlängerung« der Nasenspitze. Diese bringen Sie auf die Nase auf. Die Übergänge mit dem Finger glatt streichen.

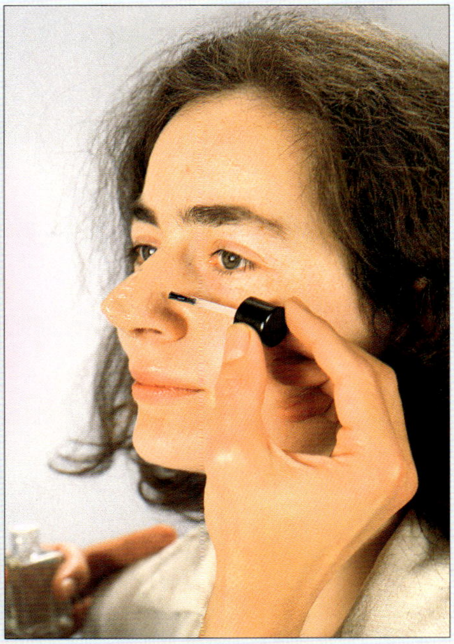

3. Mit Siegeler vorsichtig das Weichplastik bestreichen. Achten Sie darauf, dass die Flüssigkeit nicht in die Augen oder auf die Schleimhäute gerät. Den Lack trocknen lassen. Das Weichplastik lässt sich beim Abschminken leicht abrubbeln.

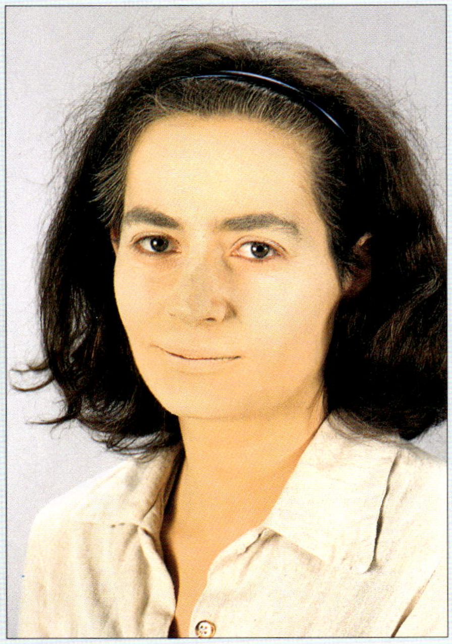

4. Das Gesicht, den Hals, die Ohren und die Hände in einem fahlen Beige grundieren. Die Schminke bis in den Haaransatz auftragen. Übertupfen Sie auch die Augenbrauen, den Mund sowie die Augenpartie.

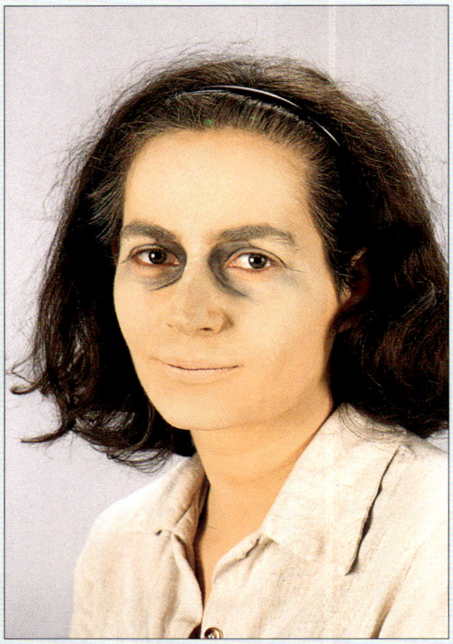

5. Mit einem flachen Pinsel einen Schatten in Graubraun um die innere Augenpartie auftragen. Achten Sie darauf, dass die Nasenwurzel einbezogen ist und der Schatten bis auf die Höhe der Augenbrauen verläuft. Den unteren Schatten mit der Schwammkante schminken.

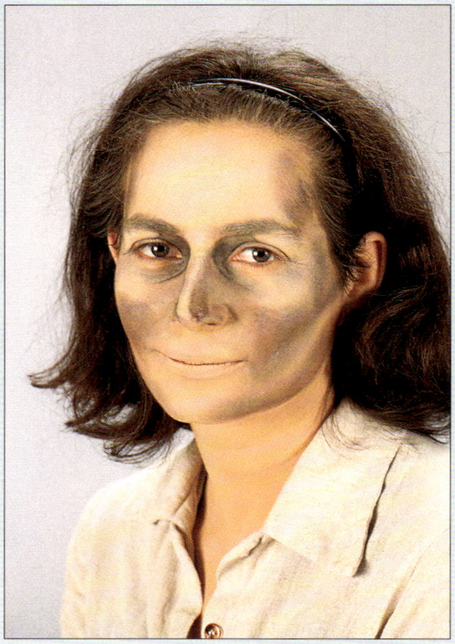

6. Legen Sie mit dem Schwamm einen halbrunden Schatten auf die Schläfen. Setzen Sie darunter den Schatten erneut an und ziehen ihn unter den Wangenknochen entlang. Auf den Wangenknochen den Schatten verstärken. Die Nase und den Kiefer seitlich leicht abschattieren.

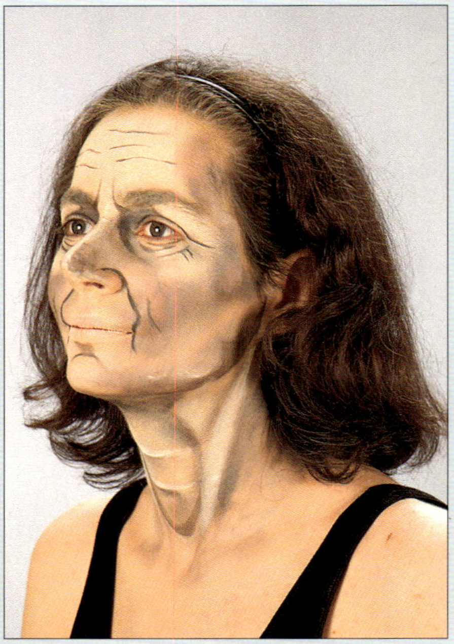

7. Hellen Sie die obere Augenpartie auf. Die Hautsäcke am Kiefer hell andeuten. Tragen Sie mit dem Pinsel den natürlichen Falten folgend die Striche an Stirn, zwischen den Augenbrauen, um die Augen-, Nasen- und Kinnpartie herum auf. Die Halssehnen und Halsfalten hell und dunkel schattieren.

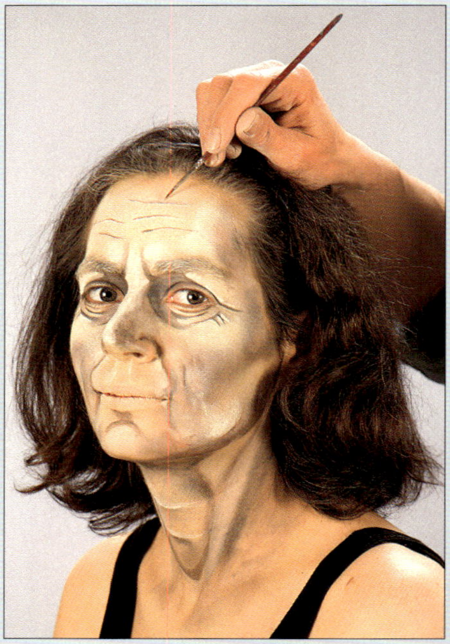

8. Setzen Sie auf dem Gesicht mit Pinsel und Schwamm helle Farbtöne neben die Schatten. Schaffen Sie an den dunklen Schattenstrichen fließende Übergänge zu den umgebenden Farbtönen.

Hier sieht man es ganz genau:
Schatten und Falten ohne Aufhellungen

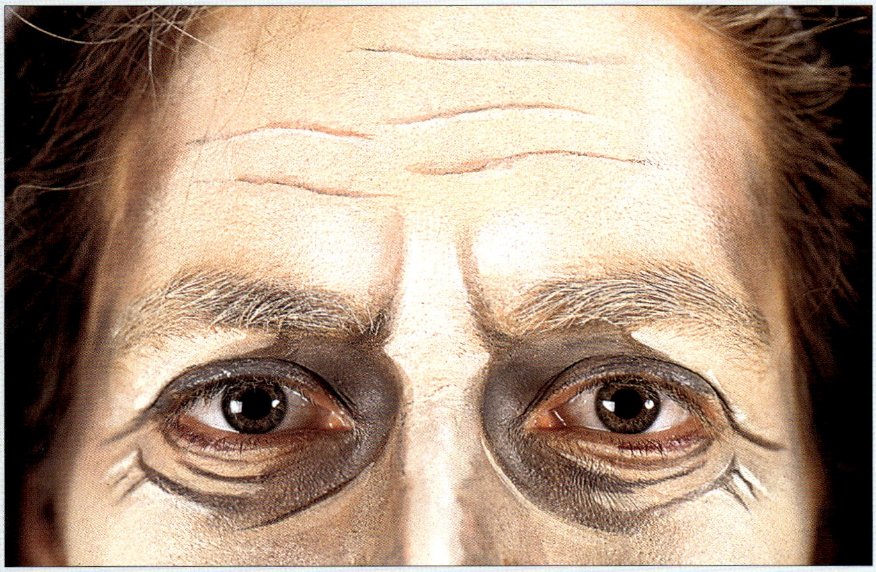

9. Auf dieser Abbildung können Sie den Verlauf der dunklen und hellen Schattierungen genau erkennen. Ein feiner roter Strich kann am unteren Lidrand ergänzt werden.

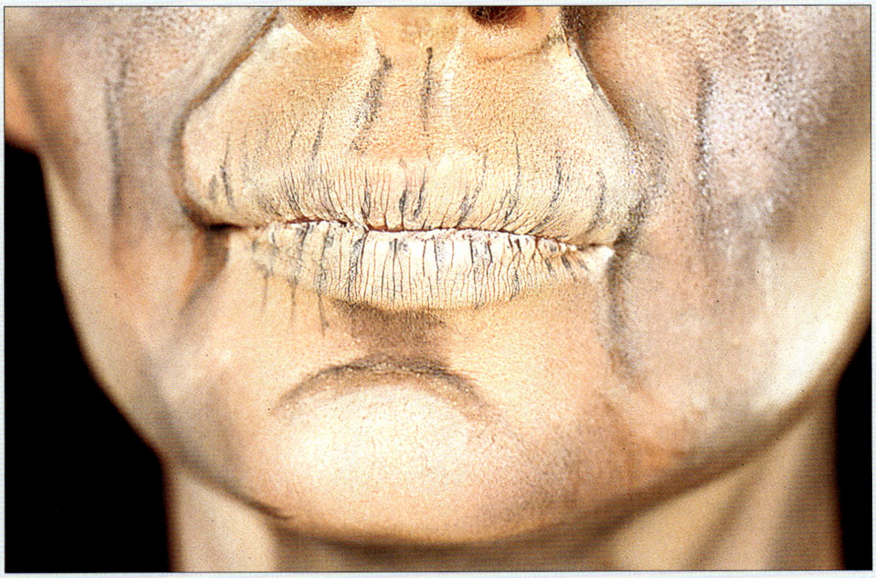

10. Der Mund wird mit feinen dunklen Strichen, die über die Lippen hinauslaufen, etwas »ausgefranst«. Zwischen diese »Fransen« je einen hellen Farbtupfer setzen. Beide Farbtöne leicht verwischen. Achten Sie auf den kleinen Schatten unter der Unterlippe. Die Lippenrinne mit Schwarz und Weiß konturieren.

BODYPAINTING

DIE KUNST, NICHTS ANZUZIEHEN

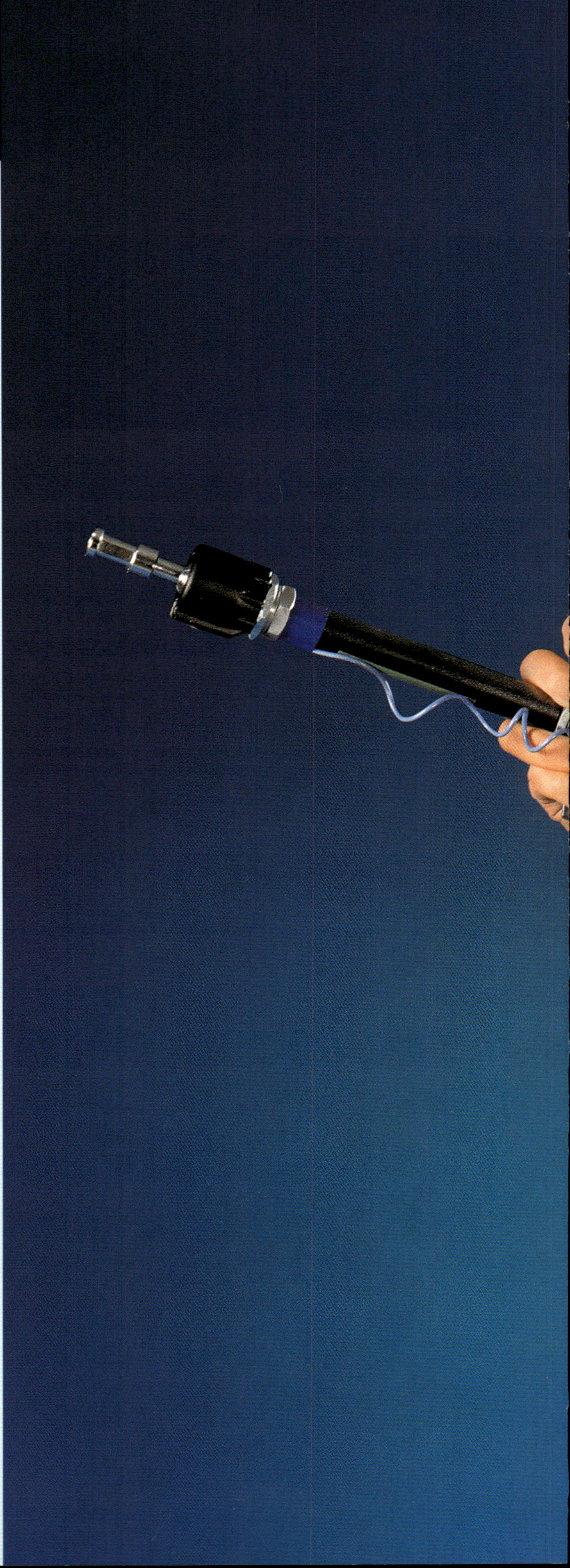

Bei den Naturvölkern unterstützt die Bemalung des Körpers von altersher kultische, rituelle oder religiöse Handlungen. Modernes kreatives Bodypainting hingegen entspringt vornehmlich dem Bedürfnis, den eigenen Körper ursprünglich und unmittelbar zu erleben. Körperbemalung ermöglicht den spielerischen Umgang mit Farben und Formen. Großflächige Motive können so auf der Haut umgesetzt werden.

Das Bemalen des Körpers mit abstrakten Strukturen oder konkreten Motiven wirkt auf den Betrachter so, als trüge der Bemalte eine zweite Haut. Das Modell fühlt sich nicht nackt, sondern durchaus bekleidet. Bodypainting lässt Sie ein Gesamtkunstwerk schaffen.

Versuchen Sie es! Entdecken Sie Ihre zweite Haut als Feuer, Marmorstatue, außerirdisches Wesen oder als perfekte Illusion.

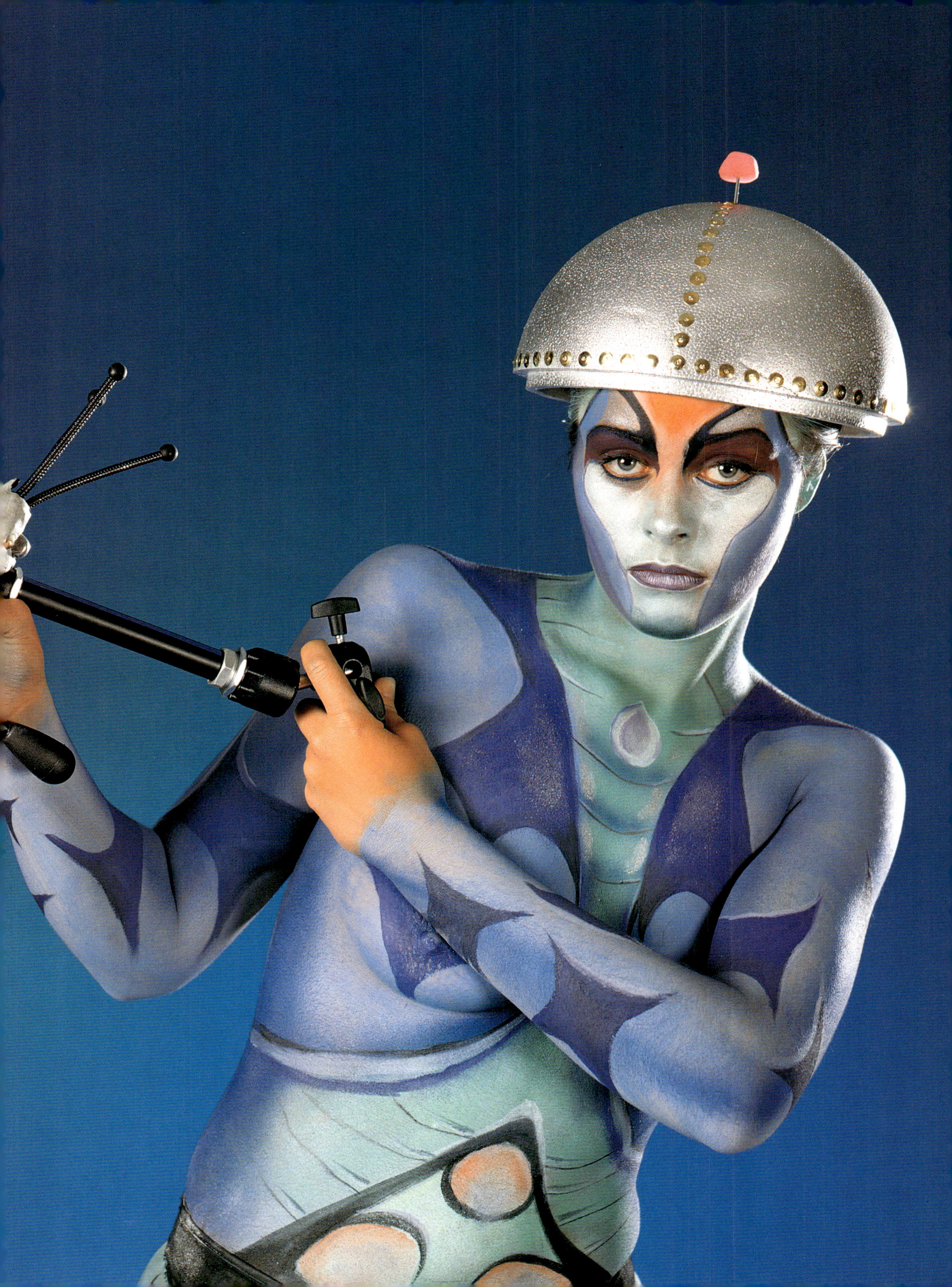

AUSSERIRDISCHE

BEAM ME UP, SCOTTY!

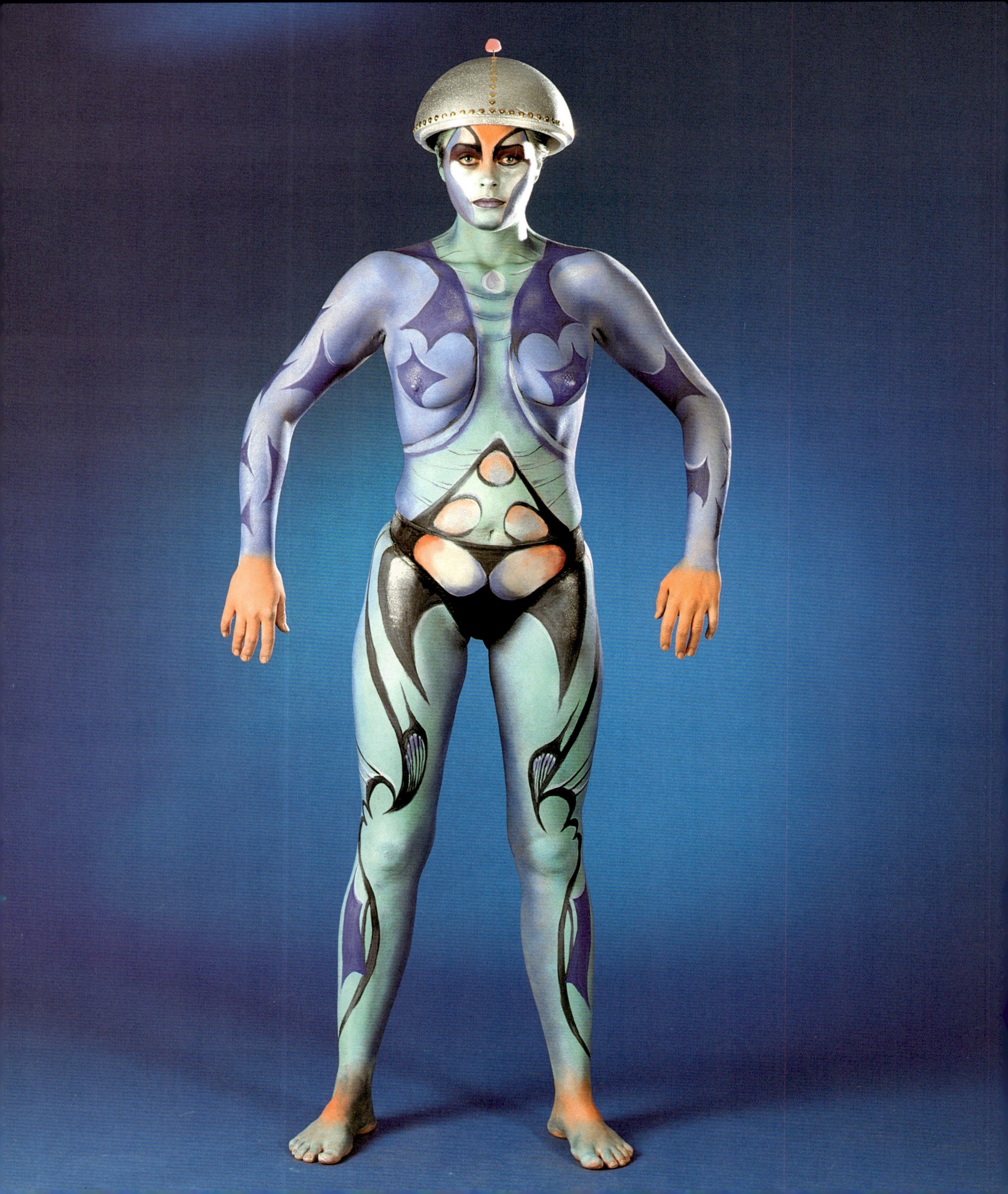

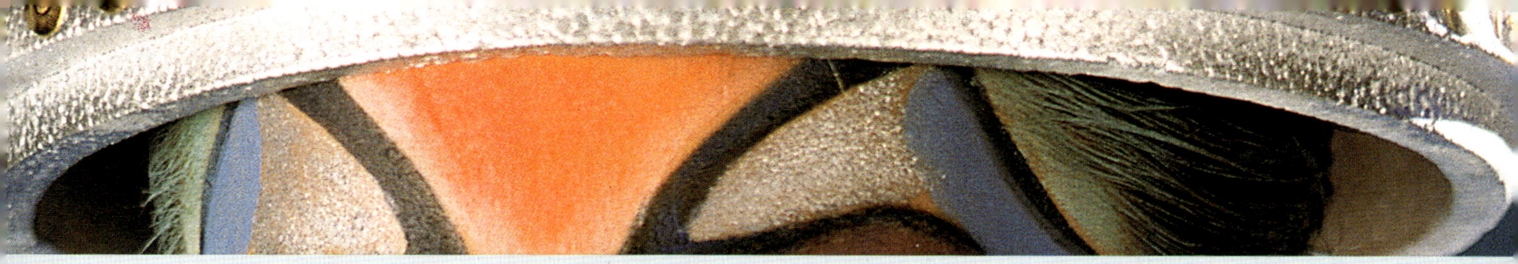

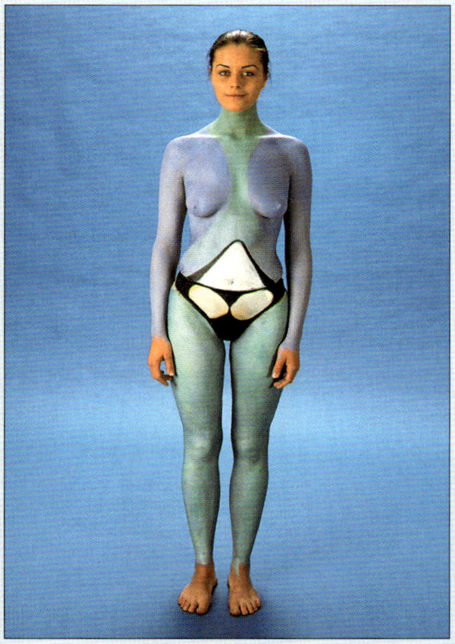

1. Malen Sie auf den Slip ein weißes Dreieck. Umranden Sie dieses schwarz. Von der rechten und der linken Hüfte eine breite, türkisfarbene Fläche bis zum Hals anlegen. Die Beine in Türkis übermalen. Den Oberkörper und die Arme in einem hellen Blau einfärben. Den Slip schwarz einfärben, ovale Stellen aussparen.

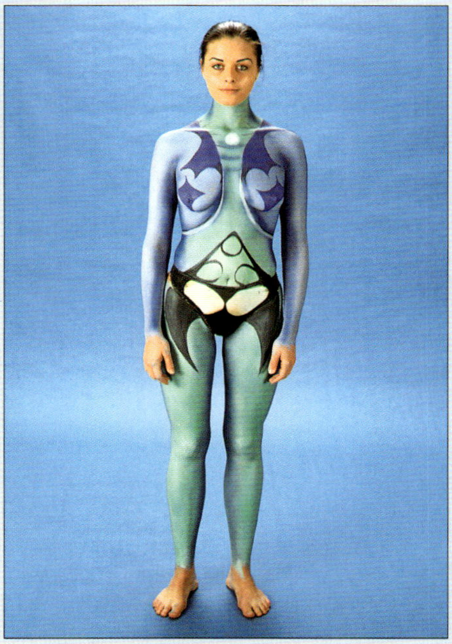

2. Strukturen in Lila auf den Oberkörper setzen. Die Arme, die Beine, den Hals und die Hüfte an den Seiten leicht blau abschattieren. Schwarze Bogen auf die Brustpartie setzen und mit Blau übertupfen. Die hellblauen Bogen weiß einfassen und ein Oval unter den Hals malen. Schwarze Ovale in das Dreieck und schwarze Zacken auf die Oberschenkel setzen.

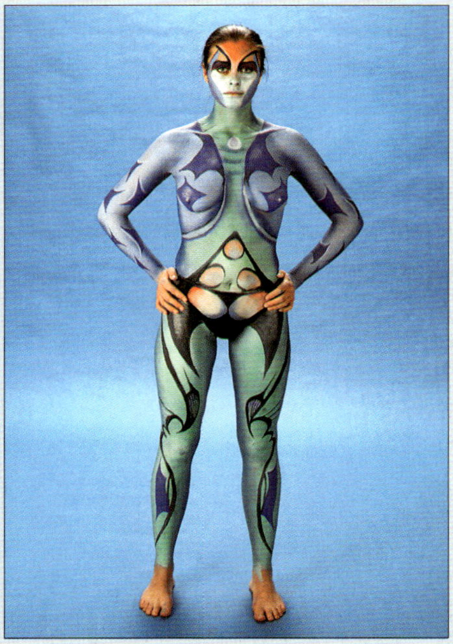

3. Die lilafarbenen Zackenformen auf die Arme auftragen, die geschwungenen schwarzen Linien auf die Beine malen, die Ovale im Bauchbereich orange und blau schattieren und die weißen Bogen in Blau eingrenzen. Zum Schluss das Gesicht gestalten.

- **Tipp** Decken Sie den Fußboden mit einer Folie ab.
- **Tipp** Achten Sie darauf, dass das Modell nicht friert. Es kann mehrere Stunden dauern, bis Sie einen ganzen Körper bemalt haben.
- **Tipp** Wenn fließende Übergänge erwünscht sind, kann auch Kleidung mit Schminkfarben übermalt werden.

AUSSERIRDISCHE

UND FREUNDLICH GRÜSST DER MARS

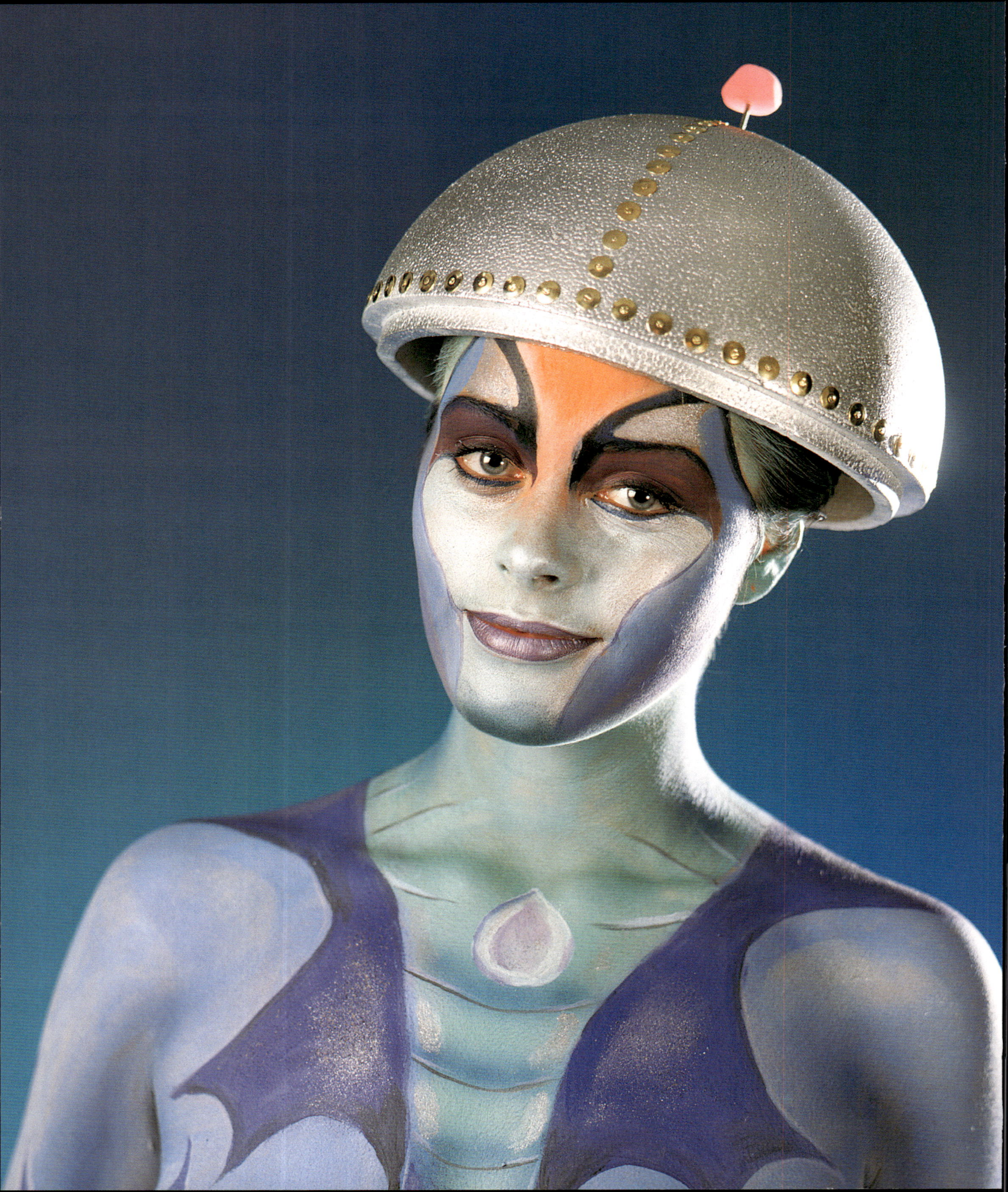

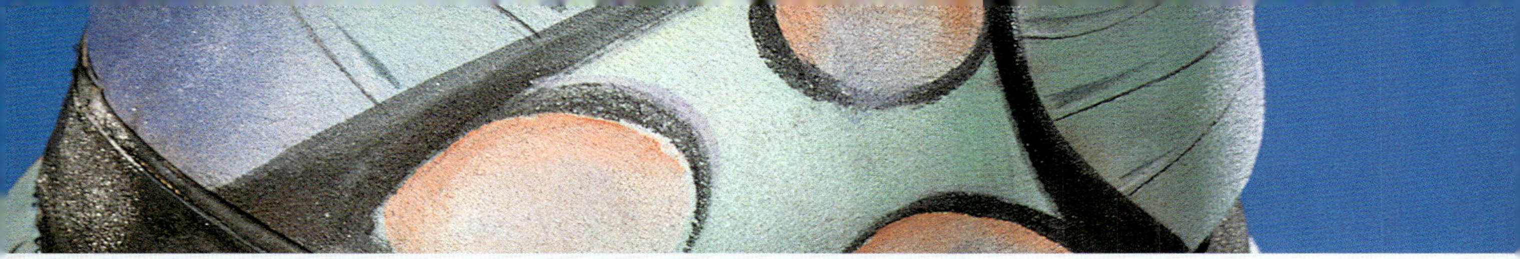

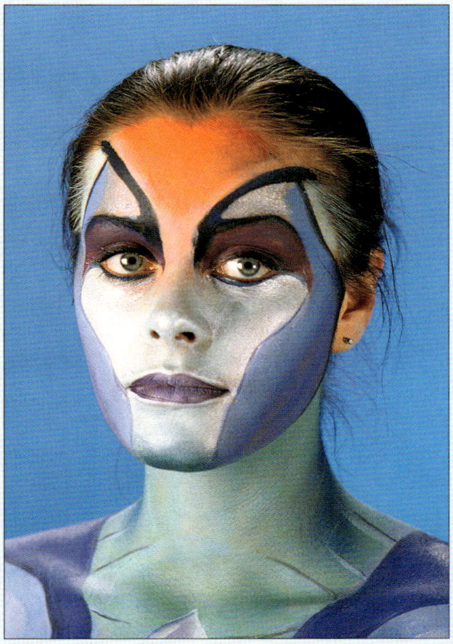

4. Die Augenlider in dunklem Lila färben. Das Blau von den Schläfen bis zum Kinn führen. Zeichnen Sie die natürlichen und die »künstlichen« Augenbrauen in Schwarz. Das noch freie Gesicht unterhalb der Augen in Silber einfärben und mit einem feinen blauen Strich abgrenzen. Die Stirn in Orange tupfen. Der Mund erhält einen hellen violetten Farbton.

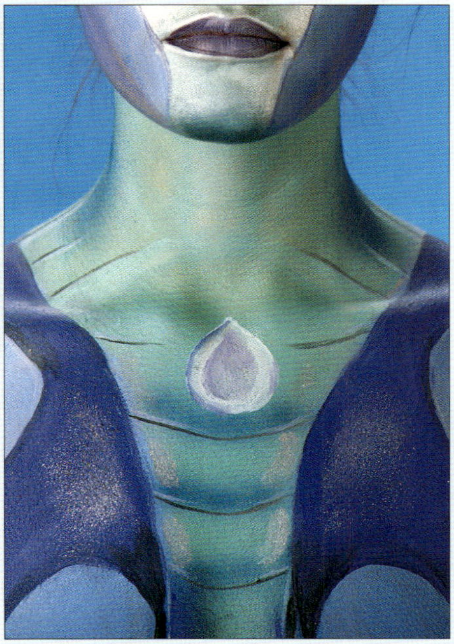

5. Die lilafarbenen Strukturen laufen nach unten in einen schwarzen Strich aus und werden mit kleinen silbernen Tupfern betont. In das weiße Oval in der Mitte ein hellviolettes setzen. Über die schwarzweißen Bogen rechts und links einen silbernen Tupfer geben.

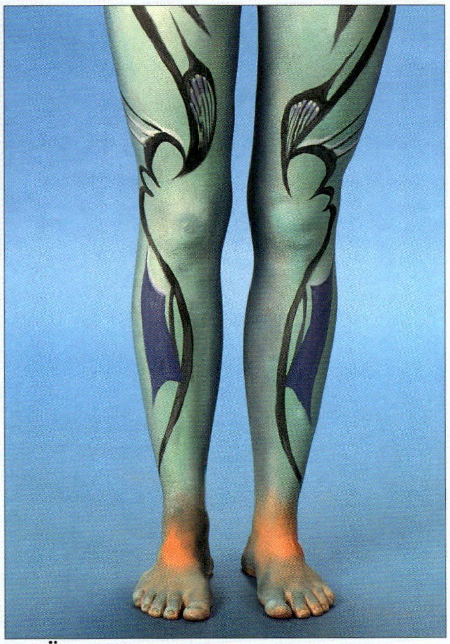

6. Über die schwarzen geschwungenen Linien ein schwarz gestreiftes zart mit Lila gefülltes Ornament zeichnen. Daran schwarzweiße Streifen ansetzen, die sich nach hinten verjüngen. Zeichnen Sie auf die Unterschenkel zwei lilafarbene Strukturen, deren Spitzen nach oben und unten zeigen.

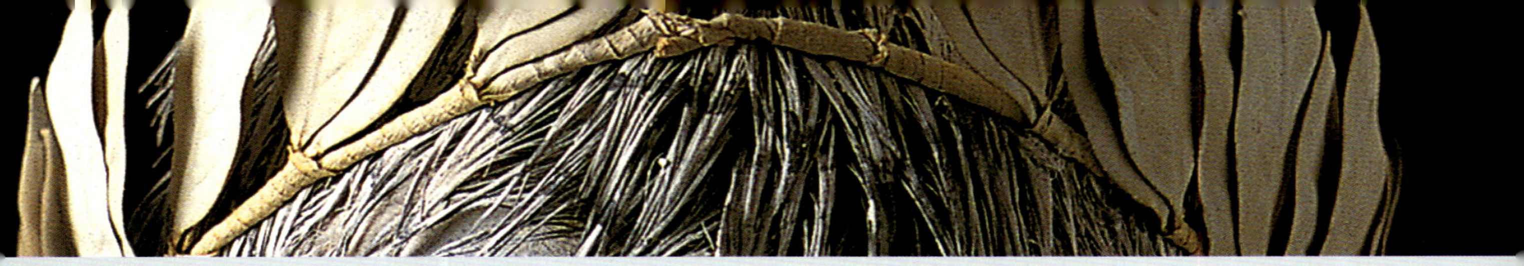

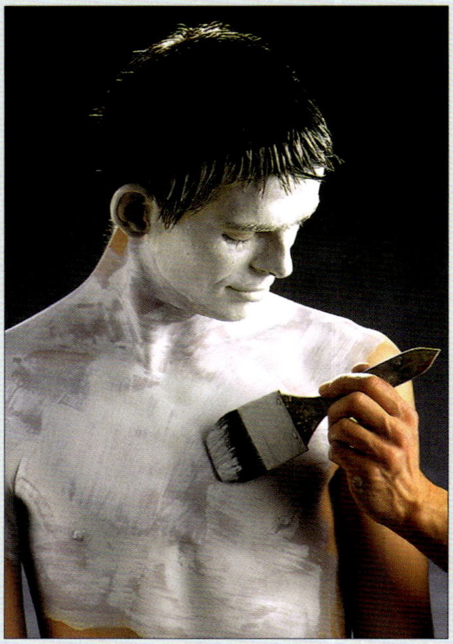

1. Grundieren Sie das Gesicht, die Ohren und den Oberkörper bis über dem Bauchnabel weiß. Die Oberarme ein kleines Stück weiß einfärben.

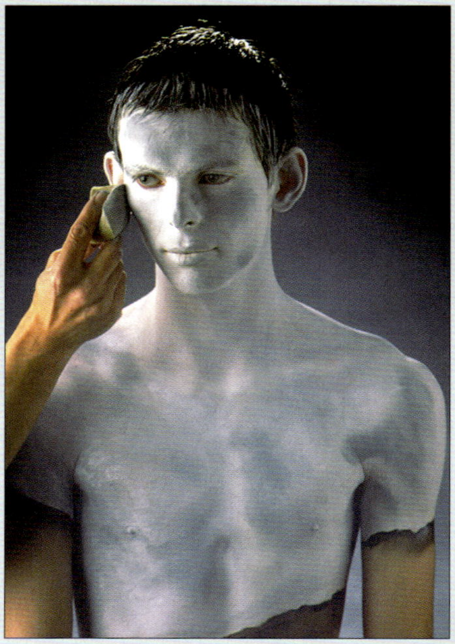

2. Verteilen Sie in Grau unterschiedlich fleckige Flächen auf der Bemalung und schattieren Sie diese zum Weiß ab. Begrenzen Sie die weiße Bemalung mit einer schwarzen Linie.

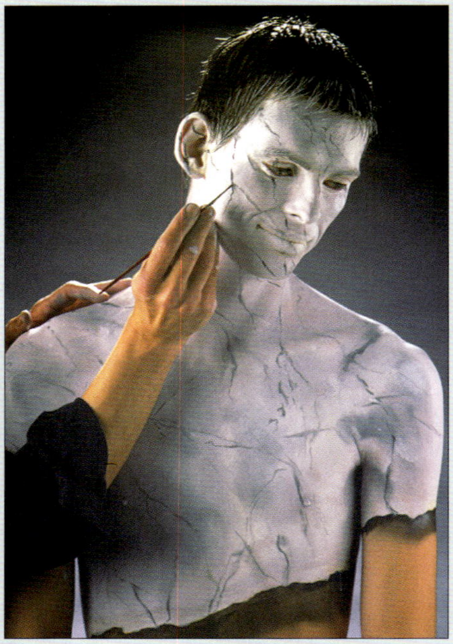

3. Tragen Sie die Marmorstruktur mit quer und längs verlaufenden, weißgrau getönten Linien auf.

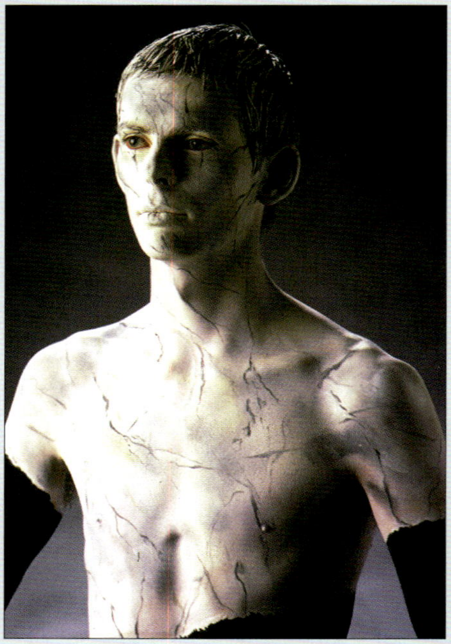

4. Bemalen Sie den nicht »marmorierten« Oberkörper schwarz. Legen Sie die Haare mit Haargel in eine Richtung. Die Haare mit weißem Haarspray besprühen. Halten Sie beim Sprühen Ihre Hand vor die geschlossenen Augen des Modells.

Tipp Verwenden Sie für die Grundierung einen breiten Pinsel mit feinen Haaren. An Körperstellen, an denen sich Falten bilden können, die Schminke dünn auftragen, da sie sich sonst leicht abreibt.

Tipp Damit das Modell beim Auftragen nicht friert, verwendet man am besten warmes Wasser zum Anrühren der Farbe.

MARMORMANN

AUCH DU, MEIN SOHN BRUTUS ?

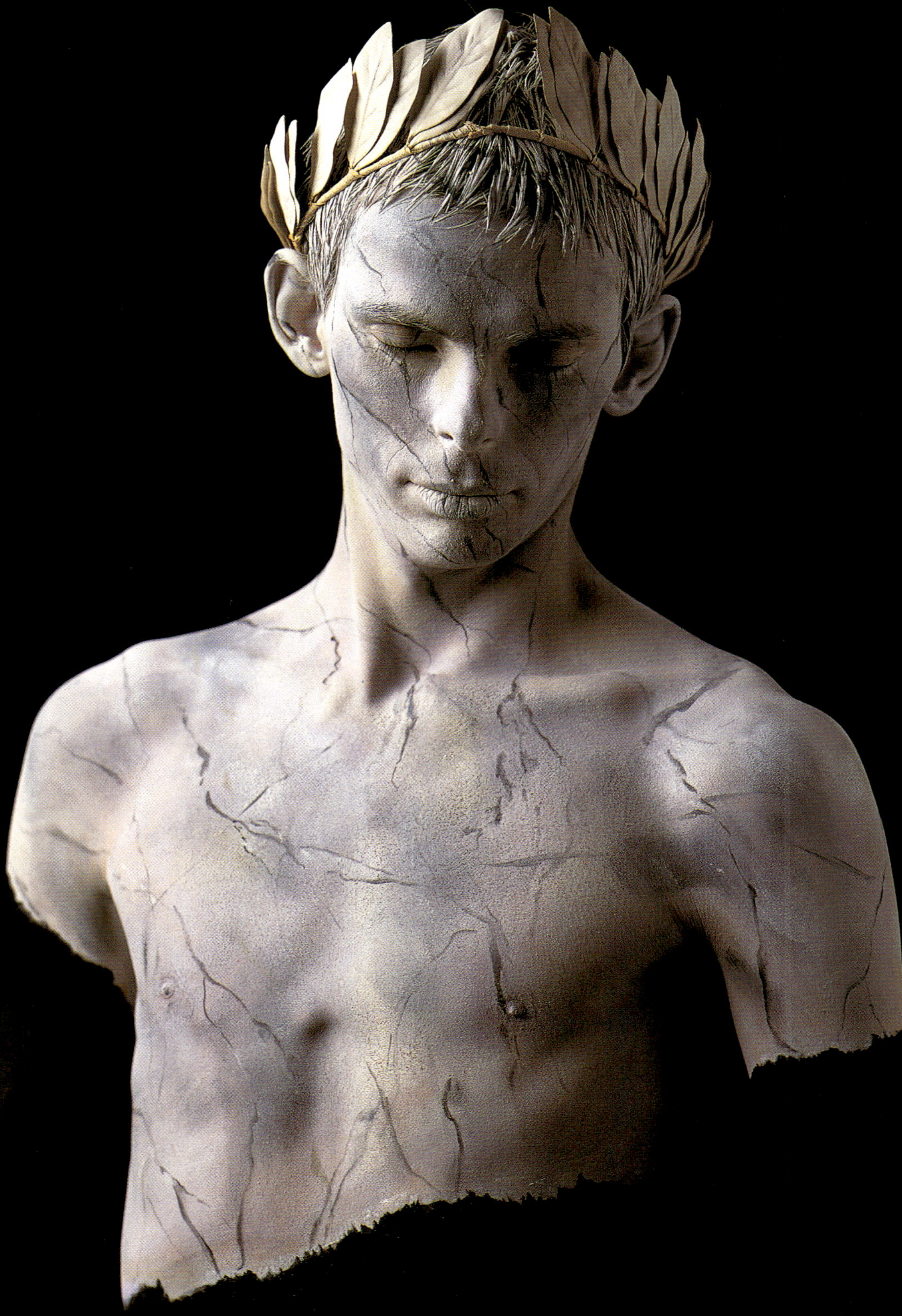

FEUERZAUBER

AM ANFANG WAR DAS FEUER

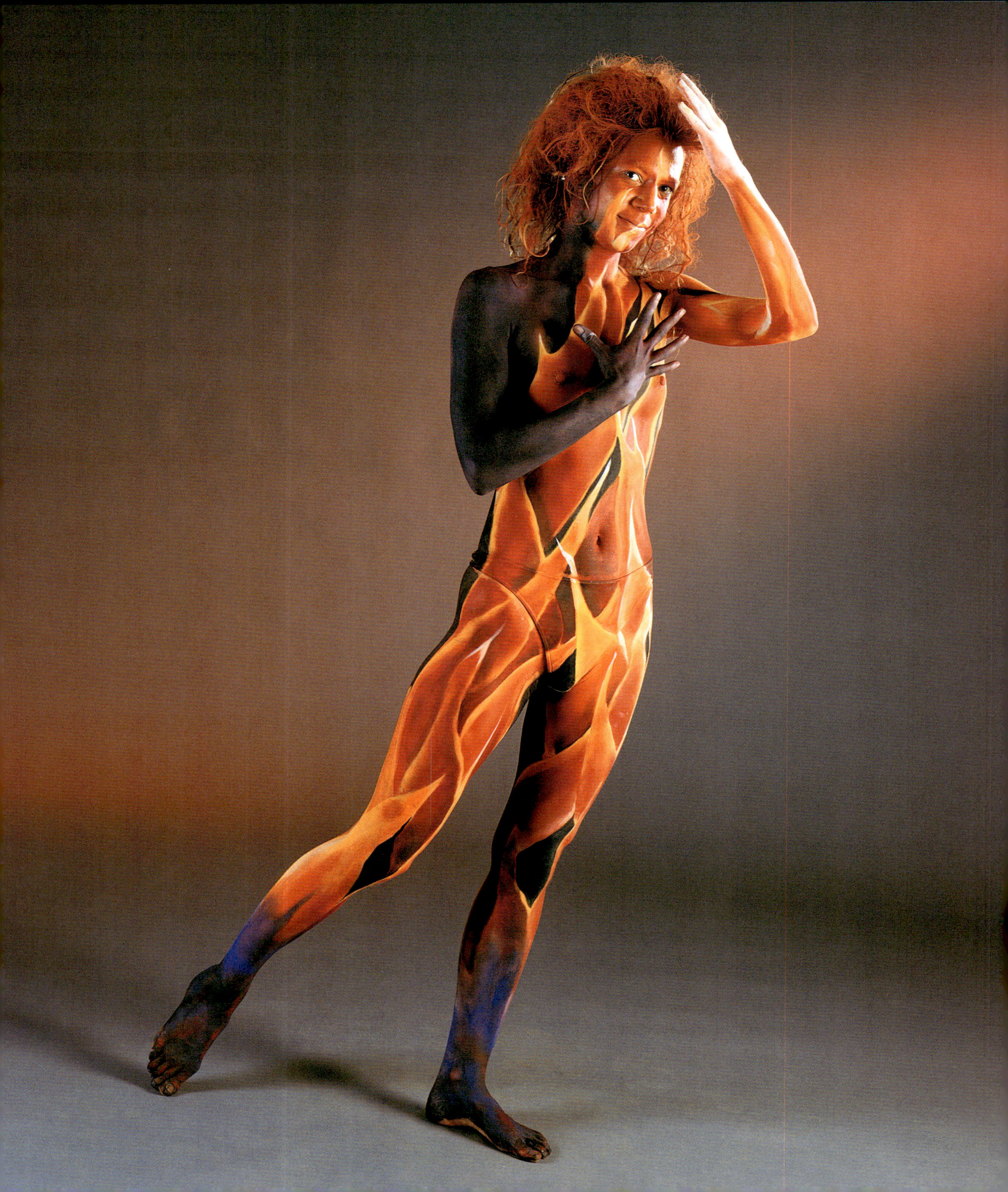

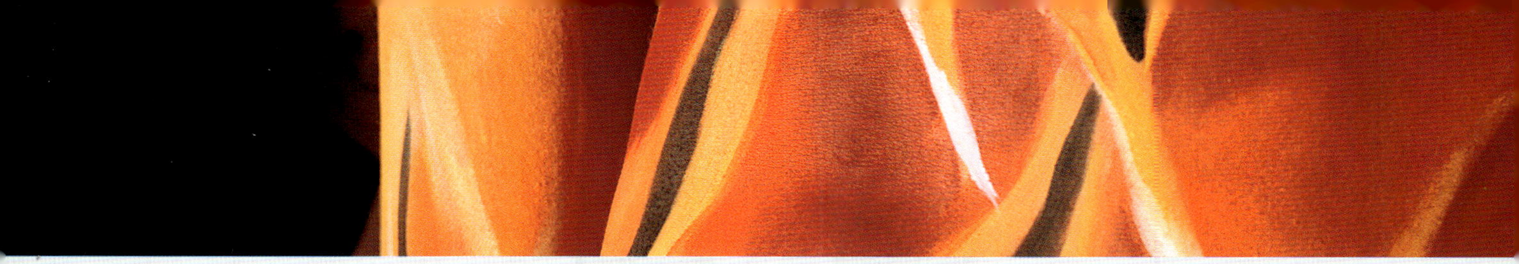

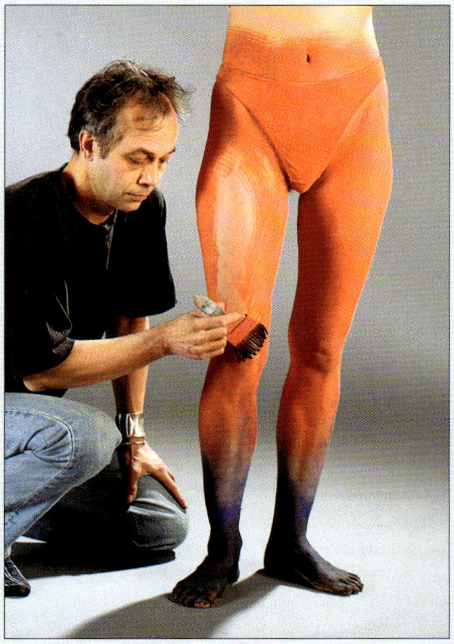

1. Grundieren Sie die Beine und den Slip mit einem breiten Pinsel in Orange. Tragen Sie die Farbe gleichmäßig auf. Lassen Sie das Orange an den Waden auslaufen und tupfen Sie die Füße schwarz. Das Schwarz verläuft zu den Waden hin in Blau, das in Orange übergeht.

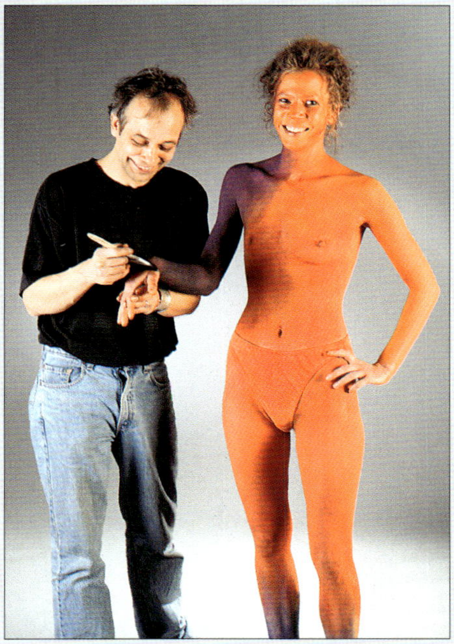

2. Grundieren Sie den Oberkörper und das Gesicht in Orange. Einen Arm und die Schulterpartie freilassen. An dieser Schulter mit einem dunklen Violett anschließen, das über den Arm verläuft.

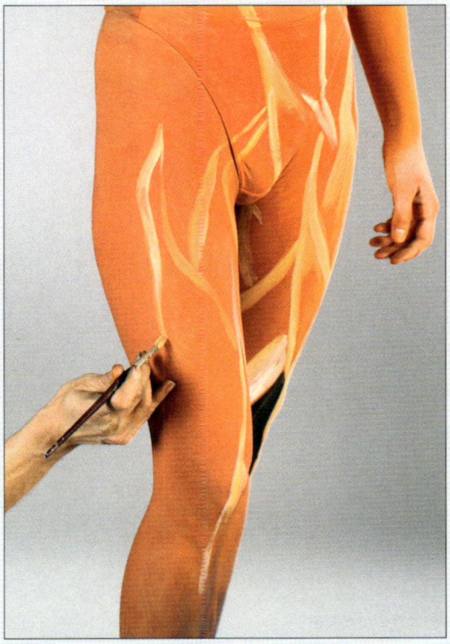

3. Beginnen Sie an den Beinen mit der weißen Vorzeichnung der übereinander liegenden Flammen. Achten Sie darauf, dass die Strukturen eindeutig verlaufen.

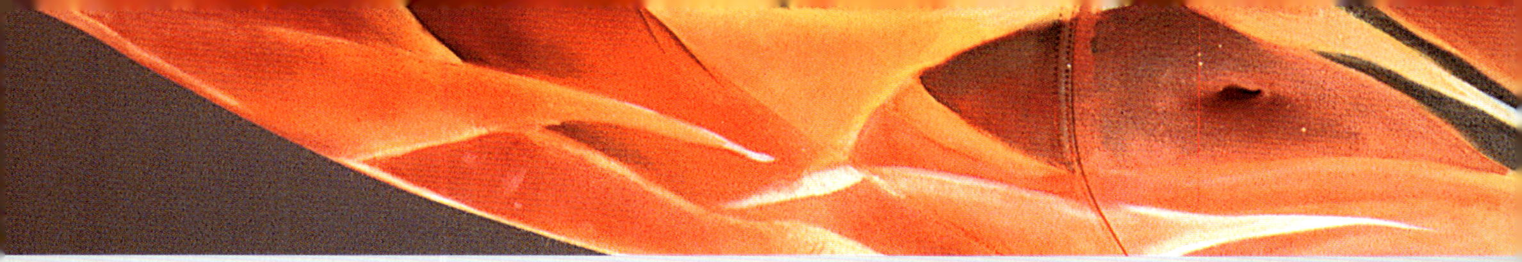

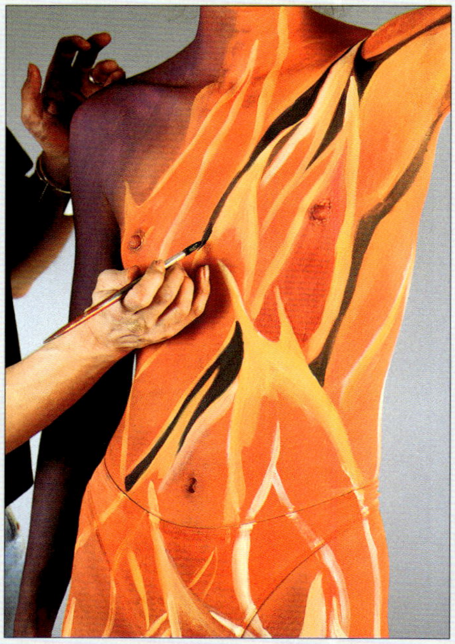

4. Die Vorzeichnung der übereinander liegenden Flammen auf dem Oberkörper und dem Arm weiterführen. Die Stellen, die nicht von den Flammen bedeckt werden, mit einem spitzen Pinsel schwarz ausmalen.

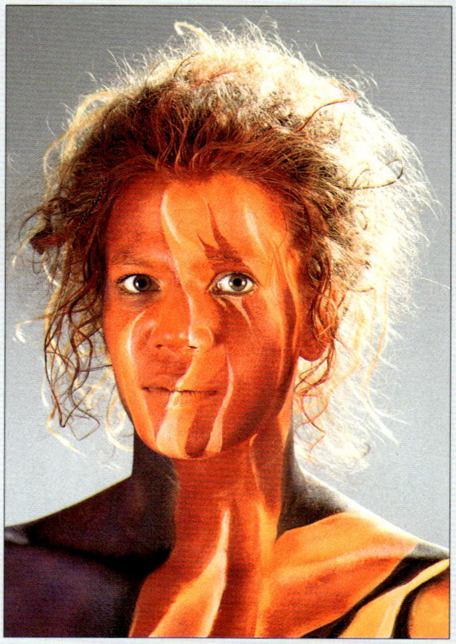

5. Färben Sie eine Hälfte des Gesichtes mit zartem Rot. Auf das ganze Gesicht lange orangegelbe oder auch rote Flammen setzen. An einigen Stellen die Umrandung der Flammen mit etwas Weiß ergänzen.

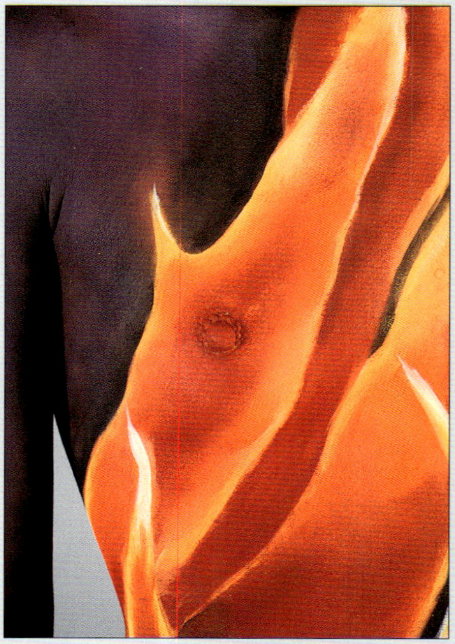

6. Die vorgezeichneten Flammenformen werden gelb ausgemalt und innen rot getupft. Schattieren Sie Gelb und Rot gegeneinander ab. Die Flammenspitzen weiß übermalen. Ziehen Sie am Übergang zum Violett einen dicken, schwarzen Strich und schattieren Sie diesen ab.

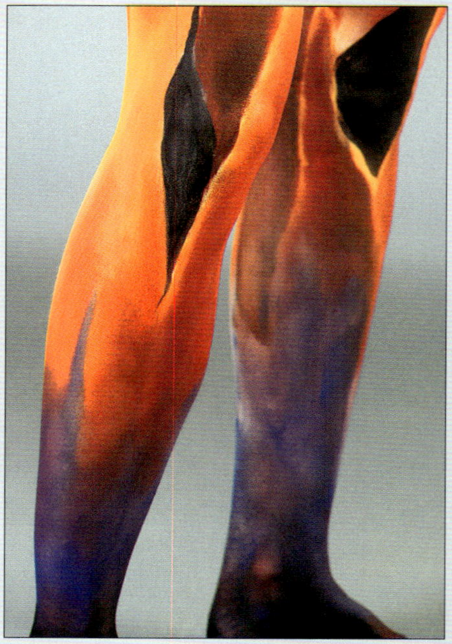

7. Schaffen Sie an den Beinen einen Übergang von Blau in Dunkelrot, das in helleres Rot übergeht.

Tipp Bemalen Sie die Hände als letztes, damit sie möglichst lange frei bleiben.

Tipp Gönnen Sie dem Modell und sich Bewegungspausen, um den Kreislauf in Schwung zu halten, da das längere Stehen sehr anstrengend ist.

FEUERZAUBER

FLAMMENDES INFERNO

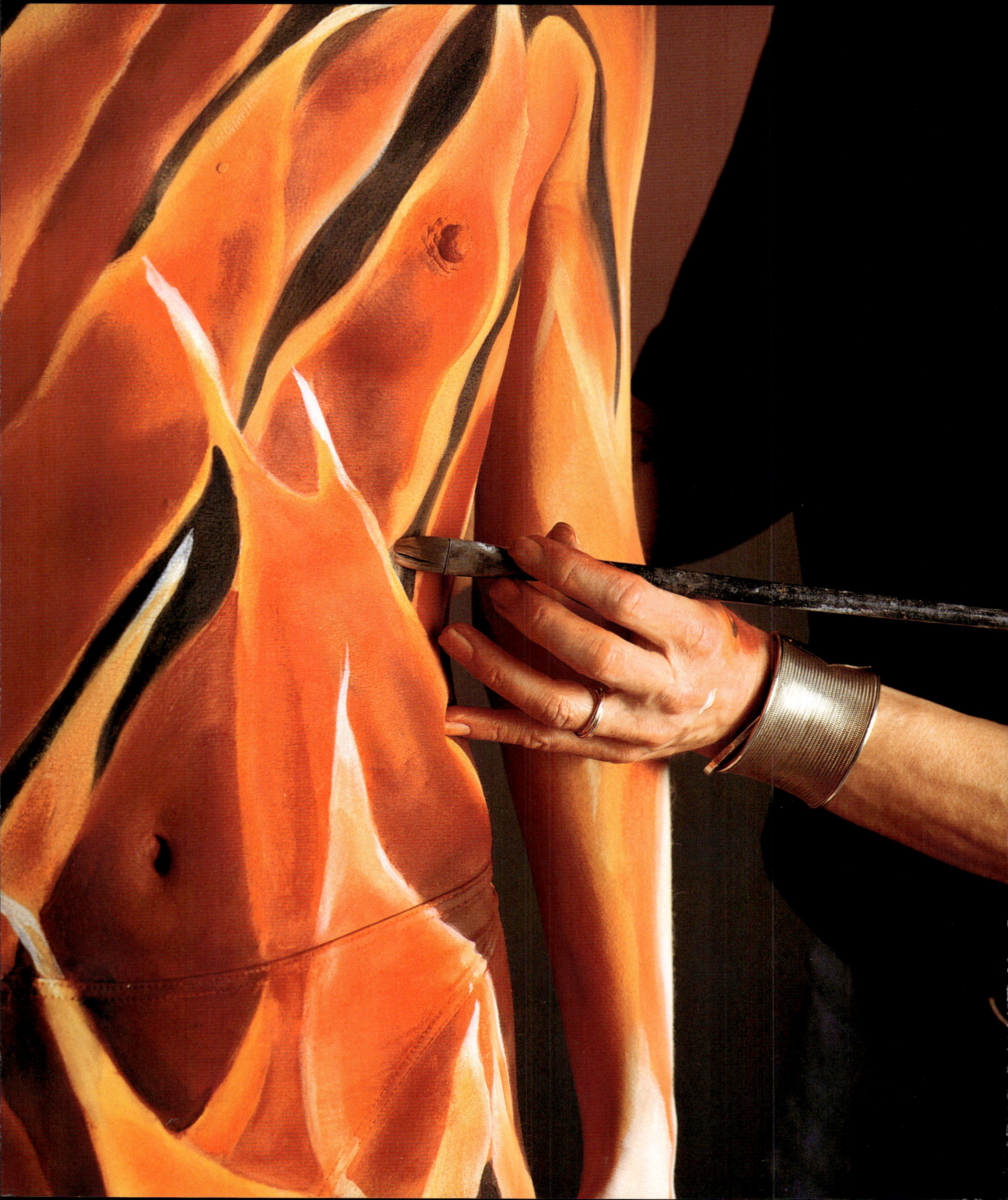

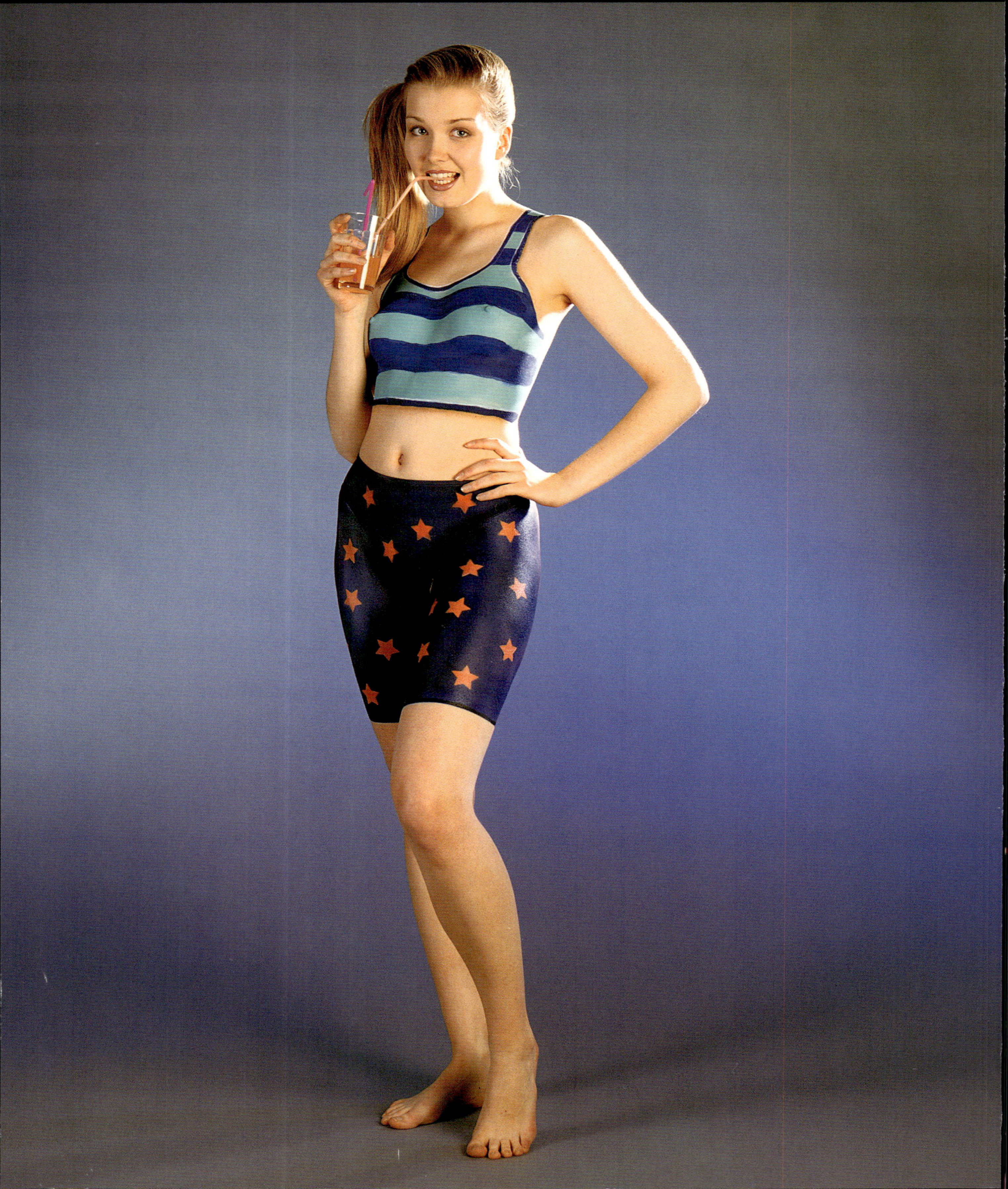

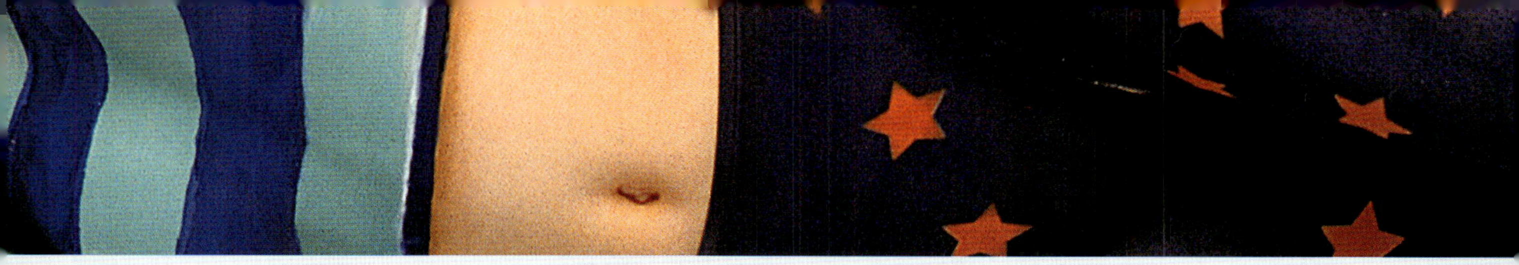

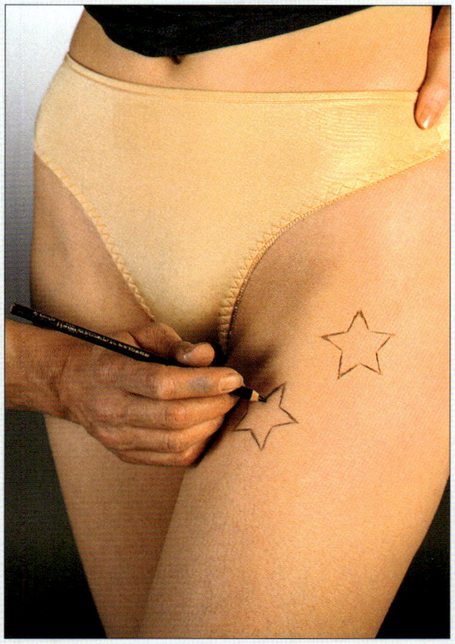

1. Malen Sie mit einem Dermatographen oder einem Pinsel fünfzackige Sterne auf die Oberschenkel auf. Sie können einen auf Papier aufgezeichneten Stern als Vorlage verwenden.

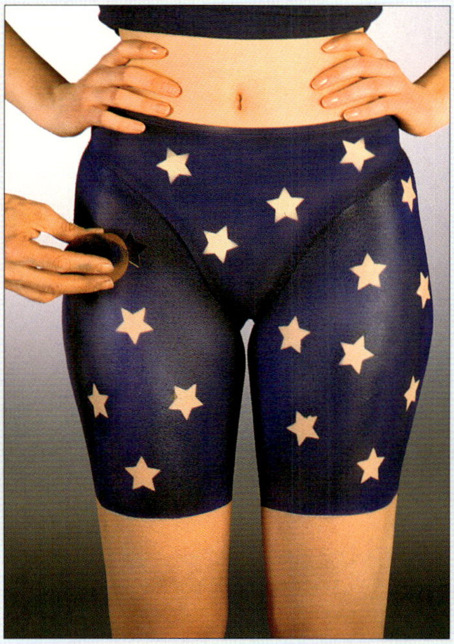

2. Legen Sie den ausgeschnittenen Stern auf die vorgezeichneten Stellen und übertupfen Sie die Oberschenkel und das Tangahöschen in einem dunklen Blau. Die Sternflächen bleiben frei. Achten Sie auf einen geraden Abschluss über den Knien.

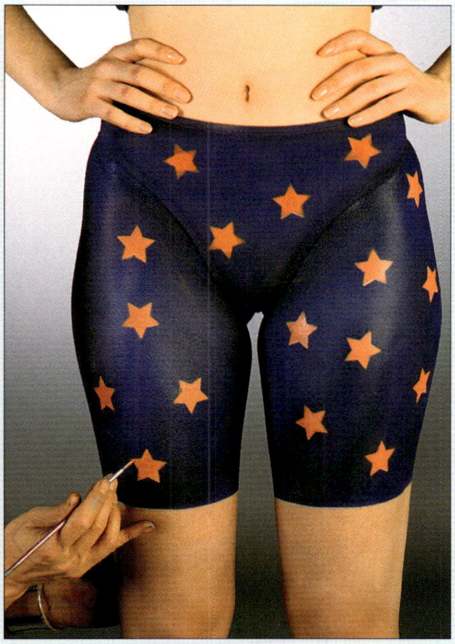

3. Malen Sie die Sterne mit einem Pinsel in Orange aus.

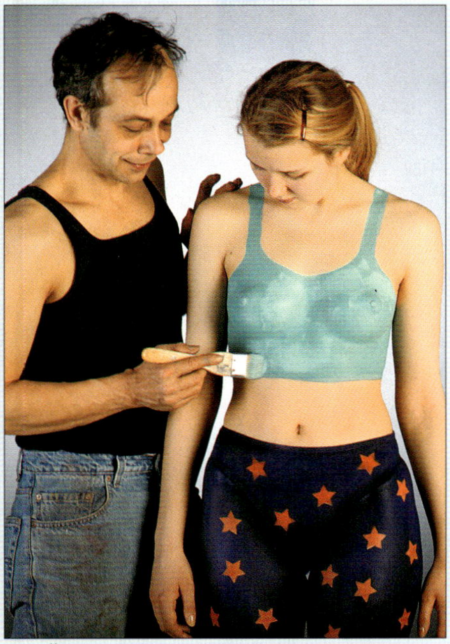

4. Übermalen Sie die Brust mit Türkis und setzen Sie mit einem breiten Pinsel die Träger über die Schultern.

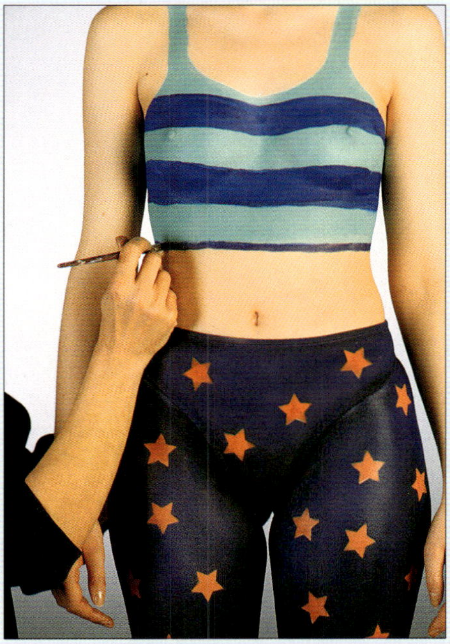

5. Zeichnen Sie mit einem leuchtenden Blau die breiten Querstreifen und den dünnen Abschlusssaum.

FANTASIEVOLLE TATTOOS

GEMALTE TÄTOWIERUNG

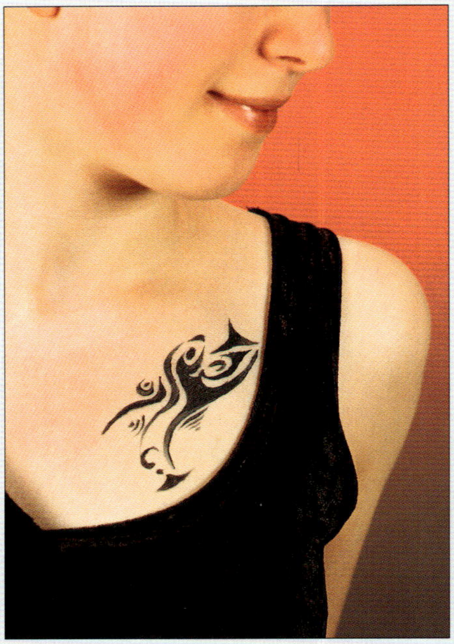

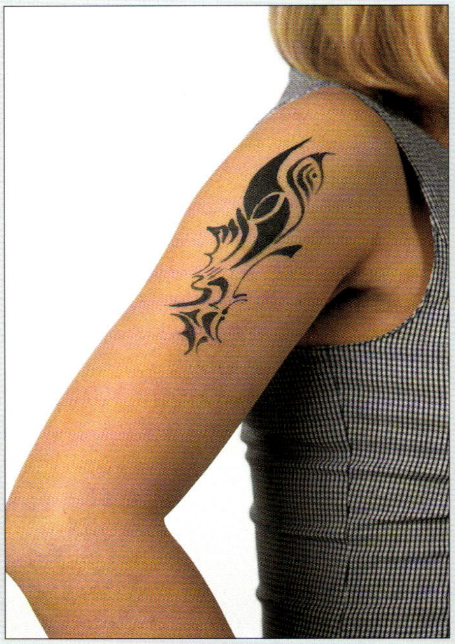

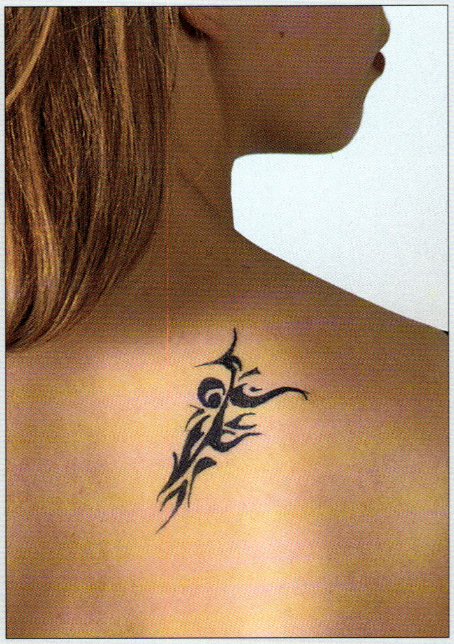

Wenn Sie sich mit einem Tattoo schmücken möchten, dass zum einen keinen technischen Aufwand erfordert und zum anderen auch wieder abzuwaschen ist, greifen Sie doch einfach zum Pinsel.

Die blaugrüne Farbe klassischer Tattoos lässt sich leicht aus Schminkfarben mischen. Nehmen Sie ein dunkles Grün und geben ein wenig Blau dazu. Mischen Sie die Farben gleichmäßig mit einem dünnen Pinsel und tragen Sie dann das Motiv auf. Ob auf dem Schulterblatt, dem Arm, dem Dekolletee oder um den Bauchnabel herum, jeder findet seine Lieblingsstelle. Der Vielfalt der Formen ist keine Grenze gesetzt. Lassen Sie Ihrer Fantasie freien Lauf.

Wenn Sie nicht gleich auf der Haut malen wollen, machen Sie sich von dem Motiv zunächst eine Skizze. Tragen Sie das Motiv mit Hilfe dieser Skizze von der Motivmitte ausgehend auf die Haut auf. Achten Sie darauf, dass Sie einen Pinsel mit einer guten Spitze verwenden. Die auslaufenden Enden der Tattoos sollten stets die gleiche Farbintensität wie die übrigen Partien haben, damit die gesamte Struktur den Eindruck einer einheitlichen Fläche erweckt.

Das Tattoo sollten Sie möglichst offen tragen, da es durch die darüberliegende Kleidung verwischt werden kann.

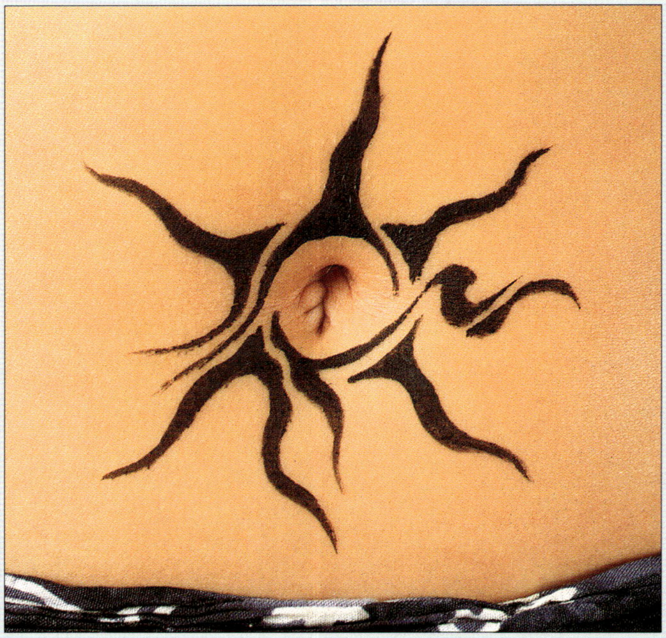

Malen Sie sich doch Ihren Nabel der Welt, ganz wie sie Ihnen gefällt.

DANKSAGUNG

Ich bedanke mich bei all denjenigen, die zum Gelingen dieses Buches beitrugen. Mein besonderer Dank gilt den Menschen, die sich mit viel Engagement als Modell zur Verfügung stellten:

Adriane Porykis, Alexei M. Gross, Alma Leiberg, Andreas Mittelstädt, Anika Jeanne Müller, Anja Smid, Antonia Lange, Birgit Schwartz, Diana Mück, Eva Hauck, Gero Heck, Hanne Muanda Schön, Imke Singer, Ina Geraldine Atohoun, Inga Zeese, John Eike, Julian Seiffert, Kathi Mentzel, Katja, Kirsten Stahlkopf, Leon Düvel, Livia Reichert, Mandy Erdas, Marianne Mommsen, Martina Schreck, Maya Mann, Nico Albertsen, Norbert Buse, Ruth Rockenstein, Saara Hanke, Sabine Scholz, Sahra Kasten, Sissi von Matuschka, Susan Tetzner, Stefanie Bonse, Stefanie Lioe, Tamara Sanio, Tina Aldorabo, Ulrike Harnisch

Den Fotografen »die licht gestalten« Uli Staiger und Christian Ruhm sei für ihren besonderen Einsatz und ihr Entgegenkommen gedankt. Auch alle, die organisatorisch oder tatkräftig halfen – Bridget Schwartz, Beate Moeller, Sophie Ryssel, Michael Fröhling – seien in den Dank eingeschlossen.

Dank gilt auch meiner Familie, die mir mit großem Verständnis die Zeit und die Kraft gegeben hat, das Buch fertigzustellen: Sissi und Milan von Matuschka, Christel Hartwich, Dieter Hartwich, Ruth Weichert, Ruth Gräfin von Matuschka.

An den Verlag, seine Mitarbeiter und Herrn Kolf geht mein ausdrücklicher Dank für das Vertrauen in meine Arbeit. Dies gilt gleichermaßen für die Lektorinnen Vera Olbricht und Eva Hauck. Frau Olbricht sei zudem für ihre Vermittlungen gedankt, die zur Erstellung dieses Buches führten. Frau Maja Thorn möchte ich für die einfühlsame Herangehensweise an Gestaltung und Layout meinen Dank aussprechen.

ÜBER DEN AUTOR

Matthias Graf von Matuschka ist ein Make-up-Artist, der sich durch seinen individuellen künstlerischen Stil auszeichnet. Der ausgebildete Pantomime, Schauspieler, Dipl. Psychologe und Visagist nennt seine farblichen Gestaltungen von Gesichtern und Körpern »Kompositionen auf Haut«. Seit 1986 besteht das »Atelier Muschka«, das durch Auftritte in RTL, SAT.1, RLT2 u.v.a. und durch Medienereignisse wie in der BZ Berlin (»Nackt durch Berlin, und keiner hat's gemerkt«) auf sich aufmerksam gemacht hat.

Schminkutensilien und Materialien erhalten Sie bei:

Muschka Schminkfarben
Versand für Schminke und Schminkmaterial
Gneisenaustrasse 97
10961 Berlin
Internetadresse:
http://www.schminkfarben.de
Tel.: 030 698 151 22
Fax.: 030 698 151 00

Sollten Sie Anregungen oder Fragen zum Thema Schminken haben, können Sie dem Autor schreiben:

Matthias von Matuschka
Gneisenaustrasse 97
10961 Berlin
Fax: 030 691 77 07

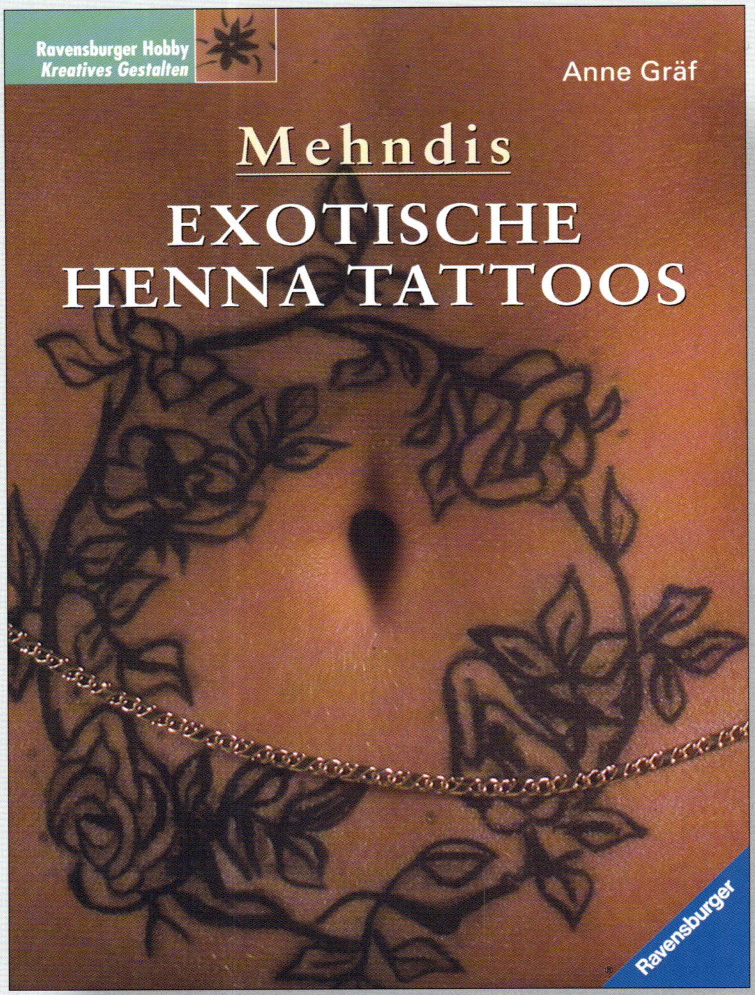

Dieses Buch stellt zahlreiche faszinierende Muster und Ornamente für temporäre Tattoos mit dem natürlichen Färbemittel Henna vor. Lassen Sie sich von diesen traumhaften Designs zu eigenen Kunstwerken inspirieren!

Die Autorin präsentiert Designs für Schulter, Dekolletee, Hals, Rücken, Po, Bauchnabel, Gesicht und Gliedmaße. Es finden sich zudem Komplett-Designs für Hände und Füße, die mit Farblinern ausgeführt werden.

Die Vorlagen für alle Tattoos liegen in Originalgröße im Buch vor. Diese Muster können entweder direkt oder mit Hilfe von Schablonen auf die Haut übertragen und unkompliziert mit Henna aus der Tube ausgemalt werden. Anhand vieler Schritt-für-Schritt-Abbildungen und genauer Anleitungen kann jeder Leser leicht nachvollziehen, wie der Farbauftrag erfolgen muss.

Anne Gräf
Mehndis
Exotische Henna Tattoos
64 Seiten
50 farbige Abbildungen und viele Vorlagen
in Originalgröße
ISBN 3-332-01046-8